天下文化
BELIEVE IN READING

科學天地　164A

為什麼要睡覺？

睡出健康與學習力、夢出創意的新科學

WHY WE SLEEP

The New Science of Sleep and Dreams

沃克 Matthew Walker　著

姚若潔　譯

為什麼要睡覺？

睡出健康與學習力、夢出創意的新科學

目錄

獻給啟發我寫作的

肯特納（Dacher Keltner）

第一部

睡眠是什麼？

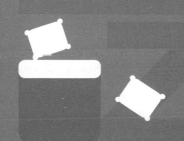

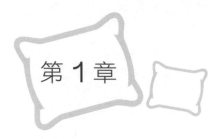

第 1 章

睡吧……

當睡眠缺乏成為一種流行病

你自認過去一週睡眠充足嗎？

你還記得上一次不用鬧鐘就醒來、不用喝咖啡就感到神清氣爽，是什麼時候嗎？

如果至少有一個答案是否定的，其實你並不孤單。在所有已開發國家中，有三分之二的成年人無法滿足每晚八小時的建議睡眠量。*

你對這個事實大概並不意外，但它的後果卻可能超乎你的意料。如果每晚睡覺的時間常常少於六、七個小時，你的免疫系統會遭受破壞，罹患癌症的風險也會提高到兩倍以上。至於你是否會得到阿茲海默症，生活方式上的一個關鍵因子就是睡眠不足。即使只是連續一週睡眠稍微減少，就會干擾血糖濃度，程度之大足以被診斷為糖尿病前期。睡眠太少會提高你冠狀動脈堵塞和脆化的可能，讓你朝向心血管疾病、中風、鬱血性心衰竭之路邁進。正如英國作家夏綠蒂‧勃朗特（Charlotte Brontë）先知般的智慧之語：「煩躁之心，寢枕難安。」睡眠受到干擾會

---

* 世界衛生組織和美國國家睡眠基金會（National Sleep Foundation）都明定：成人每晚平均睡眠時間應為八小時。

使各種主要精神障礙變得更嚴重，包括憂鬱、焦慮及自殺傾向。

　　或許你也注意到，自己在疲倦的時候會想吃更多東西？這不是巧合。睡眠太少時，讓你感到飢餓的激素濃度會提升，而另一種告訴我們已經吃飽的激素會受到抑制。雖然你已經飽了，卻還想再吃。睡眠不足，保證體重增加，對成人和兒童都一樣。還有更糟的：如果你嘗試節食，卻又睡得不夠，會讓你的努力白費，因為減掉的大部分體重會來自肌肉，而非脂肪。

　　把上面對健康的所有影響加起來，我們會更容易接受這項關聯：睡愈少，愈短命。這讓「至死方休」一詞蒙上不幸的陰影：抱持這種信念的人會死得比較早，而且這段較為短暫的生命中，生活品質也會比較差。睡眠剝奪和橡皮筋一樣，能夠承受的拉力有限，然而遺憾的是，人類是唯一會在無益的情況下故意剝奪自己睡眠的生物。

　　忽視睡眠的代價十分昂貴，正在侵蝕人類福祉的各個面向，以及社會組成的每條經緯。不管對人類本身或對世界經濟都造成傷害，程度之高，讓世界衛生組織（WHO）終於宣布，睡眠缺乏是所有工業化國家的流行病。* 過去一個世紀以來，睡眠時間減少得最為劇烈的國家，如美國、英國、日本、南韓和一些西歐國家，同時也是前述生理疾病及精神障礙增加程度最高的國家，這並非巧合。許多科學家（包括我自己）甚至開始呼籲醫師為病患開「睡眠處方」。這該算是最令人輕鬆愉快的醫囑了，但是不要誤會，這不是要醫師開更多安眠藥給病人，而是恰恰相反，因為證據顯示這些藥物對健康其實有不良影響。

　　不過，如果把狀況更加延伸，缺乏睡眠有沒有可能會殺人致死？答案是「會」，至少在兩種狀況下。首先，有一種非常罕見的遺傳疾

----

* *Sleepless in America*, National Geographic, http://channel.nationalgeographic.com/sleepless-in-america/episode/sleepless-in-america.

病，在中年發病，一開始是失眠，然後逐漸變嚴重，病情發展幾個月後，病患會變得完全無法睡覺。到了這個階段，他們會開始喪失腦部與身體的許多基本功能。目前沒有藥物能幫助病患睡覺，他們失去睡眠十二到十八個月後會死亡。這種病雖然非常稀有，但的確是睡眠缺乏可以致死的例證。

第二種致命的情況，則是駕駛人沒有充分睡眠造成的。疲勞駕駛每年造成數十萬起交通事故與死亡，而且受到危害的不僅是睡眠不足的人本身，還會牽連四周的人。悲慘的是，在美國，每小時就有一人因疲勞駕駛事故而死亡。精神不振造成的交通事故件數，實際上比飲酒和使用毒品造成的交通事故加起來還多，實在令人難安。

☾ 令人困惑的愚蠢行為？

整個社會之所以對睡眠漠不關心，部分原因在於科學一直無法解釋我們為什麼需要睡眠。科學史上，睡眠一直是未解的重大生物謎題。各種科學上的高強解謎方法，如遺傳學、分子生物學及強大的數位科技，都不能撬開睡眠的牢固地窖。包括推論出 DNA 雙股螺旋結構的諾貝爾獎得主克里克（Francis Crick）、有名的古羅馬教育家與修辭學家坤體良（Quintilian），甚至是佛洛伊德（Sigmund Freud），許多嚴謹的心靈曾試圖破解睡眠的神祕密碼，但都沒有成功。

讓我們用一個比喻來描述過去科學對睡眠的蒙昧無知。想像你的第一個寶寶剛在醫院裡出生，醫師走過來說：「恭喜，是健康的男孩。我們已做完所有初步檢查，看來都沒問題。」她面露肯定的笑容，並舉步準備離開。然而，她在離去之前，忽然轉過身說：「只有一件事。你的孩子從現在開始，持續一輩子，會反覆而規律的陷入一種看起來像是昏迷的狀態，有時候簡直像是死掉一樣。而當他躺在那裡一動也不動的

時候，腦子裡卻常常上演驚人又奇怪的幻覺。這種狀態會占據他人生三分之一的時間。我完全不知道為什麼會這樣，也不知道這有什麼作用。祝好運！」

聽起來雖令人吃驚，但到不久前，事實都還是如此：我們為什麼要睡覺，醫師和科學家無法提供完整一致的答案。生命中的其他三項基本驅力，即吃、喝、生殖，我們對其功能的了解，即使沒有數百年也已有數十年之久。然而第四項主要的生物驅力，也就是普遍存在於動物界的睡眠衝動，數千年來仍逃過科學的查驗。

如果從演化觀點來探討，又讓這個謎題更顯複雜。不管你從什麼角度來看，睡眠都像是生物現象中最愚蠢的一件事。你睡覺的時候無法採集食物，無法社交，無法找到生殖的對象，無法養育或保護後代。更糟的是，睡覺會讓你容易成為捕食者的獵物。睡眠真是最令人困惑難解的行為。

不管從上述哪一個生存適應的角度來看（更不用說所有角度全部加起來），按理應該會有強大的演化壓力來避免睡眠，甚至阻止任何類似睡眠的現象出現。正如一位睡眠科學家所說：「如果睡眠沒有提供任何關鍵性的重要功能，那就是演化犯下的最大錯誤。」*

然而睡眠還是持續存在，堅毅不撓。的確，目前為止我們檢查過的所有物種都會睡覺。☆ 單就這件事實便讓我們知道，睡眠在地球上是和生命本身一起演化的，或至少該是生命誕生後不久就出現。更進一步來說，睡眠在整個演化史上持續存在，表示它必然有強大的好處，勝過那些看似明顯的危險和不利之處。

....

*　瑞赫夏芬（Allan Rechtschaffen）博士，世界頂尖睡眠研究者，美國科學家。

☆　Kushida, C. *Encyclopedia of Sleep*, Volume 1 (Elsever, 2013).

☾ 維持健康的最佳處方

說到底，問「我們為什麼要睡覺」，是問錯問題了。這個問題預設我們的睡眠有某種單一功能，就像是存在著一個如同聖杯般的睡眠理由，而我們的任務就是找出這個聖杯。於是各種理論紛紛出現：從合邏輯的理論（用來儲備能量的時間）、奇特的理論（讓眼球吸收氧氣的機會），到精神分析的理論（讓受壓抑的願望得到滿足的一段非意識狀態）都有。

本書將呈現一種非常不同的真相：睡眠無限複雜、極端有趣，而且與健康的關係深切到人人都該有所警覺。我們的睡眠功能繁多，對腦和身體的益處細數不盡；身體裡每一個主要器官、腦中每一種功能，似乎無不受到睡眠的強化，而缺乏睡眠時則會受到損傷。其實，我們的健康在每晚接收到如此豐富的好處，應該不令人意外。畢竟，在占據了人生三分之二的清醒時間，我們完成的工作可不只一件，而是達成了無數增進福祉與存活的成就。那麼，對於平均占據人生約二十五到三十年時間的睡眠，我們又為何預期它只提供一項功能？

過去二十年有大量的新發現，讓我們了解到睡眠並不是演化犯下的大錯。睡眠帶給我們許多常保健康的好處，只要你願意，每二十四小時都可以重複享用這份處方（雖然很多人沒這麼做）。

睡眠豐富了各種腦功能，包括學習、記憶、做出合理決策與選擇的能力。睡眠也慈愛的照顧我們的心理健康，重新校準腦中的情緒迴路，讓我們第二天能夠冷靜自若的迎接人際上與心理上的挑戰。我們甚至開始了解難以參透且爭議不斷的意識經驗：夢。對於有幸能夠做夢的物種（包括人類），夢提供了一整套獨特的好處，包括讓腦浸泡於神經化學的熱水澡，撫慰痛苦的記憶；還提供了虛擬實境，讓腦在其中融合過去與現在的知識、激發創造力。

　　對於身體，睡眠可以重振免疫系統，幫助對抗惡性腫瘤、防止感染、避免各種疾病。透過精細調整胰島素和體內葡萄糖的平衡，睡眠可以重整身體的代謝狀態。睡眠更能進一步調節我們的食慾，因而能讓我們避免衝動，慎選健康的飲食，進而幫助體重控制。充裕的睡眠維持腸道內微生物群系的蓬勃，而我們已經知道腸道微生物群系是人類營養上的健康之源。適當的睡眠與心血管系統的健康有密切關聯，一方面降低血壓，同時也讓心臟維持良好狀態。

　　沒錯，平衡的飲食和運動非常重要，但我們現在也發現，在健康三大要素中，睡眠的力量凌駕飲食和運動之上。只要一晚睡不好，造成的身心損害程度之大，會使一天沒好好吃東西或運動造成的損害相形見絀。很難想像有任何其他狀態（不管是自然狀態，或者醫藥介入造成的狀態），能夠在每個層面為身心健康提供如此強而有力的修正效果。

　　現在，由於有大量的睡眠科學進展，我們不用再問睡眠好在哪裡。我們反而被迫要去懷疑：有沒有任何生物功能不會受益於一夜好眠？目前為止，數千份研究的答案都顯示「沒有」，所有生物功能都會受益。

　　從這場睡眠研究的文藝復興中，浮現出非常清楚的訊息：要重整大腦與身體健康，我們能做的最有效的一件事，就是睡覺；它是自然之母對抗死亡的最佳行動。

　　不幸的是，缺乏睡眠能導致個人和社會遭遇的風險，並沒有清晰的傳遞給一般大眾。這是當代健康對話中最嚴重的疏失。本書希望對此做出回應，透過科學知識的傳達來填補這項缺失，同時也為讀者帶來一趟引人入勝的發現之旅。本書的目標在於逆轉我們對睡眠的忽視，重振現代文明對睡眠的重視。

☾ 狂熱愛上睡眠

從我個人來說，有一點要聲明的是：我愛睡眠（不只是我自己的睡眠；雖然我確實每晚給自己八小時睡眠的機會，絕不妥協）。我愛上睡眠的每個面向，和睡眠能夠做到的每件事情。我愛上揭開睡眠未解之謎。我愛上向大眾宣揚睡眠的驚人能力。我愛上找出幫助人類與睡眠重修舊好的一切方法（而人類是如此需要這些方法）。這場愛戀現已經延伸為超過二十年的研究生涯，剛開始時我是美國哈佛醫學院的精神病學教授，現在則是加州大學柏克萊分校的神經科學暨心理學教授。

不過，這份愛戀當初並非一見鍾情。我的睡眠研究來得有些意外，過去從來沒有刻意要居住在這片科學的神祕邊疆。十八歲時，我前往英國諾丁罕的女王醫學中心（Queen's Medical Centre）就讀，那是一所卓越的醫學機構，聚集了許多優秀的腦科學家。但最終，我了解到自己要的不是醫學，因為醫學似乎更關心答案，而我一向更沉醉於問題；對我來說，答案是接引到下一個問題的跳板。我決定研究神經科學，而後經由位於倫敦的英國醫學研究委員會的獎學金支持，取得神經生理學的博士學位。

在博士研究期間，我首次在睡眠研究領域做出實質的科學貢獻，當時我檢查了老人失智早期的腦波活動模式。與一般所信相反，失智症不只有一種類型；阿茲海默症最為常見，但只是許多類型之一。由於治療上的理由，能盡早知道一個人的失智症類型是很重要的。

我開始評估病人在清醒和睡著時的腦波活動。我提出的假說是，我們可以根據獨特的腦波特徵，預測每個人正在發展中的失智類型。白天得到的測量結果顯得曖昧，找不到清晰可辨的特徵。只有在夜間睡著時的一片腦波汪洋中，才呈現出清晰的訊號，標示出病患的悲慘命運。這項發現證實了睡眠有潛在的利用價值：對於一個人發展中的失智類

型，睡眠可作為早期診斷的石蕊試紙。

於是睡眠成了我的狂熱。就像所有的好答案一樣，這個答案帶給我的，是更多迷人的問題，例如：我的病人有睡眠困擾，是否為他們的失智症推波助瀾，甚至造成某些糟糕的症狀，如失憶、侵略性、幻覺、妄想？我盡力讀遍所有文獻。一樁難以置信的事實逐漸浮出檯面：沒有人知道我們為什麼需要睡覺，也沒有人知道睡眠的作用。如果這些基本問題無法得到解答，我也沒辦法回答自己對失智症提出的問題。

我暫停了有關失智的研究，而在越過大西洋來到哈佛進行博士後研究時，決定研究人類最神祕，連一些史上最優異的科學家也沒能破解的謎題：我們為什麼要睡覺？憑著天真，而非傲慢，我相信自己能在兩年內找到答案。而那是二十年前的事。無論探問者的動機是什麼，艱難的問題都不會變得簡單。

二十年後的現在，結合我自己的研究心血，以及世界各地數以千計的各項研究，我們有了許多答案。這些新發現引領我在學術圈內外進行了許多意想不到且令人倍感榮幸的美妙旅程，包括作為美國國家籃球協會（NBA）、國家美式足球聯盟（NFL）、英格蘭足球超級聯賽（British Premier League）的睡眠顧問，接觸了皮克斯動畫（Pixar Animation）、政府機構、知名的科技與金融公司，還參與及協助製作幾部主流電視節目和紀錄片。我自己關於睡眠的心得，加上眾多睡眠科學家的發現將提供證據，讓你知道睡眠的重要性。

☾ 訴說完整的故事

最後來說明一下這本書的結構。各章節以循序漸進的方式排列，以四大部分來介紹睡眠的完整故事。

第一部分揭開睡眠的神祕面紗：睡眠是什麼、什麼情況不算睡

眠、誰會睡覺、睡多少、人類該如何睡覺（但卻沒這麼做），以及睡眠在我們和孩子的一生中會如何改變，不管這些改變是好是壞。

第二部分會詳述睡眠及缺乏睡眠的利弊得失與死亡威脅。我們將會探索睡眠對腦及身體的各種驚人好處，了解睡眠之於健康就像萬用瑞士刀一樣功能繁多。然後我們會認識到，睡眠不足如何又為何導致一連串的不健康與疾病，最終導致死亡。這不啻是催促我們睡覺的警鐘，毋庸置疑。

第三部分從睡眠過渡到幻想世界，提供夢的科學解釋。從一窺做夢中的人腦、夢如何啟發諾貝爾獎和改變世界的點子，到夢的控制究竟是否可能、控制夢境是否明智，都會得到解答。

第四部分首先帶我們坐到床頭，解釋許多睡眠障礙，包括失眠。我會先解釋為何有那麼多人夜復一夜難以安眠，包括顯而易見及不那麼明顯的理由，然後開誠布公討論安眠藥，根據的是科學與臨床數據，而非道聽塗說和藥商廣告；之後介紹更新、更安全也更有效的非藥物療法。接下來從床頭轉移到社會，我們將了解睡眠不足對教育、醫療與健康照護，甚至對商業帶來的深刻衝擊。現代人常追求更長的清醒時間與更少的睡眠，然而證據顯示，不管在效率、安全、生產力及道德等各個方面，試圖縮短睡眠來達成目標，都是適得其反。我以真心的樂觀來總結本書，描繪一份可以重拾人與睡眠親密連結的實作指南，這同時也是二十一世紀的睡眠新願景。

順帶一提的是，你並不需要按照本書的編排順序閱讀。大部分章節都可以獨立閱讀，即使不按順序，也不會遺漏重要的訊息。因此歡迎讀者閱讀全書或只閱讀部分章節，依照你喜歡的順序或循序前進，端看個人喜好。

作為本章的收尾，這是我的聲明：如果你在閱讀本書時感到昏昏欲睡，甚至真的睡著，我絕不會傷心。由於本書的主題和內容，我會積

極鼓勵這種行為。我十分了解睡眠和記憶之間的關聯，因此得知讀者因為無法抗拒睡眠，而能加強記住本書內容，對我來說是最高形式的讚美。所以在閱讀本書的過程中，請自由順從意識的潮起潮落，我絕對不會覺得被冒犯。相反的，我將會滿心歡喜。

第2章

咖啡因、時差、褪黑激素……

那些影響睡眠節律的因子

你的身體怎麼知道睡覺的時候到了？

為什麼旅行到不同時區，會有時差問題？時差該如何克服？為什麼適應了另一個時區的時間後，回到家，還有更多時差？為什麼有些人用褪黑激素來應付這些問題？

為什麼喝咖啡可以讓你維持清醒，又是怎麼達成的？

或許最重要的問題是，你怎麼知道自己有沒有獲得充分的睡眠？

有兩個主要因子決定你何時想睡、何時想醒。就在你閱讀這些文字的當下，這兩項因子都正強有力的影響著你的心智與身體。第一個因子來自內在的二十四小時時鐘所發出的訊號。這個時鐘位於大腦深處，製造出反覆循環的日夜節奏，讓你規律的在夜晚感覺疲倦、白天感覺清醒。第二個因子是腦中累積的一種化學物質，會製造出「睡眠壓力」。你醒著的時間愈長，這種化學性的睡眠壓力就會累積得愈多，因此你會愈想睡覺。

這兩種因子的平衡，決定了你在白天有多警覺與專注，以及你在夜裡何時會感到疲倦，可以準備上床睡覺，也在某種程度上決定了你會睡得多好。

🌙 近日節律：我們的二十四小時節奏

本章開頭的一連串問題之下，有一個力量貫穿其中，塑造了我們的二十四小時節奏，每個人都有這種節奏，稱為近日節律（也稱為晝夜節律；原文是 circadian rhythm，circa 的意思是「近似」，dian 衍生自 diam，意思是「一日」）。

地球上壽命超過幾天的每個物種，都會產生這種自然的韻律循環。每一天，我們腦中的二十四小時內在時鐘會把近日節律訊號傳遞給腦的不同部位，也傳遞給體內的每個器官。

這個二十四小時週期幫助你決定何時想醒來、何時想去睡覺，還控制其他節律模式，包括你偏好的飲食時間、你的心情和情緒、產生的尿量*、身體的核心溫度、代謝速率，以及各種激素的釋放。

運動競賽的成績很顯然與一天中的時間有關，這並非巧合；最可能破奧運紀錄的時間落在人類近日節律的自然高峰，也就是下午稍早的時候。

甚至出生和死亡的時間也反映出近日節律，因為生命所仰賴的代謝、心血管、體溫、內分泌等過程的高低變化也受近日節律控制。

含羞草有自己的時鐘

早在我們發現這個生物節拍器之前很久，就有一項絕妙的實驗，雖然研究的是植物的時間。那是在 1729 年，法國地球物理學家德梅

---

* 這裡可以稍微一提的是，從個人經驗來說，這是從晚會、家族聚會或類似交際場合逃脫的最佳話題。幾乎可以保證當晚沒有人會再靠過來跟你聊天，未來也不再有人會邀請你回來參加聚會。

洪（Jean-Jacques d'Ortous de Mairan）找到了植物會產生自己內在時間的第一項證據。

德梅洪當時在研究展現「向日性」的植物的葉片運動；那些植物的葉子或花朵會追隨一天之中太陽跨越天空的軌跡而生長。德梅洪對一種植物特別感興趣，那就是含羞草（*Mimosa pudica*）＊。它的葉片不只在白天會追蹤太陽跨越天空的那條弧線，在夜裡還會整片下垂，幾乎像枯萎了一般，但是第二天一早，葉片又像把傘一樣撐開，健康如昔。這種行為每天早晚重複，著名的演化生物學家達爾文（Charles Darwin）因此稱它為「睡覺的葉子」。

在德梅洪的實驗之前，許多人相信植物葉片的張開或下垂完全由日升日落決定。這個假定有其道理：日光（即使是多雲的日子）刺激葉片張開，而隨後的黑暗指示葉片打烊收攤，不再營業。但德梅洪破解了這種看法。首先，他把植物放在戶外接受白天的光與黑夜的暗。如同預期，葉片在白天有光時展開，在夜間的黑暗裡閉合。

然後是個聰明的轉折。德梅洪把植物放入密閉的箱子裡二十四小時，讓它不管白天或黑夜都處於完全的黑暗中。在這二十四小時的黑暗中，德梅洪偶爾在控制下的黑暗環境裡觀察葉片狀態。儘管得不到白天的光照，植物卻仍表現出沐浴在陽光下的樣子，葉子完全伸展；然後在一天結束時，即使沒有日落的訊號，又準時地收起了葉子，然後整夜維持葉子下垂的狀態。

這是革命性的發現：德梅洪證實了生物自己可以遵守時間，而不是個只聽命於陽光節律的奴隸。在植物體內某處，有個二十四小時節

＊ 含羞草的種小名 *pudica* 在拉丁文的意思是「害羞」，如果你觸摸這種葉子，也會讓葉子垂下。

律的產生器，不需要外界的線索（例如日光）就可以知道時間的進行。植物不僅有近日節律，還有「內生的」（endogenous）節奏，也就是體內自主產生的節奏。這就像我們的心臟會以自己產生的節奏跳動。不同的是，我們心臟的節奏快得多，通常至少一秒鐘一下，不同於以二十四小時為一個週期的近日時鐘。

猛獁洞中的黑暗實驗

不過，要證實我們人類也擁有類似的內在近日節律，還得再等兩百年，然而這次的實驗讓我們對內在計時器有了未曾預料到的了解。那是在 1938 年，美國芝加哥大學的克萊德門（Nathaniel Kleitman）教授和助理李查生（Bruce Richardson）進行了更徹底的科學研究。這項研究需要特別的投入與奉獻，或許直到今天還沒有別的研究可與之比擬。

克萊德門和李查生當自己實驗的天竺鼠。他們準備了六週份的食物和飲水，以及兩張醫院用的高腳病床，然後進入肯塔基州的猛獁洞（Mammoth Cave）中。這是地球上最深的洞穴之一，深到在洞穴最內部偵測不到任何穿透進來的日光。就在這黑暗之中，克萊德門和李查生將帶來科學發現的驚人光芒，告訴我們：人類的生物節奏近似一天（也就是 circadian），而非正好一天。

除了食物和飲水，兩人還帶了許多測量工具，為了測量體溫，以及清醒和睡眠的節奏。這個紀錄區是他們生活空間的核心，兩側則是他們的床。高腳床的每根床腳各自安置在一個水桶中，水桶就像護城河，防止猛獁洞中大大小小的無數生物潛入床上，成為他們的枕邊人。

克萊德門和李查生面對的問題其實很單純：他們和每日的白天與黑夜循環完全隔絕之後，睡眠與清醒的生物節律及體溫變化，是會變得不穩定，還是維持與外面世界暴露於日夜規律的人相同？

最後，他們在全然黑暗中待了三十二天。在這過程中，他們不僅

累積了一大堆鬍子，也有兩項突破性的發現。首先，和德梅洪的植物一樣，在完全阻絕外界日光的情況下，人類具有內生的近日節律。也就是說，克萊德門和李查生並不會在隨便的時間忽然清醒或睡著，而表現出可預測且重複的模式：一段長時間的清醒（約十五個小時），穩定伴隨著一段約九小時的睡眠。

第二項結果出人意料，而且含義更為深遠：他們規律反覆的清醒與睡眠週期長度，並不是準確的二十四小時，卻比二十四小時長，而且十分穩定、不容否認。李查生當時二十多歲，展現出來的睡眠清醒循環在二十六到二十八小時之間。而四十多歲的克萊德門產生的週期較接近二十四小時，但還是比二十四小時長。由此得知，當移除外在的日光影響時，每個人內在產生的「一天」並不是正好二十四小時，而是比二十四小時稍微長一點。就像是一只不十分準確、走得稍微慢一點的手錶，隨著外界一天天過去，克萊德門和李查生根據內部計時器產生的每一天，長度都會拉長一點。

既然我們先天的生物節律並非正好二十四小時，而是大約二十四小時，於是需要一個新的術語：近日節律；意思是「近似」一日的長度，而非正好一日。＊克萊德門和李查生進行這項開創性實驗的七十多年後，現在我們已經確認，成人的內生近日時鐘長度，大約落在二十四小時又十五分鐘。與地球的二十四小時自轉週期相去不遠，但還不到任何有職業自尊的瑞士鐘錶匠能接受的程度。

＊ 這種內在生物時鐘不精準的現象，已經持續在多種不同生物身上觀察到。然而，並不是所有物種都和人類一樣有偏長的生物時鐘。某些生物的內在近日節律較短，如果待在全然的黑暗中，會短於二十四小時，例如倉鼠和松鼠。而其他生物，包括人類，則比二十四小時長。

日光為我們校準時鐘

　　幸好，我們多數人並不住在猛獁洞中，也不生活在完全的黑暗裡。我們日常感受到來自太陽的光，這光線挽救了我們不精確而拖延的內在近日時鐘。日光就像轉動旋鈕的手指，每天有條不紊的重新設定我們不精準的內在時鐘，調回準確（而非約略）的二十四小時週期。*

　　腦利用日光進行重設，並非偶然。日光是環境中最可靠的重複訊號。自從地球誕生以來，太陽在早晨升起，在夜間落下，沒有一天例外。事實上，生物擁有近日節律的理由，很可能就是為了讓自己與地球每天自轉的機制同步，讓自己不管是內在活動（如體溫）或外在活動（如攝食），都能協調於地球自轉造成的規律明亮（面對太陽）與黑暗（背對太陽）。

　　不過，腦為了校正生物時鐘所使用的訊號，並不是只有日光；雖然當日光存在時，它的確是最主要也最優先的訊號。腦也可以運用其他外界線索，只要那些線索能可靠重複，例如食物、運動、溫度變化，甚至時間固定的社會互動。這些線索都能夠校準生物時鐘，讓它維持精準的二十四小時節奏。這也是為什麼某些類型的盲人並不會完全失去近日節律，儘管他們因缺乏視覺而無法接收光的線索，仍有其他現象可以作為校正的刺激。

　　腦用來校準內在時鐘的訊號，我們稱之為授時因子（zeitgeber），這個詞彙來自德文，意思是「報時者」或「同步器」。雖然光是最可靠且最主要的授時因子，但也有很多其他因子可以成為額外的授時因子，或在缺乏日光時作為替代的授時因子。

....

*　即使是雨天，穿越厚厚雲層透出的陽光，也已足夠幫助重設生物時鐘。

我們的生物時鐘在哪裡？ 控制哪些作用？

我們的二十四小時生物時鐘座落在腦中央一處稱為視交叉上核（suprachiasmatic nucleus）的地方。和許多解剖學用語一樣，這個詞雖然難唸，卻有其意義：supra 的意思是「在上方」，chiam 意為「交叉點」。這個交叉點是指來自兩個眼球的視神經，到此處發生交會，然後巧妙的換邊行進。

視交叉上核就位在這個交叉處的上方，有很好的理由。光從眼睛進入後，沿著視神經往腦後方傳送，因此視交叉上核可以在這裡進行光訊號的「採樣」，用可靠的光訊號來校正不準確的內在時間，達成精準的二十四小時循環，防止任何偏差。

當你聽到視交叉上核由兩萬個腦細胞（神經元）組成，可能會以為它在你的頭殼中占據很大的空間，但它其實很小。整個腦大約由一千億個神經元組成，視交叉上核在整個腦袋中顯得微不足道。不過，儘管視交叉上核身型嬌小，對腦袋其他部分和身體的影響，卻是一點都不微弱。這個小時鐘是生命韻律交響曲的中央指揮，對人類和所有現存生物都是如此。視交叉上核調控的行為很多，包括本章的主軸：你會在什麼時候想入睡和醒來。

對於白天活動的晝行性動物來說，例如人類，近日節律在白天啟動腦部和身體的許多機能，這些機能讓你得以保持清醒和警覺。然後這些過程在夜間變得低落，也去除警覺效果。圖 1 顯示人的體溫變化，是近日節律的一個例子。圖中呈現一群成年人的平均核心體溫（肛溫）。最左邊由中午十二點開始，體溫開始上升，在下午抵達高峰，然後改變方向，溫度開始下降，大約到了睡覺時間，會掉到比中午還低。

你的生物近日節律會協調核心體溫，讓體溫在接近一般就寢時間時下降（圖 1），且在睡著後約兩小時達到最低點。然而，這個體溫週期變化和你是否真正睡著無關。如果讓你整晚不睡，你的核心體溫仍會

呈現同樣的模式。雖然體溫下降有助於啟動睡眠，但不管你有沒有睡著，體溫本身仍會在二十四小時期間重複升降。這是近日節律的經典範例，像個節拍器一樣，不斷重複，從不出錯。

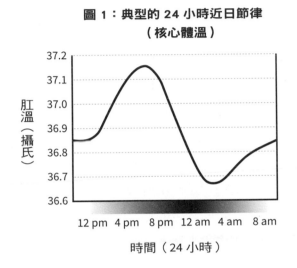

圖 1：典型的 24 小時近日節律
（核心體溫）

體溫只是視交叉上核掌管的許多項目之一，清醒和睡眠又是另一項。近日節律控制清醒和睡眠，而非清醒和睡眠控制近日節律。也就是說，不管你有沒有睡覺，你的近日節律每二十四小時都會循環一次。近日節律從不間斷。不過，我們觀察許多人之後，會發現每個人的時鐘不盡相同。

🌙 你是早鳥，還是夜貓子？

雖然人類表現出穩定的二十四小時作息週期，每個人的波峰和波谷卻有著明確的差異。對某些人來說，清醒的高峰在一天之中早早到

來，睏倦的低谷在入夜後不久就降臨。這是所謂的「晨型人」，占人口比例約 40%。晨型人比較喜歡黎明即起，一點都不覺得勉強，也在此時有最佳的工作表現。另一種是「夜型人」，占人口比例約 30%。這些人自然而然偏好晚睡，也因此第二天會晚起，甚至過了中午才醒來。剩下的 30%，則介於這兩型之間的不同地帶，稍微往夜型人的方向偏，我自己就是如此。

我們一般常用「早鳥」或「夜貓子」來形容這兩型人。和早鳥不同的是，夜貓子不管如何努力，就是無法早睡，往往要到凌晨時分才能睡去。因為晚睡，夜貓子自然不喜歡早起。他們在早晨的表現不佳，原因是儘管人「醒著」，大腦在整個早晨仍處於類似睡眠的狀態，特別在一個叫做前額葉皮質的區域更是如此。

前額葉皮質位於眼睛上方，可以視為大腦總部所在地，掌管高層次的思考與邏輯推理，並幫助掌控情緒。當夜貓子被迫早起時，他們的前額葉皮質仍處於無法工作的「離線」狀態。就好像在清晨發動汽車引擎時，得花很久的時間才能讓它熱到適合運作的溫度，車子在還沒暖起來時，無法有效率的運作。

別再誤解夜貓子

成年人的作息型態（chronotype）是晨型或是夜型，很大程度上是受到遺傳決定的。如果你是夜貓子，很有可能你的雙親之一或甚至兩人都是夜貓子。

遺憾的是，社會在兩個面向上給予夜貓子不平等的待遇。

首先是為夜貓子貼上懶惰的標籤，因為他們習慣晚起，而晚起又是因為要到凌晨才能入睡。其他人（多半是早鳥）基於錯誤的假設責備他們，認為喜歡晚睡晚起是出於選擇，只要不這麼懶散，他們一定也能夠早起。然而，夜貓子並不是自願成為夜貓子的。他們的日程表之所

以注定拖延，是因為體內無法改變的 DNA。這不是他們有意犯下的錯誤，而是遺傳賦予的命運。

第二點則是整個社會運作的工作時間表，這份時間表有根深柢固的偏頗，要求大家從一早就開始工作，讓早鳥受惠，卻讓夜貓子受到懲罰。雖然情況正在改善，但標準的工作時程仍強迫夜貓子進行不自然的作息。因此，夜貓子族群不僅必須在表現不理想的早上開始工作，他們真正的潛力又無法在傍晚及剛入夜時發揮，因為標準的工作時間在那之前早已經結束了。最慘的是，夜貓子在夜裡要很晚才能入睡，卻又必須與早鳥同時起床，於是睡眠長期受到剝奪，成為名副其實的蠟燭兩頭燒。然後，因睡眠不足而導致的健康問題就會降臨在夜貓子身上，包括罹患憂鬱、焦慮、糖尿病、癌症、心臟病發，以及中風的比例較高。

從這個觀點來看，社會需要改變和妥協，這和我們為其他生理差異（例如視障人士）所做的調整不無相似。我們需要較有彈性的工作時間，可以更加適合各種作息型態，不只是偏向其中一個極端。

為什麼所有的人不在相同時間作息？

你可能會想：為何大自然不讓所有人更加一致？我們身為社會性的生物，難道不該全體同步運作，同時醒來，以促進最高程度的人際互動？這樣不見得比較好。在本書稍後我們會看到，人類並不是以個人或夫妻為單位，而是以家庭或甚至整個部落為基礎，演化出共同睡眠的模式。認識了這項演化背景後，對於睡覺時間的遺傳多樣性，我們便可以了解其中的好處。

一群人中的夜貓子不到凌晨一、兩點不會去睡覺，而要到上午九、十點才醒來。相對的，早鳥到了晚上九點左右就去休息了，早上五點便醒過來。於是整個團體完全缺乏防禦的時間（也就是每個成員都睡著的時間）只有四小時，而不是八小時，而且每個人仍有機會獲得八小

時的睡眠。這相當於提升了 50% 的生存適應潛能。能如此有效加強安全存活、進而提升物種適應性的生物特徵（在睡眠的例子中，也就是整個部落裡每個人作息時間的多樣性），大自然絕不會錯過，所以特別保留了下來。

🌙 黑暗的信使：褪黑激素

視交叉上核反覆把日夜訊號傳送到腦及身體，是透過一種在體內循環的信差，稱為褪黑激素（melatonin）。褪黑激素還有其他名字，包括「黑暗的激素」和「吸血鬼激素」。倒不是這種激素有何邪惡之處，單純因為褪黑激素釋放的時間是在夜晚。

受到視交叉上核的指揮，褪黑激素在黃昏之後很快大量增加，從松果腺（一個深藏在腦袋中的腺體）釋放到血流中，這激素作用就像強有力的擴音器，對腦和身體大聲宣告這個清楚的訊息：「天黑了！天黑了！」此時，我們就像收到一張夜晚抵達的令狀，隨著這紙令狀的到來，生物學指令下達，於是睡眠開始。*

由此，褪黑激素對整個生物體發出黑夜的全身性訊號，幫助調節睡眠發生的時機。但褪黑激素對造成睡眠本身的影響力不大，這是許多人誤解的地方。

為了區分這之中的不同，讓我們把睡眠想像為奧運一百公尺賽跑。褪黑激素是計時官，發出「選手請就定位」的聲音，然後對空鳴槍，讓競賽展開。計時官（褪黑激素）掌管比賽（睡眠）何時開始，但不參與競賽。在這個比喻中，跑者是腦中的其他區域和過程，它們才會

....

* 對於夜行性動物（如蝙蝠、蟋蟀、螢火蟲、狐狸等）來說，這個指令發生在早晨。

主動「造成」睡眠。褪黑激素讓那些腦部區域站上睡覺的起跑線，純粹正式發號施令，宣布睡眠開始，但是卻不參加睡覺競賽。

由於上述理由，褪黑激素本身並不是強力的助眠劑，至少對沒有時差的健康人來說不是（我們稍後會探討時差，還有褪黑激素的助益）。而且在褪黑激素藥丸中，品質達標的褪黑激素其實很少（如果有的話）。話雖如此，褪黑激素對睡眠有明顯的安慰劑效應，不應低估，畢竟安慰劑效應是整個藥理學中最可靠的效應。

我們也應該了解，全世界各政府單位（例如美國的食品藥物管理局）不太規範非處方用藥的褪黑激素。對褪黑激素非處方藥進行科學檢驗，發現褪黑激素的實際濃度，可以從比標示少 83%，到比標示多 478%。*

睡眠過程一旦啟動，褪黑激素的濃度從夜間到凌晨時分會慢慢降低。黎明時，日光透過眼睛（即使閉著眼）進入腦部，為松果腺踩下煞車，停止褪黑激素的釋放。現在血液中不再有褪黑激素循環，這種情況告訴腦和身體：睡眠的終點線已經到了。現在可以宣布睡眠競賽結束，讓這天的其餘時間回到清醒活躍的狀態。從這個角度來說，我們人類也算是由「太陽能」驅動運轉的。

然後，當光線轉弱，阻擋褪黑激素的太陽能煞車也會減弱。隨著褪黑激素上升，再次傳達黑夜來臨的訊號，再次招喚參與睡眠的選手到起跑線上。

圖 2 是褪黑激素分泌的典型圖示。褪黑激素在日落後幾小時開始分泌，然後快速上升，在清晨四點左右達到高峰，之後隨著黎明來臨而掉落，到了早晨至上午之間，已經落至偵測不到的程度。

....

* 　L. A. Erland and P. K. Saxena, "Melatonin natural health products and supplements: presence of serotonin and significant variability of melatonin content," *Journal of Clinical Sleep Medicine* 2017; 13(2):275-81.

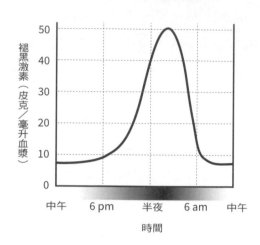

圖 2：褪黑激素的循環週期

旅行造成時差

噴射引擎的誕生，帶來了大眾運輸革命，讓人類能在地球各處之間快速移動。不過它也製造了沒人預見的生物災難：噴射機提供快速穿越時區的能力，但我們的二十四小時內在時鐘跟不上或者來不及調整。噴射機導致了生物時間的遲滯，也就是時差。因此，我們在遙遠時區的白天會覺得又睏又倦，因為內在時鐘仍然以為是晚上，還沒趕上實際的時間。如果這還不夠糟，到了晚上，我們通常無法啟動或維持睡眠，因為內在時鐘認為現在是白天。

以我最近從美國舊金山飛回故鄉英格蘭為例。倫敦比舊金山快八小時，我抵達英格蘭時，儘管倫敦希斯洛機場的電子鐘說現在是上午九點，我體內近日時鐘認定的時間卻非常不同，它覺得是加州時間的凌晨一點，我應當正在呼呼大睡。我必須在超級想睡的狀態下，拖著有時間差的腦和身體度過倫敦的白天。我的所有生物機能都想要睡覺，那是加

州多數人此刻正沉浸其中的狀態。

　　然而，更糟的狀況還沒來。到了倫敦的半夜，我躺在床上，非常疲憊，希望能入睡。但異於多數在倫敦的人，我就是睡不著。儘管現在是倫敦的半夜，我的內在生物時鐘相信自己處於下午四點，和加州相同。此時在加州的我通常十分清醒，所以此刻躺在倫敦床上的我也同樣清醒。距離我自然而然睡著的時間還要五到六小時……到那時也正是倫敦開始甦醒的時間，然後我必須給一場公開演講。真是亂七八糟。

　　這就是時差：在新時區的白天，你既疲倦又想睡，因為你身體的時鐘及相關生理運作仍「認為」自己處於晚上。到了晚上，你通常無法好好睡一覺，因為你的生物節律仍相信自己處於白天。

往東飛比往西飛的時差更難調適

　　幸好，我的腦和身體不會永久停留在這種渾渾噩噩的不協調狀態裡。我會因為倫敦的陽光訊號而適應新地點的時間。只是這過程很慢，只要處於不同時區，每一天你的視交叉上核只能大約調整一小時。由於倫敦比舊金山快了八小時，因此我離開舊金山後花了大約七天才調整到倫敦的時間。可惜的是，我的二十四小時視交叉上核時鐘經過無比的努力、加快腳步趕上倫敦時間之後，又得面對悲慘的消息：在過了九天之後，我現在必須飛回舊金山。我可憐的生物時鐘必須以相反方向再次經歷這番掙扎！

　　你可能注意到，往東飛比往西飛的時差感覺更難調適。這有兩個理由。首先，往東時你必須提前睡覺，這在生物學上來說是非常艱巨的任務；相對的，往西時要把睡覺時間延後，這在意識上和實行上都比較容易。其次，前文提過，在隔絕外界所有影響的情況下，我們天生的近日節律比一天要長，約為二十四小時又十五分鐘。雖然看起來只比一天長了一點點，仍使我們用人為方式延長一天的時間比縮短容易。當我

們往西飛時，「那天」對你而言比二十四小時要長，改變的方向和先天較長的內在時鐘一致，因此感覺比較容易適應。然而往東飛時，「那天」對你而言比二十四小時短，根本上就和天生較長的內在韻律相衝突，因此較難適應。

頻繁經歷時差可能會傷腦

不管往東或往西，時差都為腦部帶來生理折磨，令人難以消受，也對細胞、器官和身體的主要系統帶來強大的生物壓力，這會引來一些後果。科學家研究那些經常飛遠程航線、少有機會休息的客機機艙組員，發現了兩個令人憂心的結果。

首先，他們有些腦區縮小了，尤其是與學習和記憶有關的部分，顯示跨時區旅行的生物壓力破壞了腦細胞。其次，他們的短期記憶明顯受損。和年齡與背景相似，但不用經常跨越時區的其他人比起來，他們顯然較為健忘。關於飛行員、機艙組員及輪班職員的其他研究，也指出更多令人不安的後果，包括比一般大眾有更高的癌症和第二型糖尿病罹患率；甚至當比較對象的條件更為精確，也就是和各方面都與他們相當、只是沒有跨時區旅行得那麼頻繁的人比起來，跨時區旅行者還是有較高的發病率。

褪黑激素可以幫上忙

從這些有害的效應，你可以了解為何有些必須經常跨越時區的人，包括飛機機長和組員，會想要減少時差的痛苦。他們應付這個問題的方法，常是服用褪黑激素。

試想我從舊金山到倫敦的旅程。那天抵達倫敦後，我幾乎沒辦法入睡，也難以維持睡眠。有部分原因在於我當時沒有釋放褪黑激素之故，我的褪黑激素和加州時間同步，還要好幾小時才會開始上升。但假

設我在抵達倫敦後，想要服用經過許可的褪黑激素藥物，以下是它的運作方式：大約在倫敦的晚上七、八點，我服用一顆褪黑激素藥丸，以人為方式造成血液中的褪黑激素濃度上升，模仿同一時間在倫敦的人自然發生的褪黑激素高峰。我的腦因而相信現在是夜晚，在這種化學物質引發的小伎倆下，傳來睡眠競賽開始的訊號。

雖然要在這不規律的時間啟動睡眠，仍然不是那麼容易（對我來說），但這個訊號確實能使我們在時差狀況下睡著的可能性大為提升。

睡眠壓力讓你想睡覺

你的二十四小時近日節律是決定清醒或睡眠的兩個因素之一，另一個因素則是睡眠壓力。

就在此時，你的腦中有一種叫做腺苷（adenosine）的化學物質正在累積。你沒睡覺的每一分鐘，它的濃度都在持續上升。如果你愈久沒睡，就會累積愈多腺苷。我們可以把腺苷想像成一種化學壓力計，一直顯示著從今天早上醒來之後經過的時間。

腺苷在腦中持續增加，會引發一項效應，就是會讓人愈來愈想睡。這就是所謂的睡眠壓力，而且是決定你什麼時候會感到愛睏、應該上床的第二種力量。透過聰明的雙效設計，高濃度的腺苷一方面把腦中促進清醒的區域的「聲量」調低，同時也把促進睡眠的區域的「聲量」調高一點。當腺苷的濃度抬升到高峰時，由於這種化學睡眠壓力，令人無法抗拒的睏意就會占上風。對大部分人來說，這會發生在醒來後的十一到十六小時之間。*

---

* 這是假定你有穩定的近日節律，且最近沒有進行跨越很多時區的飛行，否則即使你醒來超過十六小時，要入睡還是可能有困難。

咖啡因會遮蓋睡眠訊號

不過，有一種人為方式能遮蓋腺苷的睡眠訊號，你可以用一種化學物質來讓自己覺得較為清醒，那就是咖啡因。咖啡因並不是一種食物補充品，而是世界上最廣為使用（和濫用）的精神作用興奮劑。咖啡因也是全球交易量第二大的商品，第一名是石油。咖啡因的攝取就像是在人類身上進行最久、規模最大且不受監督的藥物實驗，能與之相比的，或許只有酒精，而且到今天還是如此。

咖啡因的作用在於搶奪了腦中本該接收腺苷的位置（受體）。咖啡因一旦占據了這些受體後，並不會像腺苷一樣讓你想睡，相反的，咖啡因擋住這些受體，並有效的使受體不活躍，發揮掩蓋劑的作用，就好像你把手指插入耳朵中，把聲音隔絕掉的情形一樣。咖啡因藉由占領、綁架這些受體，阻擋了平常由腺苷對腦發送的想睡訊號。結果就是你被咖啡因欺騙，覺得清醒警覺，而不管腦中其實有高濃度的腺苷存在，你本來應該會覺得很想睡覺。

我們喝下咖啡後的三十分鐘左右，在體內循環的咖啡因濃度達到高峰；不過，問題出在咖啡因持續存在於你體內的時間長度。在藥理學中，我們用半衰期來討論藥物的效力，那是指身體去除藥物一半濃度所需的時間。咖啡因的半衰期平均為五到七小時。假設你在晚餐後喝了一杯咖啡，時間約為晚間七點半，這表示到了凌晨一點半，還有約 50% 的咖啡因在你的腦部組織中循環作用。換句話說，到了凌晨一點半，你飯後喝下的咖啡因，在腦中只清除了一半。

雖然只剩下 50%，也不可小看。半杯份的咖啡因仍然十分強而有力，而且在咖啡因完全消失前，還有許多分解工作必須在接下來的時間進行。因為你的腦持續與咖啡因的力量抗爭，於是這個晚上你會難以入眠或睡不安穩。多數人不明白克服一份咖啡因的時間有多久，因此早晨醒來後覺得睡得不好，卻無法和十小時前晚餐喝的咖啡連結在一起。

　　咖啡因不僅在咖啡裡很多，某些茶、許多能量飲料，甚至一些食物（如黑巧克力和冰淇淋），還有一些藥物（如減重藥和止痛劑）中都有；它是許多人無法順利入眠並睡個好覺的罪魁禍首，卻讓人誤以為自己遇到了醫學上的失眠症。我們更要知道，「低咖啡因」並不是「無咖啡因」。一杯低因咖啡通常含有普通咖啡 15% 到 30% 的咖啡因量，離無咖啡因還很遠。如果你某晚喝了三到四杯低因咖啡，對於睡眠的破壞力跟喝了一杯普通咖啡是一樣的。

　　咖啡因帶來的振奮感確實會逐漸消失。肝臟中的酵素會消除身體系統中的咖啡因＊，隨著時間把咖啡因慢慢降解掉。有些人降解咖啡因的酵素版本效率較高，因此他們的肝臟可以快速消除血流中的咖啡因。而酵素的版本在相當程度上是由遺傳決定的☆，這種體質特殊的人很希罕，他們在晚餐喝下一杯濃縮咖啡，到半夜仍然可以迅速入睡。然而其他人的酵素版本作用速度慢得多，要花很多時間才能消除同樣分量的咖啡因，因此這些人對咖啡的效果非常敏感。早晨喝一杯茶或咖啡，效果會維持一整天，而如果他們還喝下第二杯咖啡，即使是下午較早的時間喝下，晚上也會較難入睡。

　　年齡也會改變咖啡因清除的速度：年紀愈大，要從腦中和身體裡去除咖啡因愈花時間，因此隨著年紀增加，咖啡因對睡眠的干擾也會變得愈明顯。

....

＊　還有其他因素也會影響人對咖啡因的敏感度，例如年齡、正在服用的藥物，以及之前的睡眠品質和睡眠量。A. Yang, A. A. Palmer, and H. de Wit, "Genetics of caffeine consumption and responses to caffeine," *Psychopharmacology* 311, no. 3 (2010): 245-57, http://www.ncbi.nlm.nih.gov/pmc/articles/PMC4242593/.

☆　肝臟代謝咖啡因的主要酵素，稱為細胞色素 P450 1A2。

「咖啡因崩潰」是怎麼一回事？

如果你試圖用咖啡讓自己維持清醒到夜深，就要有心理準備，面對肝臟把咖啡因從你體內驅逐時的麻煩後果，也就是一般稱為「咖啡因崩潰」（caffeine crash）的現象。這時你的能量水平會驟降，像電力不足的玩具機器人；你會覺得自己很難專注，無法做事，而且會再度覺得非常愛睏。

現在，我們已經知道個中原因。咖啡因存在你體內的這段時期，它所阻擋的想睡化學物質（腺苷）仍然持續增加，但是你的腦並不知道鼓勵睡眠的腺苷正在提高，因為腺苷被咖啡因築起來的牆擋住了。一旦肝臟把這道咖啡因障礙拆除後，就會發生嚴重的反彈：你這時感受到的想睡程度，不只有喝掉那杯咖啡之前兩三個小時的腺苷濃度，還要再加上喝了咖啡之後累積起來的腺苷。這些腺苷正不耐煩的等著咖啡因離去，當咖啡因被分解、受體空出來時，腺苷立刻衝過來遞補，把受體團團圍住。此時，你等於受到腺苷睡眠慾望的強大攻擊，這也就是所謂的咖啡因崩潰。

你可以喝下更多咖啡因來抵抗腺苷的力量，但這樣一來就開始了依賴的循環，你會發現自己變得非常非常難以維持清醒。

蜘蛛的咖啡因實驗

為了讓你對咖啡因的效應印象更深，我在注解中列了一項 1980 年代由美國航空暨太空總署（NASA）進行的一項奇怪研究。他們的科學家讓蜘蛛接觸不同藥物，然後觀察結出的蛛網。* 這些藥物包括迷幻

....

* R. Noever, J. Cronise, and R. A. Relwani, "Using spider-web patterns to determine toxicity," NASA Tech Briefs 19, no. 4 (1995): 82; and Peter N. Witt and Jerome S. Rovner, Spider *Communication: Mechanisms and Ecological Significance* (Princeton University Press, 1982).

藥（LSD）、安非他命、大麻，以及咖啡因，結果可以直接看圖 3。研究者注意到，接觸咖啡因的蜘蛛所結出的網迥異於一般蛛網，毫無邏輯，而且完全無法發揮功能，非常驚人，就算和接觸其他三種毒品的蜘蛛比起來，也好不到哪裡去。

圖 3：不同藥物對蜘蛛結網的影響

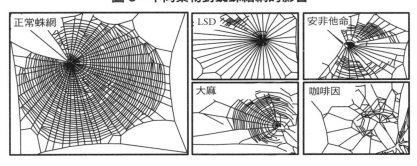

值得指出的是，咖啡因是一種興奮劑，也是唯一一種我們很爽快給予孩童和青少年的成癮物質，在本書較稍後，我們會討論這麼做帶來的後果。

並行卻互相不理的兩個系統

讓我們暫且放下咖啡因的話題。你可能認為掌管睡眠的兩股力量（也就是視交叉上核的二十四小時近日節律，以及腺苷的睡眠壓力訊號）會相互溝通，讓彼此的影響力結合。但事實上不會。這是兩個不同且分離的系統，彼此互相忽視。它們雖然經常是並行的，其實不會互相搭配。

圖 4 從左到右橫跨四十八小時，也就是兩天兩夜的時間。圖中的虛線是近日節律，也有人稱為「C 歷程」。它很規律的重複上升、下降，

然後又再上升、下降，和正弦波一樣。在圖的左側之外，就在你醒來前數小時，近日節律開始提高活動，帶來讓腦和身體警醒的能量訊號。我們可以把近日節律想像成一個敲鑼打鼓的樂隊，從遠處漸漸接近：一開始，訊號微弱，但逐漸加強、加強、再加強。多數健康成人的近日節律，到了下午較早時達到高峰。

圖 4：調控睡眠和清醒的兩項因子

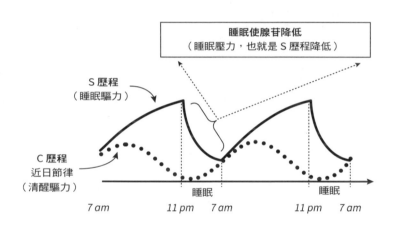

現在讓我們來看看另一個控制睡眠的因子：腺苷。腺苷製造了想睡的壓力，也有人稱為「S 歷程」，在圖 4 中以實線表示。你愈久沒睡，就會累積愈多腺苷，造成想睡的感覺（壓力）提高。

上午過了一半時，距離你早上醒來只過了幾小時，所以腺苷只累積了一點。而且此時近日節律正處於強有力的警覺性提升階段。來自近日節律的強力活躍效果加上低水平的腺苷，共同達成十分清醒的愉悅感覺（至少在你前一晚睡眠良好時應該如此。如果你覺得自己在上午才過了一半時就好像快要睡著，很可能是睡得不夠，或睡眠品質不佳）。

　　兩條曲線之間的距離直接反映出你想睡的程度,也就是說,兩條線間的距離愈大,代表你想睡覺的慾望愈強。

　　舉例來說,早上八點醒來後,在上午十一點時,虛線(近日節律)和實線(睡眠壓力)之間的距離很小,在圖 5 中以垂直的雙箭頭表示。這個差異很小,表示睡眠驅力很微弱,也表示讓人覺得清醒、警覺的力量很強。

圖 5：清醒的力量

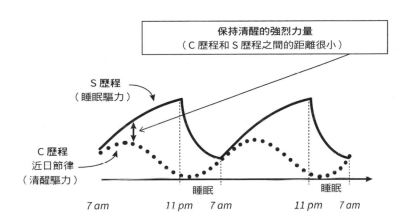

　　然而,到了晚上十一點,情況就不同了,顯示於圖 6。此時你已經醒來有十五小時了,腦袋正浸泡於高濃度的腺苷中(注意圖中的實線很明確上升)。再者,近日節律的虛線正在下降,讓你的活動力和警醒程度降低。

　　於是兩條線之間的距離變大,反映在圖 6 較長的垂直雙箭頭上。大量腺苷(高度睡眠壓力)和正在下降的近日節律(較低的活動量)兩者強力結合,促成了讓人想睡的強大慾望。

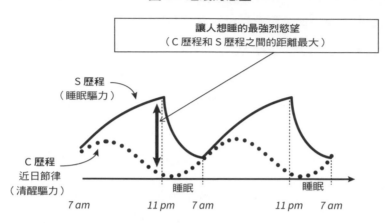

圖 6：睡眠的慾望

讓人想睡的最強烈慾望
（C 歷程和 S 歷程之間的距離最大）

S 歷程
（睡眠驅力）

C 歷程
近日節律
（清醒驅力）

睡眠　　　　　睡眠

7 am　　　11 pm　7 am　　　11 pm　7 am

那麼，當你晚上睡去之後，那些累積起來的腺苷會發生什麼事？睡覺時，因為腦有了機會降解、去除當天的腺苷，於是開始了一場龐大的疏散行動。經過一夜的睡眠，舒緩了沉重的睡眠壓力，減少腺苷的量。成人在經過大約八小時的健康睡眠後，腺苷清除完畢。就在這個過程結束時，近日節律的樂隊回來了，它的活力又開始影響我們。

早晨時分，兩股力量換手，腺苷已經去除，而近日節律激奮人心的樂聲愈來愈響亮（圖 6 的兩條線相交之處），於是我們自然醒來（在這個例子為第二天早上七點）。睡了一整夜之後，你現在已經準備好，以充滿活力的身體和清晰的頭腦，面對下一段十六小時的清醒時光。

為什麼熬夜後精神會更好？

你是否曾一夜沒睡，也就是通宵達旦，維持醒著的狀態直到第二天？如果有過，而且還有印象，可能記得你有某段時間覺得非常疲累想睡，但也會有一段時間反而覺得更有精神，儘管醒著的時間比平常久？為什麼會這樣？

　　我不建議任何人在自己身上進行這個實驗，但測量一個人在二十四小時期間完全不睡的警覺程度，卻讓科學家證實：決定清醒或想睡的兩股力量（也就是二十四小時近日節律，以及腺苷帶來的想睡訊號）是互相獨立的，而且還可以從平常的同步狀態解套，分離開來。

　　讓我們來看看圖 7，圖中同樣顯示了四十八小時，以及我們關心的兩個因子（二十四小時近日節律、腺苷的睡眠壓力訊號），加上兩者間的距離。在這個設計中，志願者要維持整夜整日不睡。無眠的夜持續進行，腺苷的睡眠壓力（上方實線）持續上升，就好像水槽的出水口被塞住，而水龍頭一直開著，因此水位持續上升一樣。因為沒有睡覺，這條線整晚都不會下降。

圖 7：睡眠剝奪的潮起潮落

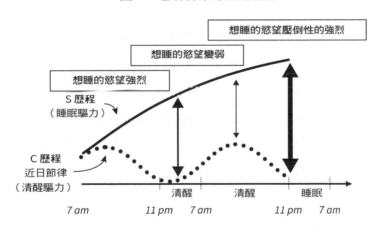

　　因為持續不睡，阻礙了由睡眠開啟的腺苷排除過程，導致腦無法去除這股化學睡眠壓力，讓已經很高的腺苷水位持續上升。這應該表示，維持不睡的時間愈久，你就愈覺得想睡，但事實又非如此。雖然整夜你會覺得愈來愈想睡，到早晨五、六點時清醒程度最低，但之後，卻

有一股清醒的助力發生。

在腺苷及相對應的睡眠壓力持續升高的情況下，這又是怎麼一回事呢？答案就在你的二十四小時近日節律，為昏昏欲睡帶來短暫的救援。和睡眠壓力不同，近日節律並不理會你實際上有沒有睡覺。這個緩慢的規律週期，嚴格依照晝夜變化而持續升降。不管腦中由腺苷帶來的睡眠壓力處於什麼狀態，這個二十四小時近日節律照樣循環，不理會你一直沒睡的事實。

再看一次圖 7，早上六點左右，腺苷睡眠壓力很高，而近日節律正在最低點附近，兩者結合的效果可以解釋為何你會感覺到超級難受。清晨三點時，兩條線之間的垂直距離很大，由圖中左邊數來的第一個垂直箭頭表示。但如果你能撐過這個清醒程度的低潮就得救了。近日節律在早上開始提升並持續整個上午，警醒程度的提高暫時抵消腺苷睡眠壓力的上升。上午十一點左右，近日節律達到高峰，圖 7 兩條線之間的垂直距離變得比較小。

這造成的結果就是，你在上午十一點會覺得比凌晨三點時清醒，儘管維持不睡的時間更久。可惜的是，這份助力無法維持，隨著下午來臨，近日節律開始下滑，而逐步累積的腺苷使得睡眠壓力更加龐大。從傍晚到晚上，暫時幫助你清醒的助力逐漸消散，你現在受到龐大腺苷睡眠壓力的無情攻擊。到了晚上九點，圖 7 中兩條線的垂直距離變得遙遠。在沒有咖啡因或安非他命的情況下，睡眠即將得逞，把勉強維持清醒的腦擊垮，讓你倒在睡眠的籠罩之下。

☾ 我的睡眠足夠嗎？

現在把剝奪睡眠的極端例子放一邊，你又如何知道自己平時的睡眠是否足夠？臨床上的睡眠評估才能為這個問題做出完整的回答，不

過你也可以問自己以下兩個簡單的問題。

首先，早上起床後，你是否能在上午十點或十一點左右回頭繼續睡覺？如果答案是肯定的，那你很可能睡不夠或睡眠品質不佳，或兩種情況都有。其次，你是否可以在沒有咖啡因的情況下，在中午前以理想狀態運作？如果答案是否定的，那你很可能是靠著咖啡因之類的藥物，來應付自己長期睡眠不足的狀態。

你應該認真看待這兩種跡象，並著手處理睡眠缺乏的問題。這是第 13、14 章會深入探討的主題，屆時我們會談到妨礙和損害睡眠的因子，也會提到失眠和有效療法。一般來說，這些讓人會在上午十點或十一點想睡回籠覺的不清醒感覺，或者需要用咖啡因來提振精神的情形，通常是因為沒有給自己適當的睡眠機會，待在床上至少八到九小時。

當你睡不夠，其中一個後果就是腺苷濃度仍然太高。就像一筆沒償清的債務，早晨來臨時，昨天的腺苷還有一部分在那裡，於是你帶著這份想睡的債務度過一整天。和拖欠金錢債款一樣，這筆睡眠債會持續累積，躲也躲不掉。這筆債會延到下一個付款週期，繼續拖，就再延到下個、下下個週期……一天天持續累積成長期慢性的睡眠剝奪。這份逾期未繳的睡眠債造成長期疲憊的感覺，顯現為許多身體和精神疾病，正在各個工業化國家大為盛行。

還有其他問題可以作為判斷睡眠不足的訊號，例如：如果不設鬧鐘，你會睡過頭嗎？（如果是的話，那麼你需要更多的睡眠量，比你實際睡的時間更多。）你發現自己坐在電腦螢幕前，會重讀或甚至再三讀過同一個句子嗎？（這通常表示腦部疲勞、睡眠不足。）你有時會忘記剛才經過的幾個紅綠燈是什麼顏色嗎？（雖然被別的事情干擾是常見的原因，但睡眠不足也往往是罪魁禍首。）

當然，即使你給自己很多時間，得到整夜閉眼的機會，第二天還是有可能疲勞想睡，這就可能是因為你有沒診斷出來的睡眠障礙。現在

醫學已經確認的睡眠障礙超過一百種，最常見的是失眠症，其次是導致睡眠障礙的呼吸，也就是睡眠呼吸中止症，症狀包括嚴重打鼾。如果你懷疑自己或家人有睡眠障礙，導致日間的疲勞、障礙或困擾，請立刻與你的醫師聯繫，並尋求轉介到睡眠專科醫師。最重要的是，不要把安眠藥當作第一選項。到了第 14 章，你就會明白我這麼說的理由，但如果你已經在服用安眠藥，或正在考慮服用，那麼請直接跳到討論安眠藥的章節吧。

為了幫助讀者，我提供一項網路連結，那是睡眠研究者設計的一份問卷，讓你可以評估自己睡飽的程度。* 這份研究稱為 SATED，只有五個簡單的問題，很容易完成。

．．．．．．．．．．．．．．．．．．．．．．．．．．．．．．．．．．．．

* https://www.ncbi.nlm.nih.gov/pmc/articles/PMC3902880/bin/aasm.37.1.9s1.tif.（來源：D. J. Buysse, "Sleep Health: Can we define it? Does it matter?" *SLEEP* 37, no. 1 [2014]: 9–17.）

第 3 章

在你睡著時，大腦依然忙碌

非快速動眼睡眠、快速動眼睡眠、夢中時間變長了

或許某天晚上，你一邊和朋友聊天，一邊走進自己家的客廳。你看到某個家人（假設她叫潔西卡）靜止不動倒在沙發上，一點反應也沒有，身體橫躺著、頭歪向一邊。你立刻回頭對朋友說：「噓，潔西卡在睡覺。」

但你怎麼知道？

不用一秒時間，你就知道潔西卡在睡覺，毫不懷疑。你為什麼不覺得她陷入昏迷？甚至是死了？

🌙 如何判斷別人是在睡覺，而不是昏倒？

你那一瞬間判斷潔西卡在睡覺，正確的機會很高。你也可能不小心撞翻什麼東西，吵醒了她，意外確認了剛才的結論。對於別人正在睡覺的許多線索，我們大多可以十分敏感的察覺。這些線索相當可靠，現在科學家已經同意有一組可觀察的特徵，可作為人類和其他動物正在睡覺的指標。

前述的潔西卡小插曲中，就包含了大部分線索。首先，睡著的生

物有很特定的姿勢，在陸生動物，這個姿勢多半是水平的，就像潔西卡是橫臥在沙發上。

第二點與前一點相關，睡著的生物肌肉比較放鬆。這在對抗地心引力的骨骼肌最為明顯，骨骼肌就是平時幫助你維持直立、讓你不會倒在地上的肌肉。隨著這些肌肉由淺眠到深睡時逐漸放鬆，身體也會鬆垮下來。睡著的生物會攤在下方的支撐物上，就如潔西卡的頭歪向一邊。

第三，睡著的生物不會有外顯的溝通或反應。潔西卡沒有因為你走進客廳而轉頭面向你，但她如果醒著就會對你有所反應。

第四個特徵是睡眠很容易逆轉，這和昏迷、麻醉、冬眠及死亡有所區別，好比要是有人碰翻了客廳裡的東西時，潔西卡就會醒過來。

第五，正如我們在前一章已經學到的，睡眠在二十四小時裡遵循可靠的時間模式發生，服從近日節律的指令；而近日節律的產生則來自腦中的計時器：視交叉上核。人類是晝行性生物，所以偏好白天醒著，晚上睡覺。

怎麼判斷自己睡過覺了？

現在讓我來問你一個不同的問題：你又如何知道自己睡過了？比起判斷他人是否睡著，我們更常進行這種自我評估。每天早上（幸運的話），你回到清醒的世界，知道自己已經睡過一覺。* 這種自我睡眠評估非常靈敏，你甚至可以進一步推定自己睡得好不好。

這是另一種評量睡眠的方法，和你用來判斷別人是否睡著的訊號

---

* 有某種類型的失眠症，會使人無法正確推測自己前一晚是否真的有睡覺。這種「睡眠狀態誤判」的結果之一，是會讓人低估自己真正的睡眠量。我們會在本書較後面的章節（第12章）討論這種病症。

不同，這是一種現象學上的主觀評估。

　　對於睡眠的主觀判斷，也有普遍性的指標，可以知道自己是否曾經睡著。這種指標有兩項，首先是對外界失去覺察力，也就是你停止接收外在世界的訊息。你對四周的事情不再有意識，至少沒有明確感知。事實上，你的耳朵仍能「聽」；眼睛儘管閉著，也還是能「看」。其他感官也一樣還有功能，包括鼻（嗅覺）、舌（味覺）、皮膚（觸覺）。

　　這些訊息仍然湧入你的腦中，但是在腦中央有一個感覺匯聚的區域，在你睡著時，訊息來到此處就不再前進了。這些訊息被知覺的柵欄擋住，這個柵欄設置在一個稱為視丘（thalamus）的地方。視丘是個卵形的平滑結構，比檸檬小一點，是腦部的知覺閘門。視丘決定哪些知覺訊號可以通過閘門，哪些訊號不行。如果訊號獲准通過，就會被送到大腦頂部的皮質，成為有意識的感知。在健康睡眠開始時，視丘會關上閘門，不讓這些訊息繼續送往皮質，使得腦中的知覺淨空，因此你不再意識到從知覺器官傳送而來的資訊。此時，你的大腦失去與周遭世界的聯繫。換句話說，你現在已經睡著了。

　　自我判斷是否睡著的第二項指標，是一種時間扭曲的感覺，而我們以兩種互相矛盾的方式經驗這種感覺。

　　從最明顯的層次上來說，你睡著時會失去有意識的時間感，彷彿掉入計時真空中。試想上一回你在飛機上睡著的經驗，當你醒來時，或許會看看時間，確認自己睡了多久。為什麼？因為你在睡覺時顯然失去對時間的明確掌握感覺。也就是醒來後回顧到的這種時間缺失感，讓你確認自己曾經睡著過。

　　但是，雖然你在睡覺期間遭失了對時間的有意識掌握，在非意識的層面，腦仍然非常精確的持續梳理時間。我相信你一定有過這種經驗：第二天一早必須在特定的時間起床，例如要搭早班飛機，因此上床前，你認真的把鬧鈴設定在早上六點，但奇蹟似的，你在早上五點五十

八分自動醒來，比鬧鈴響起的時間還早。你的大腦在睡眠時，似乎還是能夠精確登錄時間的流逝。像腦中許多運作過程一樣，你只是無法在睡眠時掌握這份精確的時間知識，它位於意識雷達偵測不到的低空，只有在必要時才會浮現出來。

🌙 夢中的時間膨脹

還有另一種時間扭曲的經驗，值得在此一提：在夢中感到的時間長度，能夠超越實際的睡眠時間。在夢中，時間不再是平常的時間，常常會膨脹延長。

試想上一回你從睡夢中被鬧鈴吵醒後，按下貪睡功能鈕，再給自己甜美的五分鐘。你立刻回到夢中。五分鐘後，鬧鈴忠實的再次響起，只是那感覺起來不像五分鐘，你有可能覺得自己做夢做了一小時，甚至更久。我們在沒做夢的睡眠階段會喪失所有關於時間的意識，但做夢時不同，你仍有時間的知覺，只是這感覺不太精準，多數時候，夢中的時間比實際時間更長。

雖然我們還不清楚這種時間膨脹的原因，不過最近從大鼠腦細胞的實驗紀錄中，有了令人興奮的線索。在這項實驗裡，研究者讓大鼠在迷宮裡跑來跑去，並在牠們學習空間設置時，記錄大鼠腦細胞的活化特徵模式。後來當這些大鼠睡著後，研究者繼續側錄那些銘印記憶的腦細胞。他們持續竊聽跨越不同睡眠階段的大鼠腦細胞活動，包括快速動眼睡眠時期；這也是人類大多夢境發生的階段。

第一項驚人的結果是，大鼠學習迷宮時腦細胞的活躍特徵模式，在牠們睡覺時再度出現，而且一次又一次重複。也就是說，大鼠睡覺時，記憶在腦細胞活動的層次再次「重播」。

第二項更驚人的發現，則是重播的速度。在快速動眼睡眠中，記

憶重播的速度慢得多，比起大鼠醒著探索迷宮時測量到的，速度只有一半或四分之一。

　　這種對白天事件的慢速重播，是目前為止對我們自己夢中時間感延長的最佳解釋。神經層次的驚人減速，或許是我們相信自己夢中時間比實際時間要長得多的理由。

🌙 從嬰兒實驗學到的事：睡眠有兩種形式

　　現在我們已經知道某個人是否在睡覺，也明白自己曾經睡著過，那在科學上又如何確認呢？科學確認睡眠的準則，需要用電極記錄三個部位的訊號：腦波活動、眼球活動，以及肌肉活動。這些訊號加總起來，以一個統合的名詞：多頻道睡眠紀錄（polysomnography，簡稱 PSG）來表示，意思也就是發生於「睡眠」（somnus）時的「多項」（poly）訊號的「讀取紀錄」（graph）。

　　正是透過這種綜合測量，造就了或許稱得上是所有睡眠研究中最重要的發現。時間是 1952 年，研究者是美國芝加哥大學的阿瑟林斯基（Eugene Aserinsky）和克萊德門，前者當時是研究生，後者就是在第 2 章中以猛獁洞實驗聞名的教授。

　　那時阿瑟林斯基正仔細記錄人類嬰兒在白天和夜裡的眼球運動模式。他注意到，嬰兒在睡眠中有某些時段，眼皮下的眼球會快速左右移動，而且這些睡眠時期總是伴隨著非常活躍的腦波活動，幾乎與清醒時觀察到的腦波一樣活躍。但夾在這種活躍睡眠階段前後的，卻是一大段眼球靜止不動的時期。在這些沉靜的時期，腦波也會變得平和，緩慢的上下起伏。

　　彷彿這樣還不夠奇怪似的，阿瑟林斯基還觀察到，這兩種睡眠期（伴隨眼睛運動的睡眠，以及沒有眼睛運動的睡眠）會以大致規律的

模式，在夜裡一而再，再而三重複發生。

他的指導教授克萊德門帶著典型的職業性疑心病，想要先看可重複的結果，再來談這些發現的有效性。由於克萊德門偏好把最親近的人拉來做實驗，他選擇了當時還是小嬰兒的女兒伊絲特（Ester）來進行這項調查，也發現了同樣的結果。此時，克萊德門和阿瑟林斯基了解到他們的發現意義重大：人類睡覺時不只是單純好好睡覺，還會有兩種完全不同的睡眠形式重複循環。他們根據這種眼睛活動特徵，把兩個睡眠階段分別稱為非快速動眼睡眠（non-rapid eye movement sleep，簡稱為 NREM 睡眠），以及快速動眼睡眠（rapid eye movement sleep，簡稱為 REM 睡眠）。

他們兩人再加上當時克萊德門的另一個研究生迪門特（William Dement）的幫助，進一步證實快速動眼睡眠（也就是腦部活動幾乎和清醒時一樣的階段）與做夢的經驗緊密相關，這種階段也因此常稱為夢境睡眠（dream sleep）。

之後幾年，非快速動眼睡眠得到更仔細的分析，給區分為四個階段，名稱取得不太有想像力，分別稱為非快速動眼第一到四期（我們睡眠研究者很有創意吧）；隨著期數增加，睡眠深度逐漸提升，因而第三期和第四期就是非快速動眼睡眠中你睡得最深沉的階段，而這裡的「深度」定義是叫醒這個人的困難程度，所以比起第一期和第二期，要把一個人從第三期和第四期叫醒比較困難。

🌙 睡眠週期：兩種睡眠互相拉鋸的循環

我們從小伊絲特身上獲得睡眠啟示以來，已經知道睡眠有兩種階段，也就是非快速動眼睡眠和快速動眼睡眠，而這兩種階段在一夜的睡眠中是以彼此拉鋸、相互爭奪腦中主導權的方式反覆發生。這場發生在

皮質中的勝負之戰，在每次九十分鐘的循環期間＊，先是非快速動眼睡眠占上風，然後是快速動眼睡眠主宰。每次勝負分曉後不久，戰鬥便重新啟動，再度上演下一段九十分鐘的戲碼。如果整夜追蹤這個雲霄飛車般的起落，便可顯示出睡眠週期的美麗架構，如圖 8 所示。

　　圖中縱軸是不同的腦部狀態，從頂端依序是清醒、快速動眼睡眠（REM），然後下沉到非快速動眼睡眠（NREM）第一至第四期。橫軸是時間，從左側的晚間十一點左右，一直到右側的早上七點。這樣的圖稱為睡眠結構圖（hypnogram）。

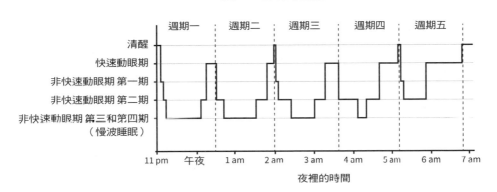

圖 8：睡眠的結構

　　如果我沒有在這張圖裡加入垂直虛線，分隔出每九十分鐘一次的循環，有人可能會抱怨看不出規律的九十分鐘週期在哪裡，至少不像你

＊　不同物種的非快速動眼加快速動眼週期長度不同，大部分比人類要短。至於這個循環長度有什麼功能，仍是睡眠的未解之謎。目前為止，要預測這種週期長度的最佳指標，是腦幹的寬度，即腦幹較寬的物種也有較長的週期。

閱讀上文時預期的模樣。原因來自睡眠另一個不尋常的特徵：睡眠階段的輪廓是不平均的。

雖然非快速動眼期和快速動眼期確實每九十分鐘各出現一次，但非快速動眼期和快速動眼期在這九十分鐘裡的比例，隨著夜的推移而有很大的變化。在前半夜，九十分鐘週期內大部分由非快速動眼睡眠占據，快速動眼睡眠所占比例很小，如圖中的週期一所示。但進入後半夜，兩者拉鋸的局面改變，快速動眼睡眠占去更多時間，非快速動眼睡眠變得很少。週期五就是以快速動眼睡眠為主的好例子。

自然之母為何設計出這樣奇怪而複雜的睡眠方程式？為什麼要有非快速動眼期和快速動眼期的反覆循環？為什麼不是先睡足了全部的非快速動眼睡眠，再來進行快速動眼睡眠？或反過來？

如果是為了避免萬一睡眠被打斷，導致其中一種睡眠受到損失的話，那又為何不讓每個週期中的兩種睡眠比例維持相當，就好像把雞蛋平均分配在兩個籃子，而不是先在一個籃子裡放大部分的雞蛋，到後半夜又把大部分雞蛋放到另一個籃子中？為什麼有這樣的變化？

設計出如此錯綜複雜的系統，又要能表現出生物作用，似乎是場很累人的演化作業。

解決記憶儲存空間有限的問題

為什麼我們的睡眠週期（以及所有哺乳類和鳥類的睡眠週期）會以如此不平均的模式重複，目前雖還沒有科學上的共識，但倒是有幾個理論存在。這裡提供的一個理論是，非快速動眼睡眠和快速動眼睡眠不平均的拉鋸戰，是重塑及更新神經網路的必要過程，這個優美的過程可以妥善管理腦中有限的儲存空間。由於儲存記憶的神經元和神經連結的數量有限，記憶儲存能力也是有限的，我們的大腦必須找出留存舊資訊和清出新空間的最佳平衡點。要找到儲存的平衡點，就需要辨認哪些記憶

是新鮮而顯著的，哪些現存記憶是重複、多餘，或甚至不再適用的。

　　我們在第 6 章還會看到，睡眠初期比例較高的深度非快速動眼睡眠有一個關鍵功能，是在淘汰、清除不需要的神經連結。相對的，快速動眼睡眠的做夢階段在後半夜占重要分量，具有加強連結的功能。

　　兩者結合起來，我們至少可以得到簡化的解釋，說明為何這兩種睡眠在夜間輪流發生，而且前半夜由非快速動眼睡眠為主，後半夜由快速動眼睡眠占上風。

　　想像我們要製作一尊塑像，從一堆黏土開始。我們先把一坨原料放在基座上（這坨原料包括當晚睡覺前已經存在的自傳式記憶，新舊都有），然後花較長時間去除多餘的材料（長時間的非快速動眼睡眠），接著對某些細節做一點初步加強（短暫的快速動眼期）。這樣進行一輪之後，再進行第二次較深的剔除工作（再一次較長的非快速動眼期），然後在已經稍微浮現的輪廓上，再次稍微加強細部結構（稍長一點的快速動眼睡眠）。經過幾次循環，雕塑手法的比重需要調整。所有重要的特徵已經從原料中雕塑出來了，不重要的部分已經除去，只有重要的黏土留下，因此雕塑家的工作和所採用的工具也必須轉換，目標是鞏固留存下來的元素，強化已經成形的特徵（也就是以快速動眼睡眠的工作為主，非快速動眼睡眠的工作所剩無幾）。

　　於是，在初期以非快速動眼期的鑿除工作為主，後期則以快速動眼期的精雕細琢與加強連結為主，透過這樣的手法，睡眠便能漂亮的處理、解決記憶儲存有限的危機。由於生命經驗會每天不斷改變，我們的記憶儲存也必須不斷更新，由自傳式經驗組成的記憶塑像永遠沒有完成的一天。也因此，我們的腦永遠需要下一回合的睡眠及其中的各個階段，才能把每天的事件自動更新到記憶網路中。這就是非快速動眼睡眠和快速動眼睡眠天生會輪替，以及在一夜之中不平均分配的一種理由（當然，我認為還有許多別的理由存在）。

睡得少會讓兩種睡眠更不均衡

而一般大眾不知道的是，非快速動眼睡眠在前半夜占上風，快速動眼睡眠在天亮前後占上風，這樣的睡眠結構隱藏一個風險。

假設你今晚在半夜時分上床睡覺，但不是在經過八小時充分睡眠後於早上八點醒來，而是為了要趕赴某個晨間會議或參加運動集訓，在早上六點起床。那麼，你會少掉百分之幾的睡眠？想當然耳的答案是25%，本來應該長達八小時的睡眠，因為六點必須起床而少了兩小時。

但這不是完整的事實。由於大腦把大部分快速動眼睡眠排在睡眠的後面階段（也就是早晨時分），因此你會損失 60% 到 90% 的快速動眼睡眠，雖然看來只少了 25% 的睡眠。從另一個方向來看，情形也類似。如果你都在早上八點起床，但要到凌晨兩點才睡覺，那麼你會損失大量的深度非快速動眼睡眠。

這就類似飲食不均衡，例如你只吃碳水化合物，最後會因為缺乏蛋白質而導致營養不良；非快速動眼睡眠和快速動眼睡眠對腦和身體有不同的重要功能，不管少了哪一種，都會導致身體和心理健康問題，在本書後面的章節，我們會看到許多實例。所以說到睡眠，當蠟燭兩頭燒，或甚至只燒一頭時，我們是不可能安然脫身的。

☾ 清醒和睡眠中的大腦狀態

如果今晚你來到我在加州大學柏克萊分校的睡眠實驗室，讓我們把電極貼在你的頭上和臉上，然後睡去，你的睡眠腦波看起來會是什麼樣子？腦部活動的形式和你現在清醒閱讀這些句子時比起來，會有多麼不同？這些不同的腦部電位變化，又如何解釋你為什麼在清醒時是有意識的，在非快速動眼睡眠時沒有意識，而在快速動眼睡眠時又彷彿像是有意識般的做著夢？

　　假定你是個健康的年輕人或中年人（我們稍後會討論兒童、老人及病人的睡眠），圖9的三條波狀線條反映了腦中的三種電活動。圖中每條線呈現了不同狀態下的腦波活動，為時三十秒，依序是清醒、深度非快速動眼睡眠、快速動眼睡眠。

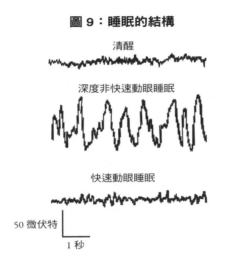

圖 9：睡眠的結構

清醒

深度非快速動眼睡眠

快速動眼睡眠

50 微伏特

1 秒

清醒時的腦波像狂亂的鼓聲

　　上床之前，你醒著的腦部活動快速狂亂，每秒的腦波週期（上下來回一次）約三十到四十次，類似非常快速的鼓聲，這稱為「快頻」（fast frequency）腦部活動。再者，這些腦波沒有固定的模式，也就是說，這些鼓聲不但很快，還很不穩定。

　　如果我要你預測接下來幾秒的鼓聲，跟著打拍子，你是做不到的。腦波十分不規則，這種鼓聲沒有可識別的節奏。即使我把這些腦波轉為聲音（我的實驗室做過一項睡眠資訊聲音化計畫，把腦波轉變為聲音，那聽起來很陰森怪異），你也會發現自己無法隨之起舞。這種頻率

快而混亂的腦波活動，就是人腦完全清醒時的電波特色。

你本來可能預期自己平時的腦波活動是十分規則有序的，這樣才與意識清醒時（至少大部分時候）有邏輯的思考相符。但此時電活動卻是紊亂的，我們可以這樣理解：你醒著的時候，腦的各個部分在不同片刻以不同方式處理不同的資訊。綜合起來，透過貼在你頭上的電極來讀取時，就顯出混亂的活動模式。

試想以下比喻。在一座很大的足球場中，坐滿了成千上萬名球迷，而球場中央有一支麥克風吊掛在半空中。每個球迷代表一個單獨的腦細胞，各自坐在球場的不同位置，就好像坐在腦中不同區域。這支麥克風相當於放置在頭頂上的電極，作為記錄工具。

球賽開始前，球場中每個球迷正在不同時間聊著不同的事情。他們不會全部一起進行同樣的對話，而是不同步的各自對話。因此，我們從上方的麥克風收到的整體對話是混亂的，缺乏清晰統一的聲音。

這就像在我的實驗室中，把一個電極放在受試者頭上時，它測量的是頭皮底下所有神經元活動的總和，這些神經元各自處理不同訊息（如聲音、影像、氣味、感覺、情緒），這些訊息發生的時間不同，處理的位置也不同。要處理這麼多不同的資訊，意味著你的腦波會非常快速而紊亂。

慢波睡眠的腦波像千人大合唱

現在，你躺在我們睡眠實驗室的床上，燈光熄滅，或許翻身幾次之後，你會成功脫離清醒狀態，進入夢鄉。首先你會進入較淺的非快速動眼睡眠，也就是第一期和第二期，之後會進入非快速動眼第三期和第四期的深水區，兩者合稱「慢波睡眠」（slow-wave sleep）。再看圖9的腦波模式，注意中間那條線，你就會了解原因。在深沉的慢波睡眠，腦波活動的上下韻律明顯減慢，每秒大約只有二到四個波，比起清醒時的狂

亂腦波，減慢為十分之一。

　　同樣值得注意的是，非快速動眼期的慢速波動也比清醒時的腦部活動更加一致，而且可預測，甚至在讓你聽過一段非快速動眼睡眠的電子音樂之後，你可以預測接下來的節拍。如果我把你非快速動眼睡眠的韻律轉換成聲音，第二天早上放給你聽（我們在睡眠資訊聲音化計畫中，也播放給受試者聽過），你會聽得出節奏，還可以跟隨這個緩慢韻律輕輕擺動。

　　不過，當你跟隨深沉睡眠的腦波擺動時，也會發現某種不一樣的東西。時不時會有一個新的聲音覆蓋在慢波節奏之上。這聲音很短暫，只維持幾秒，不過總是發生在慢波循環的低谷位置。聽起來像是一種快速震顫的聲音，有點像某些語言（如印度語或西班牙語）中的彈舌 r 音，或者像是貓在滿足時喉部發出的快速呼嚕呼嚕聲。

　　你聽到的聲音屬於睡眠紡錘波（sleep spindle），這是一串快速有力的腦波活動，常常妝點在每個慢波的尾端。睡眠紡錘波在非快速動眼睡眠的較淺和較深階段都會出現，甚至在緩慢而強力的深睡腦波成為主角之前就出現了。睡眠紡錘波有許多功能，其中之一是像夜間行動的軍隊，幫助大腦隔絕外界噪音來保護睡眠。一個人的睡眠紡錘波愈是有力而頻繁的出現，對於外界噪音的對抗能力就愈好，不然便容易被吵醒。

　　回到深沉睡眠的慢波，我們對於它的發源地、以及如何橫掃腦的表面，也得到有趣的發現。把手指放在鼻梁上方兩眼之間，然後沿著額頭往上移動約五公分，就是你今晚睡覺時大部分深睡腦波產生的地方：額葉的中央。這是你大部分深沉的慢波睡眠出現的震央，也可以說是熱點。不過深睡腦波並不是以正圓形向外輻射擴散，而是大多只往一個方向行進：從腦的前方往後方移動。這就像從擴音器發出的聲波，主要只往一個方向移動（擴音器前面的聲音，總是比在擴音器的聲音後面要大）；而也像在很大的空間中用擴音器進行廣播，你今晚產生的慢波在

沿著腦部行進時，強度也會逐漸消散，既不反彈也不回頭。

科學家在 1950 和 1960 年代開始測量這些緩慢的腦波。那時他們有一個讓人容易理解的假設：這種舒緩，甚至顯得有點懶惰的腦波活動，想必反映出腦部處於怠惰，甚至休眠的狀態。由於我們在麻醉病人乃至某些形式的昏迷病人也觀察到類似的腦波，這直覺堪稱合理。但這個假定其實是錯誤的，和事實天差地遠。你在深度非快速動眼睡眠中所經歷的，其實是我們所知最宏偉的一種神經合作表現：成千上萬個腦細胞透過驚人的自我組織，團結「合唱」，同步啟動。每每當我深夜在實驗室看到這種令人震撼的神經同步現象，就感到謙卑：睡眠真的是令人敬畏的一件事。

回到麥克風掛在足球場上方的比喻，考慮到現在睡眠賽事已經展開的狀況。那成千上萬個腦細胞球迷開賽之前（也就是清醒時）原本還在各自閒聊，現在進入合作的狀態（深睡）。他們的聲音同步，成為深度非快速動眼睡眠的整齊唱誦。偶爾會穿插有精神的一聲呼喊，形成一個高突的腦波活動，然後沉默幾秒鐘，產生拖延的波谷。此時我們從掛在球場上方的麥克風接收到的，就是下方群眾一聲清晰的高喊，接著是一段延長的暫停。科學家了解到，慢波睡眠有韻律的陶醉吟唱其實是非常活躍且精密協調的皮質統合狀態，他們只能放棄半休眠或麻木狀態的草率看法。

深睡腦波可以進行長距離傳輸

了解到這種驚人的電位和諧程度，而且每個晚上像漣漪般跨越你大腦表面好幾百次，也有助於解釋你為何失去對外界的意識。事情從腦中的視丘開始。前面說過，當我們睡著時，座落於腦中央、作為感覺閘門的視丘會阻止感覺訊息（聲音、視覺、觸覺等）傳送到上方的大腦皮質。藉由切斷對外界的感知，我們不只喪失有意識的感覺（這解釋了為

什麼我們在深度非快速動眼睡眠時不做夢，也失去清楚的時間感），也讓皮質能夠「放鬆」，進入功能上的「預設模式」，也就是我們所謂的深度慢波睡眠。這是種活躍、必要而又高度同步的腦部活動狀態，幾乎是大腦的夜間冥想狀態，不過要注意的是，這與清醒時靜坐冥思狀態的腦波活動非常不同。

這種深度非快速動眼睡眠的冥思狀態，可說是名副其實的身心健康寶庫，在其中可以找到對腦和身體都有益處的寶藏；我們會在第 6 章詳加探索這個寶庫的內容。不過現在我們先來了解當中一項好處：記憶的保存，這是能夠說明深睡腦波高明之處的漂亮例子。

如果你曾經開車長途旅行，或許曾注意到，途經某些地方時，收音機 FM（調頻）電臺的訊號強度會開始變弱；相對的，AM（調幅）廣播電臺仍維持穩定。或許你曾在行駛於某個偏僻之處時，發現找不到新的 FM 電臺，然而如果換到 AM 頻道，則還有幾個電臺可以收聽。這其中的原因在於無線電波的性質，包括 FM 和 AM 的傳輸速度不同有關。

FM 使用頻率較快的無線電波，和 AM 無線電波比起來，每秒鐘的波峰波谷數量較多。FM 無線電的一項優勢是可以攜帶較多、較豐富的資訊，也因此聲音聽起來品質較佳。但它也有一個很大的缺點：FM 波的力道也消失得很快，就好像肌肉發達的短跑選手，只能跑一小段距離。AM 廣播則使用慢得多（波長也較長）的無線電波，類似身形較纖細的長跑選手。AM 無線電波雖然比不上 FM 無線電波的肌肉強健和活力，但是他們以較舒緩的步伐，能夠跑很長的距離，而較不會疲憊，因此長距離的廣播可以透過較慢的 AM 無線電波達成，可以傳播到地理位置相隔遙遠的地方。

當你的腦從快頻的清醒狀態轉換到較舒緩的深睡模式時，就能夠發揮同樣的長距離溝通優勢。這些橫越腦部的腦波，穩定、慢速而同步，使得相距較遠的腦區能夠合作，交換各自資料庫中儲存的經驗。

從這個角度來說，每個非快速動眼睡眠的慢波可以想像為一個信差，攜帶腦部不同區域的訊息，並且傳送出去。這些深睡腦波的好處之一，就是進行檔案傳輸。每一個夜晚，深睡時的長距離腦波會把記憶包（最近的經驗）從較脆弱的短期儲存地點，送到較穩定而安全的長期儲存地點。

我們可以如此想像：清醒時的腦波活動，基本上與「接收」外界感知有關，而深度非快速動眼慢波睡眠，則主要負責訊息的傳輸與記憶的精煉，與內在的「反思」狀態有關。

快速動眼睡眠：腦像清醒著，身體卻在睡覺

如果清醒時主要是接收，非快速動眼睡眠主要在於反思，那麼在快速動眼睡眠（也就是做夢的狀態）中，又發生了什麼事呢？

回到圖9，最下面那條腦波活動的線條，就是你進入快速動眼睡眠時，我在睡眠實驗室中可以觀察到的線條。雖然也是在睡覺，這些腦波活動和深度非快速動眼慢波睡眠（圖9中間那條線）一點都不像。相反的，快速動眼睡眠的腦部活動幾乎與清醒警覺時一樣，有如圖中最上面那條線的複製品。而且，最近的磁振造影（MRI）研究發現，腦中有些區域在快速動眼睡眠時，活躍程度比我們醒著時還要高30%！

因此，快速動眼睡眠又稱作矛盾睡眠（paradoxical sleep）：腦像是清醒著，然而身體卻很明顯是在睡覺。單看腦波活動時，通常無法區分快速動眼睡眠和清醒的不同。在快速動眼睡眠時，頻率較快的腦波又回來了，並且不再同步。大腦皮質的成千上萬個腦細胞，之前還在深度非快速動眼睡眠中緩慢同步對話，再度回到狂亂的狀態，在腦的不同區域各自以不同速度和時間處理不同的訊息；這和典型的清醒狀態相同，然而你卻沒有醒來，仍在呼呼大睡。此時處理的不應該是外界的訊息，那麼到底是什麼樣的資訊？

就像你醒著的時候一樣，在快速動眼睡眠時，視丘把關的感覺閘門再度開啟了。但這次的閘門性質不一樣。快速動眼睡眠期間，視丘閘門並不是讓來自外界的感覺訊息傳送到皮質，而是讓情緒、動機、記憶（包括過去和現在的記憶）的訊息，在我們的視覺、聽覺與運動感覺皮質的大螢幕上演出。

每天晚上，快速動眼睡眠帶領你進入一個荒謬的劇場，裡面充滿奇異的聯想，有如狂歡節般上演著你自己的故事。從訊息處理的角度來說，基本上可以把清醒狀態視為「接收」（體驗並持續學習來自周遭世界的訊息），非快速動眼睡眠是「反思」（新事實、新技能的原料儲存和鞏固），而快速動眼睡眠則是「整合」（為新原料建立彼此之間的連結，並與過去經驗結合；如此一來，能使得世界運作的模型益加精準，也產生嶄新的洞見和解決問題的能力）。

既然快速動眼睡眠和清醒時的腦波如此相似，那麼在控制室中的我，又如何能區分隔壁寢室中的你正處於哪一種狀態？這時洩露真相的是你的身體，尤其是肌肉。

讓你在睡眠實驗室就寢之前，我們除了在你頭上，也會在你身上安裝電極。你醒著時，即使是放鬆的躺在床上，整體來說，你的肌肉仍有某種程度的緊張，也就是肌肉張力。這種穩定的肌肉狀態，很容易透過連在你身上的電極偵測到。當你進入非快速動眼睡眠時，某些肌肉的緊張消失了，但仍有很多張力存在。

然而，跨入快速動眼睡眠時，會立即發生很大的改變。就在做夢階段開始的幾秒鐘前，一直到整個快速動眼睡眠持續的期間，你的身體是完全癱瘓的，身體的隨意肌（橫紋肌）完全沒有張力。如果我悄悄進入房間，在不驚醒你的狀況下輕輕抬起你的身體，你會像個布娃娃一樣完全癱軟。

不過，你的不隨意肌，也就是控制呼吸等自動功能的肌肉，在睡

眠時會持續運作，維持生命，這一點你不用擔心。但是，其他肌肉都會完全放鬆。

這種情況稱為鬆弛（指肌肉沒有張力），是由一種強大的訊號促成的，這個訊號從腦幹發出，經過整條脊髓往下傳送。一旦訊息傳達到那些維持身體姿勢的肌肉，例如手臂的二頭肌、大腿的四頭肌等，肌肉會完全失去張力和強度，對於來自腦部的命令完全沒有反應。你實際上變成囚犯，被囚禁在快速動眼睡眠裡。幸好，你的身體在服完刑期之後，到了快速動眼睡眠結束時又重獲自由。這種腦部高度活躍、身體卻完全不能動彈的解離狀態，讓睡眠科學家可以輕鬆辨別快速動眼睡眠和清醒時的腦波。

為什麼演化決定在快速動眼期限制肌肉的活動？因為這可以防止你把夢中經歷真的表現出來。快速動眼睡眠期間，我們在夢裡經常活躍行動，因而腦中不斷發出運動指令。在此，大自然其實充滿智慧，為我們量身剪裁了生理學上的束縛衣，防止這些非現實的活動在現實中演出，特別是這時你對周遭環境已經沒有意識。不難想像，在你眼睛閉著，無法感知四周的狀況下，如果真的把夢中與人打架、向著對手衝刺等劇情實際表現出來，會有什麼災難性的後果。要不了多久，你就得跟人類的基因庫說再見了。腦讓身體癱瘓，心智才能夠安全的做夢。

🌙 更多驚人的事情還在後頭

我們又如何知道做夢時，腦袋真的產生了動作指令，而不只是靠人醒來後，說自己做了奔跑或打架的夢？答案有點悲哀：有些人的癱瘓機制是有可能故障的，特別是在生命稍晚的階段，因此他們會把夢中的運動衝動化為真實世界的身體活動。我們將在第 12 章看到，這種無意識的行為有可能導致悲劇。

　　最後，對於快速動眼睡眠的介紹，不能不提「快速的眼球運動」這件事。在深度非快速動眼睡眠時，我們眼窩中的眼球是靜止的。*然而從放置在你眼睛上方和下方的電極，則描繪出你開始做夢時，完全是截然不同的情形，而是和克萊德門與阿瑟林斯基 1952 年在嬰兒睡眠觀察到的現象一樣。快速動眼睡眠期間，有一些階段，眼球會快速的左右衝撞。一開始，科學家假定這是對應於夢中視覺經驗的眼球移動，然而事情並非如此。實際上，這與快速動眼睡眠的生理來源緊密相關，且反映出比夢中視覺更加驚人的事實。這種現象會在第 9 章詳細解釋。

　　我們是唯一經歷不同睡眠階段的動物嗎？其他動物也會有快速動眼睡眠嗎？牠們也會做夢嗎？接下來，就讓我們一起找出答案。

....

＊　奇妙的是，從清醒狀態進入較淺的非快速動眼睡眠第一期的過渡階段，兩個眼球會以非常非常慢的速度，在眼窩中緩緩同步轉動，就好像兩個芭蕾舞者同時一起旋轉。這是睡眠正式啟動、不再回頭的正字標記。如果你有個同床共眠的伴侶，下次當對方入睡時，你可以觀察床伴的眼皮。你會看到，眼皮之下的眼球轉動時，眼皮表面的形狀產生變化。順帶一提，如果你真要進行這項觀察實驗，請小心潛在後果。當某人睡到一半，睜開眼睛，卻發現伴侶的大臉貼近，雙眼正對自己的眼睛時，是非常詭異而恐怖的事。

第 4 章

誰會睡覺？我們該怎麼睡？

猩猩會搭床、用半顆腦袋睡覺、午睡是長壽的祕訣

☾ 哪些動物會睡覺？

生命從何時開始睡覺的？或許從大猿開始？或許更早，說不定爬蟲類，或甚至爬蟲類生活在水中的祖先，也就是魚類就開始睡覺了？

由於沒有時光膠囊，要回答這個問題最好的方法，是研究動物界各門成員的睡眠，包括演化上古早和晚近的分支，這讓我們一窺過去的歷史，估算睡眠最初降臨在地球上的時刻。正如遺傳學家杜布藍斯基（Theodosius Dobzhansky）曾經說過：「只有從演化的觀點來看，生物學才有意義。」至於睡眠，出現的時間比所有人預期的都要早，而且影響也更為深遠。

到目前為止，我們研究過的每一種動物都會睡覺，或擁有非常類似的行為，無一例外。這些動物包括昆蟲*，例如蒼蠅、蜜蜂、蟑螂，

----

* 昆蟲等體型很小的物種，由於我們無法記錄其腦部的電活動，所以證明牠們會睡覺的方式，是使用第 3 章提及的全套行為特徵，就像我們在潔西卡的例子中看到的：靜止不動、對外界的反應減少、很容易喚醒。另一個準則是，當生物看似睡眠的行為受到剝奪時，在干擾停止後，牠們睡眠行為的驅力應該會增加，也就是會表現出「睡眠反彈」。

以及相近的蠍子（不是昆蟲）；魚類，從小型鱸魚到巨大鯊魚*；兩生類，例如蛙；爬蟲類，像是龜、科摩多龍、變色龍。以上的動物都有真正的睡眠。繼續追溯演化之梯，我們發現所有的鳥類和哺乳類都會睡覺，包括樹鼩、鸚鵡、袋鼠、北極熊、蝙蝠，當然還有我們人類。睡眠是相當普遍的行為。

還有無脊椎動物，例如原始的軟體動物和棘皮動物，甚至更為原始的線蟲，都會享受一段時間的沉睡。這種類似睡眠的狀態稱為「昏睡」（lethargus），在這段期間，牠們像人類一樣，對外界刺激變得缺乏反應。而且就像我們的睡眠遭到剝奪之後，會更快睡著且睡得更熟，線蟲也一樣，這可以透過實驗者的碰觸，看牠們的敏感程度來確認。

從這些線索來看，睡眠有多古老呢？線蟲在寒武紀大暴發時出現，那至少是五億年前。這也就是說，線蟲（以及線蟲的睡眠）比所有脊椎動物都更早出現。由此推測，身為脊椎動物一員的恐龍也很可能會睡覺，我們可以想像，梁龍和三角龍舒舒服服安頓下來，睡一晚好覺的情景！

沿著演化之流更往上溯，我們發現，最簡單的單細胞生物，只要生命長度超過二十四小時的，即使是細菌，也有活躍和不活躍的時期，和地球的明暗週期相配合。科學家現在相信，這種活躍模式是我們自己的近日節律的前身，後來才變成清醒和睡眠的區別。

關於我們為何睡覺，存在著許多解釋，這些解釋常圍繞著一種基本想法：因為清醒會造成損傷，所以我們必須進入睡眠狀態，修復這些損傷；但這種想法不見得是對的。如果這完全搞錯了呢？既然睡眠的

....

* 鯊魚曾被認為不會睡覺，部分原因是牠們從不闔眼。但鯊魚的確有明顯的活躍和不活躍階段，類似清醒和睡眠。現在我們已經知道，鯊魚從不闔眼的理由，是因為牠們沒有眼皮。

用處如此之大，對我們的每種生理面向都非常有益，那麼真正的問題或許應該是：為什麼生物要醒來？

如果清醒狀態總是對生物造成破壞，或許清醒才是演化上的謎團，而不是睡眠。從這個方向，我們可以提出完全不同的理論：睡眠是地球生命的最初狀態，而清醒是後來才從睡眠中出現的。這可能是個荒謬的假說，或許沒有人會認真以待或加以探索，但我個人認為這並非完全不合理。

不管哪種理論為真，我們已經確知的是：睡眠的起源很古老。睡眠似乎與地球上最早的生命形式一起出現，就像 DNA 等基本特徵，睡眠也讓動物界所有生物有了共同的聯繫。不過，睡眠雖是動物長久以來的共通特性，然而不同物種的睡眠卻有明顯的不同。事實上，這些不同可分為四大項。

☾ 有的睡得少，有的睡得多

大象需要的睡眠量是人類的一半，每天只需要四小時。老虎和獅子則每天大睡十五小時。棕蝠完勝所有哺乳類，每天只有五小時醒著，睡覺時間為十九小時。睡覺的總時數，是各種生物在睡眠上最明顯的差異之一。

既然睡眠需求的差異很明確，你可能會以為背後的理由也很明顯。可惜沒有。所有可能的理由，包括體型大小、身為捕食者還是獵物、日行性或夜行性，都不能有效解釋為什麼不同種動物有不同的睡眠需求。至少從親緣關係來看，同一門的物種，睡眠時間應該也類似，畢竟牠們的遺傳密碼也最相似。同一個分類群的其他基本表徵是如此，例如牠們的感覺能力、繁殖方式、甚至聰明程度差不多，然而睡眠卻又違反了這個可靠的模式。松鼠和南美豎毛鼠同樣屬於囓齒動物，但兩者的

睡眠需求卻天差地遠，前者睡覺的時間是後者的兩倍：松鼠需要睡 15.9 小時，而南美豎毛鼠卻是 7.7 小時。相反的，你可以在相當不同的分類群中找到幾乎相同的睡眠時間，例如小巧的天竺鼠和聰明的狒狒，兩者分屬關係遙遠的不同類群，體型差異更是巨大，但睡眠時間卻同樣都是 9.4 小時。

那麼，對於各個物種，甚至關係相近的物種睡眠時間（及睡眠需求）不同，我們有什麼解釋嗎？目前還沒有肯定的答案。神經系統的大小、神經系統的複雜度，以及體重之間的關係，似乎或多或少具有指標性：腦相對於體型的複雜度愈高時，睡眠的時間也愈長。這種關係雖然不是很強、也不是沒有例外，但暗示著睡眠需求在演化上的一項功能，是為愈來愈複雜的神經系統服務。隨著漫長的時間過去，演化產生了大腦這個（到目前為止）最頂尖的成就，睡眠的需求只能增加，以照顧這個至為珍貴的生理器官的需求。

不過如果以更周全的角度來看，這個故事也不夠完整，有許多物種大大偏離上述原則的預測。例如負鼠，體重與大鼠幾乎相同，但是睡眠時間多了 50%，平均　天達十八小時，在動物世界中只比目前的紀錄保持者棕蝠少了一小時，我們在前面提過，棕蝠每天的睡眠時間高達十九小時。

研究睡眠的歷史中，曾有某個時期科學家懷疑，用睡眠總分鐘數來看待不同物種間巨大的睡眠差異，會不會其實是錯誤的方式。他們猜想，如果評估睡眠的「品質」而非「量」（時間），或許能為解開謎題帶來一線希望。也就是說，睡眠品質高的物種，睡較少的時間應該就能達到需求，反之亦然。這個想法很棒，問題是，我們已經發現相反的關聯性：那些睡得較多的物種，同時也有較深沉、品質較「高」的睡眠。事實上，這些研究常用的品質評估方式（對於外界沒有反應而能繼續睡下去的程度），或許很難評估生物學上真正的睡眠品質，而且用這種方法

也無法取得所有物種的睡眠品質評估。有朝一日，當我們能夠評估所有物種的睡眠品質時，才有可能了解睡眠的質與量之間有何關係，並解釋整個動物界中難以理解的睡眠時間差異。

至於目前，對於不同物種為何需要不同的睡眠量，我們能做到的最精準評估，與許多因子的複雜組合有關，包括食性（雜食性、草食性、肉食性）、棲地中捕食者和獵物的平衡、社會網路的存在與性質、代謝率，以及神經系統的複雜度。在我看來，有這麼多因子的參與，表示在演化的道路上，睡眠很可能受到無數力量的形塑，涉及某種微妙的平衡，要滿足動物清醒時存活上的需求（在有限時間內盡可能狩獵或取食，能量的耗費和遭受威脅的風險必須最小化），要能修復器官（如代謝率較高時，需要睡眠時更努力的「清理」），還要照顧到個體所在群集的一般需求。

儘管如此，即使是我們最精細複雜的預測方程式，仍無法解釋睡眠版圖上的邊疆民族：睡得很多的物種（例如蝙蝠），和睡得很少的物種（例如長頸鹿，只睡四到五小時）。我覺得這些特殊物種並不是棘手的個案，反倒有可能掌握了破解睡眠需求之謎的關鍵。對那些仍在嘗試破解動物世界睡眠密碼的人來說，這些物種是受歡迎的挑戰機會，而在密碼背後，或許還藏著我們從未想過的睡眠好處。

☾ 做夢，還是不做夢？

各種動物的睡眠還有一項很大的不同，就是睡眠的「組成」，並非所有物種都經歷相同的睡眠階段。我們能夠測量的每個物種，都會經歷非快速動眼睡眠，也就是不做夢的階段。然而，昆蟲、兩生類、魚類和大部分爬蟲類沒有明顯的快速動眼睡眠，也就是我們人類與做夢有關的睡眠類型。只有鳥類和哺乳類，這些演化史上較晚出現的生物，擁有發

展完全的快速動眼睡眠。這顯示做夢的（快速動眼）睡眠是較新的演化產品。快速動眼睡眠的出現，似乎在支援非快速動眼睡眠較弱的功能，也可能是快速動眼睡眠在那些功能上較有效率。

水生哺乳類沒有快速動眼睡眠？

然而，說到睡眠，總是會有例外。前面說過所有哺乳類都有快速動眼睡眠，但其實在水生哺乳動物，也就是鯨豚類身上，則還有爭議。某些海洋物種如海豚和虎鯨，違反了哺乳動物快速動眼睡眠的傾向，牠們硬是沒有快速動眼睡眠。雖然在 1969 年出現過一個案例，顯示一隻領航鯨曾有過六分鐘的快速動眼睡眠，但目前為止我們都還沒有在水生哺乳類身上測得快速動眼睡眠（或起碼符合多數科學家認可的真正快速動眼睡眠）。從某方面來說，這其實很合理：當生物進入快速動眼睡眠時，腦會讓身體癱瘓，全身變得無力而無法動彈。游泳對水生哺乳類來說事關生死，因為牠們必須浮到水面呼吸，如果睡覺時完全無法動彈，就會因無法游泳而淹死。

但是，考慮到哺乳類中的鰭腳類動物（pinniped，這是我最愛的單字排行榜上的字，從拉丁文衍生而來：pinna 的意思是「鰭」，pedis 意思是「足」），謎團又加深了。如海狗等鰭腳類動物有時生活在水域，有時在陸上。在陸地上時，牠們有非快速動眼睡眠和快速動眼睡眠，就像人類和其他所有陸生哺乳類及鳥類。但當牠們進入海中時，快速動眼睡眠近乎完全停止。海洋中的海狗有快速動眼睡眠，但淺嘗輒止，最多只達陸地上 5% 到 10% 的睡眠量。有人觀察到，當海狗待在海洋中長達兩週時，完全沒有快速動眼睡眠，整段時間只仰賴非快速動眼睡眠。

快速動眼睡眠的好處，是否受到這些特殊個案的挑戰？不見得。無疑的，對擁有快速動眼睡眠（甚至做夢）的生物來說，這種睡眠非常有用且具適應性，我們將在本書的第三部討論。而且海狗這類動物回到

陸上後，快速動眼睡眠會再度出現，而不是被完全拋棄，也可佐證快速動眼睡眠是有益的。有可能只是快速動眼睡眠對海洋中的哺乳動物來說不切實際，或沒那麼需要。在海中生活期間，海狗或許用非快速動眼睡眠湊合著應付，而對海豚和鯨魚則是不得不持續如此。

我個人倒是不相信水生哺乳類，甚至連鯨豚等，真的完全沒有快速動眼睡眠（雖然會有幾個科學同行認為我是錯的）。我的想法是，這些哺乳類在海中的快速動眼睡眠形式可能不太一樣，或者較難偵測，可能是由於時間很短、發生在我們無法觀察的時機，或藏在我們還未能測量的腦區。

為了替我自己異於主流的看法辯護，我想指出，那些產卵的哺乳類（單孔類動物），例如針鼴和鴨嘴獸，一度給認為是沒有快速動眼睡眠的，但原來牠們的確有快速動眼睡眠，或說至少有其中一種形式。大部分科學家測量睡眠腦波的地方是大腦外側表層，也就是皮質，而牠們的皮質並未表現出快速動眼睡眠典型的紊亂腦波活動。但當科學家往較深處觀察時，漂亮的快速動眼睡眠腦波活動卻在腦基部蹦出來，與所有其他哺乳類身上觀察到的腦波完美吻合。不僅如此，鴨嘴獸的快速動眼睡眠電活動，還比其他所有哺乳類更多！所以鴨嘴獸確實擁有快速動眼睡眠，或至少擁有演化上古早哺乳類的測試版。而充分運作於整個腦部的快速動眼睡眠版本，似乎是在較晚演化出來的更進化哺乳類身上才開始出現。

我相信這類非典型但應該存在的故事，最終將會在海豚、鯨和生活於海中的海狗身上觀察到。畢竟，缺乏證據，並不是缺乏的證據。

鳥類和哺乳類各自獨立演化出快速動眼睡眠

比起海洋哺乳動物快速動眼睡眠的匱乏，還有更讓人玩味的，是快速動眼睡眠在鳥類和哺乳類身上是各自演化出來的。也就是說，快速

動眼睡眠在演化的路途上或許曾誕生兩次：一次發生在鳥類，一次在哺乳類。或許有某種共通的演化壓力，讓兩類動物都創造出快速動眼睡眠；就像眼睛一樣，在演化史上曾跨越許多不同分類群，數度獨立演化出來，都是為了同樣的目的：視覺。當一個主題在演化中重複出現，並獨立在不相關的譜系中發生，通常表示那是一種基本需求。

不過，有一項最新研究，顯示有一種快速動眼睡眠的「原型」或許存在於澳洲蜥蜴身上。從演化時間順序來看，比鳥類和哺乳類出現的時間還要早。如果這個發現可以重複驗證，則暗示著快速動眼睡眠的種子，比我們本來的估計早了至少一億年就出現。這個存在於某些爬蟲類身上的種子，或許後來在鳥類和哺乳類（當然包含人類）身上發展得更完全，成為我們現在看到的快速動眼睡眠成熟型態。

不管真正的快速動眼睡眠在演化史上出現的時間，我們的新發現正在快速累積：快速動眼睡眠出現的原因、支援鳥類和哺乳類等溫血動物的哪一些生命需求（如心血管健康、情緒修復、記憶連結、創造力、體溫調節），以及其他動物是否會做夢等等。我們後面會探討到，其他動物似乎也會做夢。

哪一種睡眠比較重要？

暫且不管是否所有哺乳類都擁有快速動眼睡眠，有一樣無可爭議的事實是：在演化上，非快速動眼睡眠最先出現。睡眠剛在演化舞臺上亮相時，就是以非快速動眼睡眠的形式出場。身為名副其實的開路先鋒，非快速動眼睡眠的資歷帶出了另一個吸引人的問題，每次我出去演講時，幾乎都會被問到：非快速動眼睡眠和快速動眼睡眠，哪一種比較重要？我們真正需要的是哪一種睡眠？

你可以用很多方式來定義「重要」或「需要」，所以回答這個問題的方法有很多種。但最直接的方法，或許是選擇兼具兩種睡眠形式的某

一種生物，不管是鳥類或哺乳類，然後讓牠整夜不睡，並撐過第二天整個白天。這種方式讓非快速動眼睡眠和快速動眼睡眠移除的程度相當，製造出對兩種睡眠同樣飢渴的條件。問題在於，當再度能夠睡覺的夜晚來臨，一旦有了可以擁有兩種睡眠的機會，大腦會如何分配？兩者的比例相同？或者其中一種多於另一種，暗示它是較重要的睡眠類型？

這類實驗目前已經在很多種鳥類、哺乳類，也包括人類身上進行過許多次，並得到兩項清楚的結果。首先，意料得到的是，在恢復睡眠的夜晚，睡覺時間比先前沒受到睡眠剝奪的普通夜晚長得多；例如人類一般睡眠時間為八小時，經過一整夜沒睡後，隔天的睡眠長度可達十到十二小時。對於睡眠債，我們基本上會用更多睡眠去補償，也就是所謂的睡眠反彈（sleep rebound）。

其次，反彈得更多的，是非快速動眼睡眠。在睡眠完全剝奪之後的第一夜，腦會進行更高比例的深度非快速動眼睡眠，顯示出對它的飢渴。儘管在補眠的「吃到飽」自助餐會上，兩種睡眠都陳列在餐檯上，大腦卻在自己的盤子裡，堆了更多的深度非快速動眼睡眠。所以在重要性的競賽上，非快速動眼睡眠獲勝。

不過，真是如此嗎？

不完全是。如果你持續記錄下去，在第二夜、第三夜，甚至第四夜的補眠中，情勢會發生逆轉。隨著一次次拜訪補眠自助餐的餐檯，快速動眼睡眠逐漸變成主要選擇，非快速動眼睡眠變成配菜。因而兩種睡眠階段都很重要。雖然我們嘗試恢復其中一種睡眠（非快速動眼睡眠）的時間比另一種（快速動眼睡眠）要早一點，但是請不要誤會，大腦對兩種睡眠都會進行補償，試圖挽救某些損失。

然而值得注意的是，不管大腦有多少補眠的機會，均無法補回所有損失。對於整體睡眠時間是如此，對非快速動眼睡眠和快速動眼睡眠各自來說也是如此。對於先前損失的睡眠，人類（及所有動物）永遠無

法事後「補回來」，如果讀者能從本書得到一些重要收穫，這就是其中一點。睡眠補不回來的後果令人無法一笑置之，我們將會在第 7 章和第 8 章加以說明。

只用半邊的腦袋睡覺

　　環視整個動物界的睡眠情形，還有第三種驚人的差異：動物睡覺的「方式」，多樣性非常高，某些例子會讓人難以置信。

　　以鯨豚類為例，牠們只有非快速動眼睡眠，而且還採用單半球睡眠（unihemispheric sleep），也就是一次只有半邊的腦在睡覺！在水中環境，為了維持生存必要的運動，腦必須一直有一側半球是醒著的，但另一側半球則會時不時進入完美的非快速動眼睡眠。儘管兩個大腦半球由很多粗壯的神經相互連結，且和人腦一樣，只相距幾公釐遠，但其中一個半球充滿深沉、有力、規律且緩慢的腦波，另外一個半球則充斥著忙亂、快速、完全清醒的腦波活動。

　　當然，海豚的兩邊大腦半球也經常同時醒著，相互協調，同時運作。但到了睡覺的時候，兩邊的腦便各自分開運作，一邊維持清醒，另一邊睡著。當一邊睡飽之後，兩邊交換，讓先前清醒的半球可以享受得來不易的非快速動眼深沉睡眠。即使一半的腦睡著了，海豚仍可表現出相當程度的活動，甚至可以進行聲音溝通。

　　兩個半腦輪流開關的能力，無疑需要高難度的神經工程與架構，而且在自然中也十分稀少。水中生活導致一天二十四小時都必須運動，而自然之母也的確發展出避免完全睡著的方法。然而在清醒時聯合工作的兩個腦半球，得要分開來各自睡覺，這種解決方法看似複雜難解，難道沒有更簡單的方法嗎？顯然沒有。

　　不管演化對生物提出什麼難題，包括從出生到死亡都不能停止游

泳，自然之母還是不能放棄睡眠。睡眠就是如此重要。要不是兩邊的腦半球同時睡覺，就是輪流睡覺。兩種方式都有可能，但一定得睡。睡眠是不能妥協的。

兩邊半腦分開進行非快速動眼睡眠，並不是水生哺乳類獨有的天賦，鳥類也可以。雖然理由不太一樣，但同樣攸關生死：這讓鳥類能用一隻眼睛留意周遭動靜。當鳥類獨處時，有一半的腦及相對應的眼睛（另一側的那隻眼）必須維持清醒，對環境保持警覺，而同時，另一隻眼及相對應的腦便可以睡覺。

而當鳥類群聚在一起時，事情變得更有趣了。有些種類的鳥在成群睡覺時，許多個體會讓兩個半腦同時睡覺。那牠們如何避免威脅？答案非常聰明。這群鳥會排成一行，除了兩端以外，中間的鳥讓兩邊半腦同時睡覺；位於兩端的鳥則沒那麼享受，牠們只有一側半腦進入睡眠。在左端的鳥讓左眼大睜，右端的鳥張開右眼，相對應的半腦會維持清醒。藉由這種做法，牠們對外界威脅有全面的偵測能力，又讓鳥群中能夠睡覺的半腦數達到最大化。到了某個時間點，兩端的守衛會站起來，轉身一百八十度，再度坐下，讓半腦換邊睡覺。

但願人類也可以

看來，我們人類及一些陸生哺乳類不像鳥類和水生哺乳類一樣厲害，不能一次只用半個腦來享受非快速動眼睡眠的好處。

然而，真是如此嗎？

兩份最近發表的研究報告指出，人類有非常輕微的單半球睡眠，而引發這種睡眠的理由非常相似。如果你偵測在家中睡覺的人的腦波，比較他們兩邊半腦的深度非快速動眼慢波睡眠，兩邊的腦波大致上是相同的。但如果你把人帶到睡眠實驗室或旅館等不熟悉的睡眠環境，則他們半邊的腦會睡得比另一半淺些，彷彿清醒時腦注意到現在處於新環

境，對安全程度較不確定，而讓半邊的腦稍微維持警覺的情形一樣。而在新的地方睡愈多晚，兩個半球的睡眠就會愈相似。這或許是為什麼有許多人會認床，在旅館的第一夜睡不好覺的理由。

當然，這個現象還遠遠比不上鳥和海豚，牠們的兩個半腦可以完全劃分，各自真正清醒和真正進入非快速動眼深沉睡眠。人類則兩個半腦都得進入某種程度的非快速動眼睡眠。

不過，試著想像，如果人類可以用一半的腦睡覺、一半的腦醒著，我們能夠開創多少可能性！

我必須指出，快速動眼睡眠有個很奇特的地方，即完全不在乎腦分為兩個半球的事實，而且不管你是哪種生物。所有鳥類，不管環境狀況如何，在快速動眼睡眠時總是兩個半腦同時睡覺；只要是能做夢的物種，不管什麼生物都是如此，包括人類。無論快速動眼之夢的功能是什麼（而且功能顯然很多），都需要兩邊半腦同時參與，而且兩邊參與的程度相當。

☾ 壓力之下，乾脆不睡覺

各種動物間的第四項不同點，也是最後一項，是在極少數特殊狀況下，睡眠模式有可能消失，這被美國政府視為國家安全議題，而且花了不少納稅人的錢來研究調查。

這種情況不常見，只有處在極端的環境壓力或挑戰下才會發生，如飢餓就是一例。讓生物處於極度飢餓的條件下，則覓食行為會取代睡眠，對營養的需求會把睡眠壓下，但這種情形是暫時的。讓蒼蠅挨餓，牠會醒得比較久，表現出覓食行為。人類也是如此，刻意斷食的人會睡得較少，因為腦會以為食物忽然變少了。

另一個特殊的例子，是虎鯨媽媽和寶寶一同經歷的睡眠剝奪。虎

鯨媽媽每隔三到八年會產下一隻小虎鯨，生產期間通常會遠離自己的群體，這使得小虎鯨在生命最初幾週非常脆弱，特別是在必須隨著母親一同游回鯨群時，有 50% 的小虎鯨在這段旅程中死亡。由於過程十分危險，不管是母親或是寶寶，在整段旅途中似乎都不睡覺。科學家觀察過的虎鯨母子，不曾在路途中表現出確實的睡眠。這在虎鯨寶寶身上更顯得不尋常，因為其他所有現存的動物中，寶寶在生命最初幾天和幾週，對睡眠的需求都是最高的，這也是家有新生兒的父母都知道的事。然而漫長海洋旅途的嚴酷，讓鯨魚寶寶對睡眠的需求逆轉過來。

不過，最難以置信的刻意睡眠剝奪，要屬跨海遷徙的候鳥了。氣候催促著牠們上路，進行好幾千公里的長途旅行，整個鳥群飛行的時間比平常多了許多小時，能夠靜下來充分睡覺的機會便少了很多。但即使如此，大腦還是找出了聰明絕招來爭取睡眠的機會：飛行中的候鳥會進行極短暫的睡眠，一次只有幾秒鐘。這種超強力瞌睡正好足以避免長期睡眠剝奪對腦和身體的危害（順帶一提，人類沒有類似的能力）。

說到因長途飛行而剝奪睡眠的鳥類，最驚人的例子或許是白冠帶鵐了。這種不起眼的小鳥所達成的壯舉，讓美國軍方花了幾百萬美元加以研究。

白冠帶鵐對於完全剝奪睡眠，擁有無可匹敵的韌性（雖然有季節限制），這在人類身上是不可能的。如果你讓白冠帶鵐待在實驗室中，在遷徙的季節（也就是原本應該正在長途飛行的時間）剝奪牠的睡眠，牠完全不會顯現出任何不良後果。不過，如果在遷徙季節之外的時間，對同一隻白冠帶鵐剝奪同樣的睡眠時間，則會導致腦和身體嚴重受損。這種雀形目的小鳥演化出有彈性的生物魔術斗篷，能夠抵抗睡眠剝奪，但只在面臨有生存需求的重大時刻才會發揮神奇效用。

現在，你可以了解為什麼美國政府有興趣找出這種生物斗篷的祕密，他們建立不用睡覺的軍隊。

☾ 我們該怎麼睡覺？

　　人類並沒按照大自然原本的計畫睡覺。我們睡覺的次數、長度，以及上床睡覺的時間，都因現代生活而發生扭曲。

　　在所有已開發國家，目前多數成人採「一段式」睡眠型態，也就是在夜裡進行一次長時間的睡眠，現在的平均長度少於七小時。

　　如果觀察還沒有電力的文化，通常會看到很不一樣的情況。例如肯亞北部的加布拉族（Gabra）或喀拉哈里沙漠的閃族（San）等狩獵採集部落，過去數千年來的生活方式改變不多，他們採取「兩段式」睡眠，不過夜裡仍睡得較久（待在床上約七到八小時，達到七小時的睡眠），然後在下午會有三十分鐘到六十分鐘的午睡。

　　也有兩種睡眠型態混合的例子，依一年中不同季節而定。例如坦尚尼亞北部的哈扎人（Hadza）或納米比亞的閃族人等前工業部落，在較熱的夏季月份採取兩段式睡眠，包含中午三十到四十分鐘的午睡。在較涼的冬季，則轉換成以一段式睡眠為主。

　　即使是一段式睡眠，在前工業文化中觀察到的睡眠時間，也和我們已經扭曲的睡眠時間不同。平均而言，他們在日落後二到三小時，也就是晚上九點左右便會睡著，睡一整夜後，大約在日出前或日出後不久醒來。你是否曾想過「半夜」一詞的意義？這意思當然是指夜晚進行到一半的時間，或者更準確的說，是太陽週期的中間點。所以，對於狩獵採集文化（以及更早之前的人類）的睡眠週期來說應也是如此。

　　現在，想想現代文化的睡眠常態。「半夜」不再是夜晚的一半。對很多人來說，半夜是想著再查看一次電子郵件的時間，而那之後又有多少事情拖延上床的時間，我們心知肚明。雪上加霜的是，我們並沒有因此在早上醒得比較晚，補償較晚才上床睡覺的時間。因為做不到。我們具有近日節律的生物特性，加上後工業時代一味追求早起工作的生活方

式，讓我們無法擁抱重要的睡眠。曾經我們日出而作，日入而息；現在許多人仍然在日出時起床，但日落時分只是開始收拾辦公桌，接下來仍是忙碌的夜晚。再者，很少人能享受午睡，這更加重了我們睡眠破產的狀態。

人類天生適合「兩段式睡眠」

值得注意的是，兩段式睡眠並非源自文化，而根植於生物特性。不管文化背景或地理位置，每一個人在下午時分都有一個清醒度低落的時段，這刻畫在基因中。觀察午餐後的會議桌，事情就十分明顯。我們可以看到好幾顆頭開始往下點，然後又猛然抬起來，就好像懸絲木偶的操控線鬆掉又突然抽緊。我相信你一定有過這種午後昏昏欲睡的經驗，彷彿睡覺時間無預警的提早到來。

你和開會的人都受到演化的影響，下午的清醒度降低、容易打瞌睡，這稱為「餐後精神不濟」（post-prandial alertness dip，prandial 衍生自拉丁文的 prandium，意思是「餐」）。這種清醒程度的短暫下降，反映出下午愛睏、傾向午睡和不工作的內在驅力。這似乎是正常生命週期的一部分。如果你因工作需要而必須上臺報告時，盡可能避免下午的中段時段，這不僅是為了你好，也能避開聽眾注意力渙散的時段。

如果站遠一點來看以上細節，很清楚的是，現代社會已經讓我們脫離原本該有的兩段式睡眠；儘管如此，每天下午，我們的遺傳密碼仍試圖發揮影響力。這種分離現象發生於農業社會轉變到工業社會之時，或甚至更早之前。

透過人類學對前工業狩獵採集者的研究，也消除了人類該如何睡覺的普遍迷思。* 歷史文獻顯示，在近代早期快結束的時候（也就是十

---

* A.Roger Ekirch, *At Day's Close: Night in Times Past* (New York: W. W. Norton, 2006).

七、十八世紀交接之時），西歐社會在晚上採取兩大段睡眠，間隔以數小時的清醒時光。這兩大塊睡眠時間（有時稱為第一次睡眠及第二次睡眠）之間，他們會閱讀、寫作、禱告、做愛，甚至從事社交活動。

這種習慣很可能只在這個獨特的時代和地理區域出現。目前為止所有前工業文化的研究中，都不曾發現其他類似的分段式夜間睡眠，顯示這應該不是人類演化上的自然睡眠形態，而比較像是在西歐人之間誕生、流行的一種文化現象。再者，從生物節律來看，包括腦活動、神經化學活動、代謝活動，都顯示人類不會自然產生在半夜醒來幾個小時的慾望。

真正的兩段式睡眠模式，是一段連續長時間的夜間睡眠，加上一段較短的午睡，而這有著人類學、生物學和遺傳學上的證據，目前為止在所有人類身上都測量得到。

取消午睡習慣的悲慘下場

如果我們接受了兩段式睡眠是自然睡眠模式，那麼我們能否知道，捨棄兩段式睡眠會如何影響健康？

兩段式睡眠依然在全世界許多午睡文化中觀察得到，包括南美洲和歐洲地中海地區。1980 年代，當我還小的時候，曾和家人一起到希臘渡假。我走在希臘大城市的街道上，看到商店櫥窗會掛著牌子，與我在英國習慣看到的牌子很不一樣，上面寫著：上午九點到下午一點營業，下午一點到五點休息，下午五點到九點營業。

如今，這樣的標示在整個希臘也已經很少見了。即將進入二十一世紀時，希臘有著愈來愈高的壓力，要拋棄這種類似午睡的習慣。有一群哈佛大學公共衛生學院的研究者決定要量化這種激烈變化帶來的健康影響，他們調查超過兩萬三千名希臘成年人，包括男性和女性，年齡範圍從二十歲到八十三歲。研究者追蹤了六年，把重點放在心血管的變

化，許多人在這段期間結束了午睡的習慣。

結果和無數希臘悲劇一樣，令人心碎，在此就像字面上的意思，以最嚴重的方式發生。研究開始時，這些人沒有任何心臟病或中風的病史，也就是沒有心血管疾病的問題。然而在那些捨棄規律午睡的人身上，相較於維持規律午睡的人，在這六年期間，因心臟病死亡的風險提高了 37%。這在勞工身上又格外嚴重，缺乏午睡的死亡風險增加程度超過 60%。

這項研究令人印象深刻，透露了明顯的事實：我們和兩段式睡眠的本能習慣切割後，壽命也同時切短了。或許並不令人意外的是，在希臘民風較特殊且保有午睡習慣的地方，例如伊卡里亞島（Ikaria），男性活到九十歲的可能性是美國男性的四倍。這些有午睡習慣的社區，有時被形容為「人們忘了死去的地方」。

自然的兩段式睡眠，可說是從很久以前便記載於我們遺傳密碼中的處方，加上健康的飲食習慣，似乎是長壽的祕訣。

🌙 人類是特別的，連睡眠也很特別

現在你已經認識到：睡眠是整個動物界普遍共有的特徵，但在不同物種之間有很大的不同，包括睡眠量（時間長度）、形式（如半腦或全腦），以及模式（一段式、兩段式、多段式睡眠）。那麼，我們人類的睡眠，至少是指未受現代生活干擾下的睡眠形式，是不是獨特的？

關於智人擁有的獨特性，在其他方面已經有許多研究探討過了，例如認知、創造力、文化、腦的大小和形狀等。我們每晚的睡眠是否也一樣，有某些獨特高超之處？前述各類使我們認為人之所以為人的特殊理由，也是讓人類學名（Homo sapiens，拉丁文「有智慧的人」之意）得到認證的原因，那麼，我們的睡眠有沒有可能也是尚未被辨認出

來的獨特之處？

　　先從結論說起：我們人類在睡眠方面真的是特別的。相較於舊世界猴和新世界猴，以及如黑猩猩、紅毛猩猩和大猩猩等大猿，人類的睡眠真的獨樹一格。我們睡眠的總時數比其他靈長類明顯短得多（相較於其他靈長類的十到十五小時，我們只睡八小時），然而有不成比例的大量快速動眼睡眠，也就是做夢的階段。我們的睡眠時間中，大約 20% 到 25% 是快速動眼睡眠，但其他靈長類平均只有 9%！相較於其他猿猴，我們睡眠和做夢時間的數據成了異數。

　　嘗試了解為什麼有這樣的差異，也會幫助我們了解從猿到人、從樹上到地面上的演化。

從樹上睡到地上

　　人類是完全在地上睡眠的生物；我們的鼾聲從地面升起（或者有時候會抬高一點，從床上升起）。其他靈長類則是樹棲，睡在樹枝間或巢中，只有偶爾會來到地面睡覺。例如大猿，會在樹頂上建造全新的睡覺用平臺，而且是每天傍晚重建一次。（試想，每天晚餐後，你還要花幾小時，組裝一個新的 IKEA 床架才能睡覺的情形！）

　　睡在樹上，某種程度上是演化的智慧選擇。這樣提供了安全的避風港，可以避開地上狩獵的大型捕食者（例如鬣狗），以及吸血的小型節肢動物（如蝨子、跳蚤、蟬）。但是當你睡在高度六到十五公尺的半空中時，可不能掉以輕心。如果你在樹枝上或巢中睡得太放鬆，只要一隻手或一條腿擺錯位置，就有可能被地球重力送往生命的終點，讓自己從人類基因庫中退出。

　　快速動眼睡眠時尤其要注意，那時你的腦讓全身的隨意肌癱瘓，你完全癱軟無力，就像是完全沒有張力的肌肉包著一袋骨頭。你大概不曾嘗試把菜市場買的一大袋東西放在枝頭上，但我可以保證這絕非易

事。即使你成功讓它暫時達到平衡，也不會維持太久。對我們的靈長類老祖宗來說，睡在樹上要維持身體平衡，是一種挑戰，也是危險，而且也明顯對睡眠設下限制。

智人之前的直立人（*Homo erectus*）是最早真正的兩足動物，以兩隻腳和直立的身體自由行走。我們相信直立人也是最早真正在地面上睡覺的例子。他們擁有較短的手臂和直立的姿勢，不大可能可以在樹上生活和睡眠。

既然有豹、鬣狗、劍齒虎（這些動物都可以在夜間狩獵）四處潛行，而地面上又遍布著吸血生物，那麼直立人（連帶還有智人）又如何在充滿捕食者的睡眠環境中生存？部分解答是火。雖然還有一些爭議，許多人相信直立人是最早開始用火的生物，而火是使我們可以從樹上走下來、生活在大地上最重要的催化劑之一（即便不是最重要的催化劑的話）。火也是為何我們能夠安全睡在地面上的最佳解釋，火可以嚇阻大型肉食動物，而煙則是夜間薰蟲的好幫手，讓喜歡叮咬皮膚的蟲子避之唯恐不及。

不過，火也不是完美的解答，睡在地面上還是有風險，因此演化壓力使得我們發展出更高的睡眠品質。直立人之中能夠睡得更有效率的人，會更容易生存下來。演化讓我們古老的睡眠形式變得較短，但在品質上變得更緻密，特別是讓快速動眼睡眠的量提高。

事實上，和自然之母經常顯示出的智慧一樣，問題本身變成解答的一部分。也就是說，睡在安穩的地面而非危險的枝頭，正可驅動快速動眼睡眠的發展提升，同時花在睡眠的時間則得以適度減少。不再有跌落的風險後，也是人類演化史上頭一遭，可以盡情享用身體無法動彈的快速動眼睡眠和做夢，而不用擔心地心引力的套索把自己從樹頂拉下去。我們的睡眠因此變得「濃縮」：時間縮短，且較為堅實，含有大量高品質睡眠；特別是快速動眼睡眠，腦沉浸於其中，快速提升複雜度，

促進神經連結。確實有一些物種的快速動眼睡眠總時數超過人類，但沒有其他物種讓快速動眼睡眠的比例變得如此豐盛，慷慨提供給智人既複雜又有著高度連結的大腦。

使人類到達演化金字塔的頂端

根據這些線索，我提出一個理論：從樹梢到地面的睡眠革命，是讓智人能夠攀升到演化金字塔頂端的關鍵催化劑。讓人類不同於其他靈長類的重要特徵至少有兩項，而我主張這兩個特徵都受到睡眠（特別是高密度的快速動眼睡眠）的正向影響：一、我們社會文化的複雜程度；二、我們有智慧的認知能力。快速動眼睡眠以及做夢本身，使人類這兩項特徵的發展更為順暢。

首先針對第一點，我們已經了解到快速動眼睡眠會精細的重新校準及微調人類腦中的情緒迴路（在本書第 3 章討論過）。由於這種能力，我們本來較原始的情緒很可能變得更豐富，並得到理性的控制，我認為這項改變對於智人在生物世界的快速崛起有重大貢獻。

舉例來說，人類文化中到處充滿社會情緒訊號，包括明顯和不明顯的臉部表情、或大或小的肢體語言，甚至群體行為，而我們知道快速動眼睡眠提升了我們辨認這些社會情緒訊號的能力，讓我們能自在操縱這些千變萬化的訊號。只要想想某些類型的障礙疾患，例如自閉症，就可以了解到，當掌握情緒的能力不完整時，在社會中的處境會增加多少困難和挑戰。

有一件相關的事情是，由於快速動眼睡眠使我們的辨識及理解能力更為敏銳，因此能幫助我們做出更聰明的決定和行動。更明確的說，這種每天都能冷靜掌握情緒的能力（也是所謂「情緒智商」的關鍵），仰賴夜復一夜充分的快速動眼睡眠（如果你忽然想起某些不太冷靜的同事、朋友、公眾人物，你可以合理懷疑與他們一天的睡眠時數有關，特

別是有沒有獲得早晨時分富含快速動眼睡眠的階段）。

其次，更重要的是，如果把個人得到的好處在團體或部落的層級中加成起來，全體人類都在長久歷史中體驗到更豐富且密度更高的快速動眼睡眠，我們就會發現，夜復一夜發生的快速動眼睡眠，不僅使得我們調控情緒的能力快速發展，而且呈指數方式提升。情緒智商得到加強，誕生了嶄新且更精細的人類社會生態，幫助人類能夠開創規模更大、情緒上機敏穩定、具有情感連結、高度社會化的人類團體。

我要再進一步主張，情緒調節正是快速動眼睡眠（或說是所有形式的睡眠）帶給哺乳類最有影響力的功能，甚至可以說是地球生命有史以來獲得的最大優勢。能夠處理複雜情緒，有非常大的演化優勢，而這種優勢往往受到忽視。

人腦可以演示非常多樣的情緒，接著深切體驗，甚至調控這些情緒。進而我們可以辨認他人的情緒，並影響他人情緒的形成。透過個人內在與人際之間的情緒過程，我們可以與他人結盟、形成團體，甚至超越團體而形成更大的社會，充滿各種有力的架構與意識型態。這種乍看之下是快速動眼睡眠帶給個人的小小資產，我相信其實是人類作為一個整體時，在生存優勢上最有價值的東西。

快速動眼睡眠給我們的第二項演化上的貢獻，是創造力。非快速動眼睡眠幫助新習得的資訊妥善轉換，放置在大腦的長期儲存位置。然而，讓這些全新鑄造的記憶，與你整個人生自傳的目錄融合在一起的，是快速動眼睡眠。

發生在快速動眼睡眠的融合過程，把本來無關的訊息連結起來，引發了有創意的新洞見。透過每一次睡眠週期，快速動眼睡眠把腦中訊息串連成巨大的網路。用比喻的方式來說，快速動眼睡眠甚至可以站遠一點，看見貫穿整體的脈絡，察覺某種具有普遍性的東西；也就是看出全部訊息加總起來會產生什麼意義，而不只是呆板的條列式事實。因而

我們有可能在早上醒來時，忽然發現先前感到棘手的問題有了解答，或甚至有了全新的原創性想法。

於是，快速動眼睡眠幫助編織出來的社會情緒華麗織毯上，誕生了夢境睡眠的第二項好處：創造力。

人類的聰明才智大幅超過最親近的對手（靈長類或其他動物），對此我們應當覺得戒慎敬畏。黑猩猩是我們現存最接近的靈長類親戚，在地球登場的時間比我們早約五百萬年，有些大猿則早了一千萬年。這些物種儘管有這麼漫長的時間機會可以發展，牠們不曾登陸月球、製造電腦或發展疫苗，而我們人類做到了。睡眠，特別是會做夢的快速動眼睡眠，應當就像語言和使用工具一樣，是建立起人類獨特才智與眾多成就的因子之一，但未受到相應的重視（甚至有證據顯示，睡眠也塑造了語言和使用工具）。

儘管如此，在塑造人類成就的重要性上，快速動眼睡眠帶來的情緒能力還是比創造力更重要。創造力是演化上強有力的工具，確實是如此，但大致還是局限於個體身上；如果沒有富含情感、具合作性的社會連結，有創意的巧妙解決方案只能留在個體，而無法擴散到整個群體。

演化上的良性循環讓我們稱霸全球

於是，我們看到了演化上自我實現的經典良性循環：人類從樹上轉移到地面上睡覺，導致比其他靈長類更豐富的快速動眼睡眠，從中出現了急速增加的認知創造力、情緒智商，進而帶動社會日益複雜。再加上我們的大腦密度愈來愈高、連結愈來愈強，得以發展出更具優勢的每日（及每夜）的生存策略。我們在白天愈是努力使用這些不斷成長的情緒和創造力迴路，在夜裡就愈需要更多的快速動眼睡眠，來修復、重整這些高度使用的神經系統。

這樣的正回饋加速增長的同時，我們建構、組織、維持並刻意塑

造愈來愈大的社會。快速提升的創造力因而傳播得更快、更有效率，甚至由於快速動眼睡眠愈來愈長，更加強了情緒和社會的精細程度。因而快速動眼睡眠（和做夢）與其他許多因子，一起導致人類快速崛起，使我們成為（由睡眠促成的）新超級強權，具有社會性且制霸全球，無論結果是好是壞。

第 5 章

我們一生中的睡眠變化

從胎兒到老年，每個時期的睡眠都不同

☾ 出生前的寶寶經常在睡覺

不管是透過說話或唱歌，等待寶寶出生的爸媽常為自己能夠逗弄肚子裡的寶寶踢腳或亂動而感到興奮。不過你可不要說出真相，潑他們冷水，其實肚子裡的寶寶應該是在熟睡。

人類胎兒在出生之前，絕大部分的時間都處於類似睡眠的狀態，而且那種狀態大多很像快速動眼睡眠，因此睡眠中的胎兒對父母的小詭計是沒有知覺的。媽媽感覺到肚中寶寶揮手或頓足，最可能原因是快速動眼睡眠的典型隨機腦部活動造成的結果。

而成人不會（或至少不應該）在夜裡展現類似的踢腳或活動，是因為受到快速動眼睡眠的身體癱瘓機制所控制。但子宮中胎兒的腦還未成熟，快速動眼睡眠的肌肉限制系統還正在發展，但腦部深處的其他區域則已經就緒，包括產生睡眠的部分。事實上，到了第二孕期結束時（約為懷孕第二十三週），寶寶腦中產生非快速動眼睡眠和快速動眼睡眠的神經結構已經形成，且產生連結。由於發展速度的不一致，胎兒的腦在快速動眼睡眠間仍會產生強大的運動指令，卻沒有身體癱瘓機制阻止它

表現。既然沒有限制，這些指令就以狂亂的身體運動自由表現出來，懷孕中的媽媽就可感覺到雜技般的亂踢和羽量級的揮拳。

在子宮內的這個發育階段，寶寶多數時間都花在睡覺。一天二十四小時當中，約有六小時的非快速動眼睡眠，六小時的快速動眼睡眠，以及十二小時的中間型態睡眠，我們無法明確分辨究竟是哪一種睡眠，但可以確定並非清醒狀態。只有進入最後的第三孕期時，胎兒真正清醒的微光才會浮現。不過時間或許比你想像的少很多，寶寶每天只清醒大約二到三小時。

雖然胎兒的整體睡眠時間到媽媽最後一個孕期時降低了，但快速動眼睡眠的時間反而大幅增加。懷孕的最後兩週，胎兒的快速動眼睡眠會提升到一天將近九小時。出生前最後一週，快速動眼睡眠達到每天十二小時，是一生中的巔峰。也就是說，人類胎兒對快速動眼睡眠的慾望貪得無厭，在即將來到這個世界前，快速動眼睡眠的時間變成兩倍。不管是出生前、出生後不久、青春期、成年期或老年期，人生中其他任何階段對於快速動眼睡眠的需求都沒有這麼劇烈的變化，也沒有如此盡情享受其中。

快速動眼睡眠最多的時期，腦部正在努力建構網路

胎兒在快速動眼睡眠時，是否也在做夢？或許和大部分人想到的做夢方式不同。但我們的確知道，快速動眼睡眠對於促進腦的成熟非常重要。人類在子宮中的發育，是經由明確且互有關聯的階段逐步建造而成，和蓋房子有點類似，你不能在蓋好牆壁之前先放屋頂，也不能還沒打好地基就把牆壁擺上去。大腦像是屋頂，是發育過程中最晚建構的部分之一。過程也像建屋頂一樣，有一些中間步驟存在，例如必須先建好屋頂的框架，才能開始安裝屋瓦。

胎兒腦內各個部分和細節的建造，在第二和第三孕期迅速進行，

正是快速動眼睡眠量衝上天頂的時期，這不是巧合。生命之初的這個關鍵時期，快速動眼睡眠提供電流養分。此時腦中上演著炫目的電活動，刺激腦中各處神經通路的旺盛生長，然後為神經通路的末端裝置上一束束健康的神經末梢，也就是突觸。我們可以把快速動眼睡眠想像成提供網路服務的公司，為腦中的新社區安裝光纖。利用這些新安裝好的線路，快速動眼睡眠便可以啟動高速功能。

這個發育階段讓腦得到許多神經連結，神經元之間形成了數以百萬計的突觸，因此稱作突觸新生（synaptogenesis）。這是設定這部大腦主機的第一階段，此時安裝新線路的工作有點過度熱情，裡面有許多將來會廢棄不用的部分，但卻是一種刻意設計，讓嬰兒誕生後擁有各種線路配置的可能性。從網路供應業者的比喻來說，在生命的最初階段，腦中各個區域的家家戶戶都得到高度連結的網路和頻寬。

這份神經建築任務十分艱巨，要建立神經高速公路和大街小巷，以便將來產生思想、記憶、感覺、決策與行動，難怪快速動眼睡眠必須占去生命發育早期的大部分時間。事實上，所有哺乳類都是如此＊：快速動眼睡眠在生命中占比最高的時期，也是腦部正在努力建構的時期。

因此令人擔心的是，如果你干擾或傷害嬰兒的快速動眼睡眠，不管是在出生前或出生後早期，都會造成問題。1990 年代，研究者開始研究新生的大鼠寶寶。光是阻斷快速動眼睡眠，妊娠期的發育進度就會變得遲緩，無視時間的流逝。兩者原本應該協調並進的。剝奪大鼠嬰兒的快速動眼睡眠，會使得神經屋頂（也就是大腦皮質）的建築工作停擺，在時光中凍結。日子一天天過去，在睡眠遭剝奪的大腦頂端，只蓋到一

＊　有一例外是虎鯨的新生兒，我們在第 4 章中介紹過。牠們一出生就必須隨著母親進行危險的旅程，從出生地前往好幾公里外的鯨群，因而沒有睡覺的機會。不過有一種假設是，或許和其他哺乳類一樣，即將出生前的虎鯨在子宮中仍擁有大量的睡眠，甚至有快速動眼睡眠。這種可能還是存在的，只是我們還不清楚。

半的大腦皮質屋頂不再成長。

現在我們已經在無數哺乳動物身上觀察到相同的效應，顯示這在整個哺乳類當中可能是普遍的。當大鼠寶寶後來又能夠進行快速動眼睡眠時，大腦皮質屋頂的確會再度開始建構，但速度不會加快，無法完全跟上原本的進度。嬰兒的腦若缺乏睡眠，就永遠無法建構完全。

睡眠與自閉症的關聯

最近的研究發現，快速動眼睡眠缺乏和泛自閉症障礙（autism spectrum disorder）之間有關聯（請不要把「泛自閉症障礙」與「注意力不足過動症」混淆在一起，我們會在本書稍後討論注意力不足過動症）。自閉症是神經學上的症狀，在發育早期出現，有幾種形式，通常會在兩歲到三歲左右發現。自閉症患者的主要症狀是缺乏社會互動，通常很難與其他人溝通交流，或根本不交流。

我們目前對自閉症的成因還沒有完整的了解，但這種症狀的核心似乎與生命發育早期腦部連結不當有關，特別是突觸形成和突觸數量發生問題，也就是突觸新生出現異常。突觸連結失衡在自閉症患者很常見，腦的某些區域連結過量，某些區域則連結不足。

了解到這點之後，科學家開始研究自閉症患者的睡眠是否有不尋常之處，而答案是肯定的。顯現自閉症症狀和已被診斷為自閉症的嬰幼兒，他們的睡眠模式與睡眠量和一般人不同。自閉症兒童的近日節律也比非自閉症的同齡小孩微弱，褪黑激素在二十四小時期間的升降較為平緩，缺乏夜間強有力的攀升及白天時的快速下降。* 從生物學上來說，

---

* S. Cohen, R. Conduit, S. W. Lockley, S. M. Rajaratnam, and K. M. Cornish, "The relation- ship between sleep and behavior in autism spectrum disorder (ASD): a review," *Journal of Neurodevelopmental Disorders* 6, no. 1 (2011): 44.

就好像自閉症患者的白天沒那麼亮，夜晚沒那麼暗，這造成的後果，是何時該醒何時該睡的訊號也變得較微弱。此外，或許有一件相關的事情是，自閉症兒童的睡眠總時數少於非自閉症兒童。

但最引人注意的，則是快速動眼睡眠明顯較少。相對於非自閉症兒童，自閉症患者的快速動眼睡眠少了約 30% 到 50%。* 考慮到快速動眼睡眠在發育中的角色，是讓腦建立平衡的突觸連結，現在研究者迫切想知道，缺乏快速動眼睡眠是否為造成自閉症的因子之一。

然而，目前在人類身上的證據單單只有相關性。只因為自閉症和快速動眼睡眠異常同時發生，不代表彼此之間有因果關係。就算有因果關係，目前看到的相關也不能告訴我們何者為因，何者為果：是快速動眼睡眠缺乏導致自閉症，或是自閉症導致快速動眼睡眠缺乏？不過，在此值得提出的是，選擇性剝奪大鼠嬰兒的快速動眼睡眠，會導致腦中的神經連結模式和突觸新生過程發生異常。☆ 再者，嬰兒時期被剝奪快速動眼睡眠的大鼠，到了青春期及成年期，變得比較不願進行社交活動，也比較孤僻。※

不管因果關係為何，追蹤睡眠異常的情形，確實為早期診斷自閉症帶來新希望。

....

* A. W. Buckley, A. J. Rodriguez, A. Jennison, et al. "Rapid eye movement sleep percentage in children with autism compared with children with developmental delay and typical development," *Archives of Pediatrics and Adolescent Medicine* 164, no. 11 (2010): 1032–37. See also S. Miano, O. Bruni, M. Elia, A. Trovato, et al., "Sleep in children with autistic spectrum disorder: a questionnaire and polysomnographic study," *Sleep Medicine* 9, no. 1 (2007): 64–70.

☆ G. Vogel and M. Hagler, "Effects of neonatally administered iprindole on adult behaviors of rats," *Pharmacology Biochemistry and Behavior* 55, no. 1 (1996): 157–61.

※ 同前。

酒精會干擾腹中胎兒的睡眠

當然，準媽媽不用擔心科學家來干擾自己肚子裡成長中寶寶的快速動眼睡眠。但是，酒精同樣可以選擇性移除快速動眼睡眠，而且是我們目前所知的最強快速動眼睡眠抑制因子之一。在稍後的章節，我們會探討酒精如何阻礙快速動眼睡眠，以及對成人睡眠的干擾。不過，現在讓我們先來關心酒精對發育中胎兒和新生兒睡眠的衝擊。

懷孕母親喝下的酒，很容易通過胎盤屏障，所以會影響發育中的胎兒。科學家因此先檢驗極端的例子：酒精中毒或在懷孕期間大量飲酒的孕婦。嬰兒一出生後，他們就利用貼在頭上的電極，評估這些新生兒的睡眠。相較於母親在懷孕期間沒有喝酒的同齡寶寶，母親大量喝酒產下的寶寶花在快速動眼睡眠的時間少了很多。

這些電極紀錄進一步指出更令人憂心的生理狀況。母親大量喝酒的新生兒，表現出來的快速動眼睡眠電波品質也不一樣。你或許記得第 3 章中提過，快速動眼睡眠的腦波是紊亂而不同步的，是十分活潑健康的電活動。然而，比起不喝酒孕婦的寶寶，大量飲酒孕婦的寶寶電活動降為三分之一，顯示出很不活躍的腦波模式。* 如果你正在猜想：流行病學研究是否已經找到懷孕期間飲酒和自閉症等神經精神疾病之間的關聯？答案是肯定的。☆

幸好，現在多數母親在懷孕期間不再大量飲酒。但如果是較常見的情況，譬如孕婦偶爾喝一兩杯酒，又會如何呢？

....

* V. Havlicek, R. Childiaeva, and V. Chernick, "EEG frequency spectrum characteristics of sleep states in infants of alcoholic mothers," *Neuropädiatrie* 8, no. 4 (1977): 360–73. See also S. Ioffe, R. Childiaeva, and V. Chernick, "Prolonged effects of maternal alcohol ingestion on the neonatal electroencephalogram," *Pediatrics* 74, no. 3 (1984): 330–35.

☆ A. Ornoy, L. Weinstein-Fudim, and Z. Ergaz. "Prenatal factors associated with autism spectrum disorder (ASD)," *Reproductive Toxicology* 56 (2015): 155–69.

我們使用非侵入式方法偵測腹中胎兒的心跳，加上用超音波測量他們身體、眼睛與呼吸的運動，現在已經可以判斷胎兒的非快速動眼睡眠和快速動眼睡眠階段。透過這些方法，有一群研究者研究出生前數週胎兒的睡眠情形。母親會連著兩天接受評估，其中一天，母親只喝無酒精飲料，另一天則喝下大約兩杯紅酒（實際飲用量依各人的體重決定）。相對於不喝酒的情況，酒精讓未出生寶寶花在快速動眼睡眠的時間顯著減少。

同樣的，酒精也讓胎兒快速動眼睡眠的強度降低了；評估的標準是在一次快速動眼睡眠週期中，眼睛移動的次數。還有，這些胎兒在快速動眼睡眠的呼吸顯著減少，在有酒精的情況下，胎兒的呼吸次數從一般自然睡眠的每小時三百八十一次，掉到每小時只有四次。*

媽媽在哺乳期間飲酒，也會影響嬰兒

除了在懷孕期間禁酒，哺乳期間也需要一提。西方世界的婦女在哺乳的幾個月期間，有將近一半的人會飲酒。酒精會被吸收，進入母乳。母乳中的酒精濃度，和母親血液裡的濃度相似，也就是如果母親血液酒精濃度是 0.08，那麼母乳中的酒精濃度也大約是 0.08。最近我們已經發現母乳中的酒精對嬰兒的睡眠會有什麼影響。☆

通常新生兒在喝完奶後，會立刻進入快速動眼睡眠。許多母親早就知道，寶寶幾乎在停止吸吮的同時，有時甚至還沒停下，眼皮就已經

---

* E. J. Mulder, L. P. Morssink, T. van der Schee, and G. H. Visser, "Acute maternal alcohol consumption disrupts behavioral state organization in the near-term fetus," *Pediatric Research* 44, no. 5 (1998): 774–79.

☆ 除了影響嬰兒的睡眠，酒精也會抑制媽媽的噴乳反射，導致母乳產出量暫時減少。

闔起，眼皮下的眼珠開始左右移動，顯示寶寶已經進入快速動眼睡眠，受到滋養。

曾有個一度很普遍的迷思是，如果母親在哺乳前先喝酒精飲料，寶寶會睡得比較好，而當時建議的飲料是啤酒。如果你是啤酒迷，很可惜，這只是一個迷思。

有幾項研究，分別讓嬰兒喝到添加非酒精香料（例如香草），或控制了分量的酒精（相當於母親喝了一杯或兩杯酒的酒精量）的人乳。當寶寶喝了添加酒精的人乳時，睡眠變得比較片段，醒著的時間比較長，而隨後的快速動眼睡眠受到抑制，少了 20% 到 30%。* 通常，寶寶在血液中的酒精代謝掉之後，會試著補回損失的快速動眼睡眠，但對他們還未成熟的系統來說並非易事。

從這些研究浮現的事實是，快速動眼睡眠在人類生命早期是必要的，並非可有可無。每小時的快速動眼睡眠都彌足珍貴，從胎兒或新生兒一有機會就要補回失去的快速動眼睡眠可見一斑。☆

可惜我們還沒有完全了解胎兒和新生兒的快速動眼睡眠受到干擾後的長期影響，不管原因是酒精或其他因子。我們只知道，阻礙或減少新生動物的快速動眼睡眠，會妨礙和扭曲這些寶寶的腦部發育，導致成年後的社會關係異常。

....

* J. A. Mennella and P. L. Garcia-Gomez, "Sleep disturbances after acute exposure to alcohol in mothers' milk," *Alcohol* 25, no. 3 (2001): 153–58. See also J. A. Mennella and C. J. Gerrish, "Effects of exposure to alcohol in mother's milk on infant sleep," *Pediatrics* 101, no. 5 (1998): E2.

☆ 雖然與睡眠量或睡眠品質不直接相關，不過母親和新生兒一起睡覺前，如果飲酒，和不飲酒比起來，會導致嬰兒猝死症的發生率增加為七到九倍。（P. S. Blair, P. Sidebotham, C. Evason-Coombe, et al., "Hazardous cosleeping environments and risk factors amenable to change: case-control study of SIDS in southwest England," *BMJ* 339 [2009]: b3666.）

☾　兒童期的睡眠：從多段式變成一段式

對新手父母來說，新生兒和幼兒與成人睡眠最明顯且折磨人的差異，是睡眠階段的數量。在工業化國家，成人的睡眠是一段式的，但嬰幼兒卻有多段式睡眠：一整天有很多段睡眠，中間隔著很多段醒來的時間，而且常常一醒來就哭。

曼斯巴赫（Adam Mansbach）寫了一本哄小孩睡覺的詩歌集，書名為《你他 X 的快睡》（*Go the F**K to Sleep*），非常幽默的刻畫了這個現象。顯然這本書是為成人而寫的，寫作期間，曼斯巴赫剛成為新手爸爸，和許多新手父母一樣，寶寶不斷醒來，讓他疲憊不堪。這就是多段式的嬰兒睡眠。曼斯巴赫的寶貝女兒一而再、再而三要爸爸照顧，好再次睡去，而且夜復一夜又一夜，搞得曼斯巴赫脾氣暴躁。到了某個程度，曼斯巴赫終於必須把壓抑已久的「充滿愛的憤怒」發洩出來。發洩到紙上的，是假想中他唸給女兒聽的詼諧童詩，其中的主題會讓所有新手父母立刻感到共鳴：「我會唸最後一本故事書給你聽，如果你發誓，你會他 X 的立刻睡去。」（我衷心推薦你去聽這部作品的有聲書，擔任完美錄音的是名演員山繆‧傑克森。）

幸好，對所有新手父母來說（包括曼斯巴赫），隨著寶寶長大，睡眠的段落數會變少、每次時間變長，也較穩定。* 發生這個變化的原因，在於近日節律。雖然腦中產生睡眠的區域在出生之前早已經塑造成形，但控制近日節律的二十四小時時鐘，也就是視交叉上核，卻要花很

....

*　讓嬰兒和幼兒能夠在晚上獨自睡覺，是許多新手父母十分關切的議題，或更恰當的說，是他們走火入魔的執著。有無數書籍意圖告訴父母最佳的嬰兒和兒童睡眠法。本書並沒有要對這個議題做總整理，然而，有一個關鍵的建議是：當孩子開始感到昏沉時，就要讓他們去床上睡，而不要等到睡著才把他們放到床上。如此一來，嬰幼兒會發展出獨自在夜晚安穩睡覺的能力，因而可以不需父母在場，自己繼續睡下去。

多時間發育。新生兒直到三四個月大時，才開始稍微顯現近日節律。漸漸的，視交叉上核才開始鎖定環境中反覆的訊號，如日光、溫度變化及吃奶（只要餵乳時間非常有規律），建立起較強的二十四小時週期。

　　嬰兒到了滿一歲的里程碑時，視交叉上核已經能掌握近日節律的韁繩了。此時寶寶在白天會有較長的清醒時間，中間穿插幾次小睡，然後晚上睡眠較長，對父母來說真是一大恩惠。本來不分日夜的整天睡睡醒醒，此時已大為少見。到了四歲，兒童的睡眠行為已經以近日節律為主，夜裡有一大段長時間的連續睡眠，通常只再加一段午睡。到了這個階段，兒童已經從多段式睡眠模式轉移到兩段式睡眠模式。而在兒童晚期，也終於可以變成現代社會的一段式睡眠模式。

非快速動眼逐漸成為主角

　　不過，在漸漸達成穩定節律的過程之下，隱藏著非快速動眼睡眠和快速動眼睡眠波濤洶湧的角力。雖然從出生之後，總體睡眠時間逐漸下降，也變得較穩定而鞏固，但花在非快速動眼睡眠和快速動眼睡眠的時間比例，卻不是以穩定的方式下降。

　　六個月大的嬰兒一天闔眼睡覺的總時數為十四小時，非快速動眼睡眠和快速動眼睡眠各占一半。然而到了五歲時，一天之中非快速動眼與快速動眼睡眠的比例為七比三。也就是說，在兒童前期，即使睡眠總時數減少，但是快速動眼睡眠的比例會降低，而非快速動眼睡眠的比例則提高了。

　　降低快速動眼睡眠的比例、把非快速動眼睡眠提升為主要部分，這個趨勢在整個兒童前期和中期持續下去。直到青少年晚期，非快速動眼睡眠和快速動眼睡眠終於穩穩落在八比二的比例分配，在成年前期和中期都維持如此。

☾ 睡眠幫助青少年的腦子變成熟

　　為什麼我們在母親肚子裡和生命初期，花那麼多時間進行快速動眼睡眠，到了兒童晚期和青少年前期，卻轉而以深度非快速動眼睡眠為主？如果我們把深度睡眠的腦波強度加以量化，會看到同樣的模式：出生後第一年，快速動眼睡眠的強度下降；兒童中期和晚期，深度非快速動眼睡眠的強度則呈指數式增長，到青春期之前達到頂峰，然後又趨緩。在這生命轉變的階段，深度睡眠又有什麼特殊性呢？

　　出生前及剛出生後，發育的重要任務在於為初生大腦增建大量的神經快速道路和連結。先前討論過，在這種擴建的過程中，快速動眼睡眠扮演關鍵角色，幫助腦中增加更多神經連結，並以適量訊息活化這些通路。

　　不過，由於第一輪的腦部連線工作刻意進行得過度活躍，在第二輪的工作中就必須重新整理。而這發生於兒童晚期和青春期，此時的工作目標不在於擴建，而是縮減規模，以效率和效果為目標。透過快速動眼睡眠來幫助增加腦中連結的時間已經結束，現在，修剪先前的神經連結，成為每天的任務（或應該說是每「夜」的任務）。深度非快速動眼睡眠的雕塑之手上場了。

　　我們可以再回到先前的網路供應商比喻。第一次設定網路時，這個社區的家家戶戶都得到相同的連線頻寬，因此潛在的可使用量也一樣。然而，長期來說這並不是有效率的解決方法，因為隨著時間發展，有些用戶會使用大量頻寬，有些則只使用少量頻寬，有些住宅甚至沒有人搬入，因此從未用過這些頻寬。網路供應商想要可靠估計使用量的模式，需要時間來蒐集統計數據，才能做出相應的判斷，決定如何修改最初建立的網路結構，好調降使用量較低的用戶連結度，提高對頻寬有大量需求的用戶連結度。不過，這並不表示整個網路得打掉重練，原始結

構絕大部分還是維持下來。畢竟網路供應商過去做過無數次同樣的事情，對於如何建立第一套網路已經有合理的估算。但如果要達成網路效率的最大化，還是要根據實際使用量來重新修整及縮減。

在兒童晚期和青春期，人類大腦中也會進行類似的調整過程。生命初期建立的原始結構大部分會留存下來，因為自然之母在成千上萬年間，經過數十億次演化的嘗試之後，能夠創造出相當精確的第一輪大腦連線。不過她同時也很有智慧，為初期大腦保留調整的空間，以進行個人化的精修過程。兒童時期的獨特經驗會轉譯為個人使用情形的統計，然後利用大自然刻意留下的機會，這些經驗或說統計數據，為大腦最後一輪的修飾提供了量身定做的藍圖。* 於是一開始較為一般性的腦，能根據個人使用的狀況而變得更為個人化。

深度非快速動眼睡眠先增強再減弱

為了幫助精修與修剪工作，腦採用了深度非快速動眼睡眠的服務。非快速動眼睡眠有許多功能（我們將在下一章詳加探討），其中突觸的修剪在青春期成為重點。透過一系列傑出的實驗，睡眠研究先鋒芬伯格（Irwin Feinberg）對於青少年腦中這種修剪工程如何進行，有了引人矚目的發現。他的發現幫助確認了這些你或許也同意的觀點：相較於成年人的腦，青少年的腦比較不理性，更傾向去冒險，相對來說決策能力也較差。

芬伯格從一大群六歲到八歲的兒童開始，在實驗室中把電極貼在他們頭上的前後左右等各個位置，記錄他們的整夜睡眠。每隔六到十二個月，他把這些人找回來，再進行一次睡眠測量。這項工作進行了不只

---

* 雖然在發育過程中，神經網路的連結程度下降，我們腦細胞的實際大小是會變大的，腦及頭的實際大小也隨之增大。

十年，累積了超過三千五百份的整夜測量數據，睡眠紀錄的總時數達到三十二萬小時，令人難以置信！

從這些數據中，芬伯格建立了一系列快照，描繪出大腦從兒童期經過青少年期的轉換，一直到成年期的發育階段中，深沉睡眠的強度如何隨之改變。這就像是神經科學版的大自然縮時攝影：一棵樹籽在春天時的萌芽（嬰兒期）、在夏天冒出許多葉子（兒童晚期）、然後秋天時葉子也呈現出成熟的顏色（青少年前期），最後在冬天時葉片落盡（青少年晚期和成年前期）。

在兒童中期和晚期，腦中神經大量成長的最後階段已然完成，類比於晚春到初夏，此時芬伯格觀察到中等程度的深沉睡眠量。然後從電極紀錄中，芬伯格開始看到深沉睡眠的強度急遽上升，此時正是腦部發育需求由增加連結轉換為修剪連結的時間；用季節的比喻來說，正是秋天時節。正如深秋即將進入冬天，神經連結的修剪即將完成，芬伯格的紀錄顯示了深度非快速動眼睡眠的強度再次降低。兒童期的循環已經結束，而隨著最後一片樹葉落盡，這些青少年往後的神經通路也穩定了下來。深度非快速動眼睡眠已經達成任務，幫助他們轉入成年前期。

芬伯格提出，深度睡眠強度的提升與降低，是在引領人通過青春期高度不穩定的旅途，踏上進入成年期的康莊大道。最近的發現也支持他的理論。深度非快速動眼睡眠在青春期對腦部進行最後的全面整頓，認知能力、理性與批判性思考也隨之開始提升，而且提升的程度與非快速動眼睡眠的變化成正比。

如果更仔細觀察這種交互關係發生的時間，你還會看到更有趣的事情。深度非快速動眼睡眠的變化，總是比腦中認知與發育的里程碑早了數週到數個月發生，這暗示出是誰影響誰：深沉睡眠或許是腦部成熟的驅動力，而非反過來的情形。

腦中的理性思考部位最後才成熟

芬伯格還有第二項重要發現。他從受試者頭上不同位置的電極來檢查深沉睡眠強度改變的時間表，發現腦中各個位置不盡相同。成熟過程的起落模式總是從後腦開始，也就是負責視覺和空間知覺功能的區域，然後隨著青春期的發展，穩定朝著前方進展。最令人驚奇的是，成熟之旅的最後一站位於額葉的前端，也就是負責理性思考和批判性決策的地方。因此，在青春期發育期間的任何一個時間點，青少年的後腦都比前方更像成人，而前方都比後頭更像兒童。*

他的發現解釋了為何理性是青少年最晚開花結果的能力，因為這是腦部最晚得到睡眠催熟處理的區域。當然睡眠並不是讓腦部成熟的唯一因子，但應該是為成熟理性思考能力鋪路的重要因素。芬伯格的研究讓我想起某家大保險公司的廣告看板說：「為什麼大部分十六歲青少年開車的樣子，就像腦中少根筋？因為他們的確如此。」神經的成熟需要深沉睡眠和發育時間，才能讓額葉的「這根筋」補齊。當你的孩子終於長到二十多歲，汽車保費終於調降，你總算能夠好好感謝睡眠為你省下的錢。

芬伯格描述的深睡強度與腦部成熟的關係，現在已經在世界各地許多兒童和青少年族群觀察到了。但是我們如何確定，深睡真的為腦部帶來成熟所需的神經修剪服務？或許睡眠和腦部成熟的改變只是大約同步發生，兩件事或許是各自獨立的？

....

* 我們在這裡雖然說了很多關於青春期腦中突觸修剪的事情，但我必須補充，在留存下來的線路中，仍有許多加強的工作在青春期（及成年期）進行，而這是透過不同的睡眠腦波來完成的，我們會在下一章討論。在此只要知道，即使整個發育晚期大致上仍有一般性的神經連結修剪，但學習、保存、因而形成新記憶的能力都還是存在的。不過在青少年歲月，比起嬰兒期和童年前期，腦的可塑性確實還是較低；其中一個例證是，比起年紀較大的青少年，年紀較小的兒童更容易學會外語。

答案來自對青春期大鼠和貓的研究。科學家剝奪這些動物的深沉睡眠，於是牠們腦部神經連結的修整也中止，證實了深度非快速動眼睡眠推動腦朝向健康成年期的因果關係。＊附帶一提，給予年幼大鼠咖啡因，也會干擾牠們的深度非快速動眼睡眠，因此延遲了腦部成熟，以及社會活動、自我理毛行為與探索環境的發展，這些也是主動學習的種種指標。☆

深度非快速動眼睡眠與思覺失調症有關

明白了深度非快速動眼睡眠對青少年的重要性，不僅有助於我們了解健康發育是怎麼一回事，也提供一些線索，讓我們了解當發育發生異常時，又可能是哪裡出問題。許多主要的精神異常病症，例如思覺失調症、雙極性疾患（也就是躁鬱症）、重度憂鬱、注意力不足過動症，現在已被視為發育異常的障礙症，因為它們多在兒童和青春期開始發生。

我們在本書中會多次回到睡眠與精神疾病的議題，不過在此值得特別提出的是思覺失調症。有幾份研究利用腦部掃描，每隔幾個月對數百名青少年做神經發育的追蹤。有一部分的人在青少年晚期及成年期前期發生了思覺失調。這些發生思覺失調的人，腦部成熟過程中與突觸修剪有關的模式發生異常，特別是在額葉，也就是掌管理性、邏輯思維的區域，而這些能力的缺失正是思覺失調的主要症狀。

在另一系列獨立的研究中，我們也可以看到，有罹患思覺失調高風險的年輕人，以及患有思覺失調的青少年和青年，他們的深度非快速

＊　M. G. Frank, N. P. Issa, and M. P. Stryker, "Sleep enhances plasticity in the developing visual cortex," *Neuron* 30, no. 1 (2001): 275-87.

☆　N. Olini, S. Kurth, and R. Huber, "The effects of caffeine on sleep and maturational markers in the rat," *PLOS ONE* 8, no. 9 (2013): e72539.

動眼睡眠減少為三分之一到二分之一。＊還有，他們非快速動眼睡眠的腦波，不管形狀或數量都不正常。由於睡眠異常導致思覺失調症患者腦部神經連結修剪錯誤，是精神疾病領域目前最活躍且最令人振奮的研究方向之一。☆

近日節律大幅往後移

　　青少年在腦部繼續成長，掙扎著獲得充足睡眠的同時，要面對兩項對他們不利的挑戰。首先是近日節律的改變，其次是學校開始上課的時間。我會在後面的章節討論第二件事的壞處，並帶來危害生命的後果；然而學校很早開始上課引發的時間，也與第一個議題（近日節律的改變）密不可分。

　　我們小時候常常希望不要那麼早睡覺，才可以繼續看電視，或加入父母及兄姊晚上的活動。不過一旦真的有機會時，我們又往往被睡意打倒，不管是讓我們倒在沙發、椅子上，有時甚至是在地板上。我們會被清醒的大人或兄姊抱上床，毫無知覺。這不只是因為兒童比父母兄姊需要更多睡眠，也因為兒童近日節律的起始點較早。因此小孩子會比成年父母更早睡也更早起。

　　而青少年的近日節律卻與兒童期的弟弟妹妹不同。在青春期時，視交叉上核的時程會明顯往後移，不論是哪一種文化或哪個地理位置，這在所有青春期族群都是普遍的變化。後退的時間幅度非常大，事實上超過了成年父母的時程。

＊　S. Sarkar, M. Z. Katshu, S. H. Nizamie, and S. K. Praharaj, "Slow wave sleep deficits as a trait marker in patients with schizophrenia," *Schizophrenia Research* 124, no. 1 (2010): 127-33.

☆　M. F. Profitt, S. Deureilher, G. S. Robertson, B. Rusak, and K. Semba, "Disruptions of sleep/wake patterns in the stable tubule only polypeptide (STOP) null mouse model of schizophrenia," *Schizophrenia Bulletin* 42, no. 5 (2016): 1207-15.

對九歲孩童來說，近日節律會讓他們在晚上九點左右開始想睡，有部分是受到褪黑激素量在此時上升的驅動。然而同一個人到了十六歲的時候，近日節律已經發生劇烈的變化，褪黑激素上升以及夜間睡眠指令，還要好幾個小時才會來到。因此對十六歲的人來說，晚上九點時大多絲毫沒有睡意，反而仍處於清醒的高峰。當父母已經感到疲倦，也就是近日節律進入下降階段、褪黑激素釋放指示睡眠到來，這時大約是晚上十點或十一點，家中的青少年卻仍十分清醒。還要再過數小時，青少年的腦才開始降低清醒度，睡眠才會開始。

晚睡晚起，不是因為懶惰

這當然會在睡眠終結的時候，導致很多人的挫折感。父母希望青少年在早上「合理的」時間起床。但是，青少年在父母睡去後還要再過幾小時才有辦法入睡，他們到了「合理的」時間，仍處於近日節律的睡眠低谷。此時，青少年就像動物從冬眠中提早被喚醒，腦子仍需要更多睡眠，需要更多時間完成近日週期，才能清醒而有效的運作。

如果這麼說仍不能讓為人父母者了解，我們可以用另一種方法來呈現這種不協調的情況：要你青春期的子女在晚上十點上床睡覺，就相當於要身為成年父母的你在晚上七點或八點就寢。無論你發出的命令如何明確，無論你的青少年子女多麼想要遵從指令，無論父母發揮何種程度的意志力，青少年的近日節律不會忽然奇蹟般的改變。還有，要求青少年隔天早上七點起床，還要他們表現得聰明、優雅、心情好，就好像要求身為成年父母的你，在早上四、五點要有一樣的表現。

悲哀的是，不管是社會或我們的教養態度，都沒有體認或接受青少年比成年人需要更多睡眠，以及他們的生物時鐘與父母不同的事實。父母會覺得很受挫折是可以了解的，因為他們相信青少年的睡眠模式是一種有意識的選擇，而非生物性的命令。但這種睡眠模式的強烈生物性

是無法踰越、不可妥協的。有智慧的父母應當接受這個事實，擁抱之，鼓勵之，讚揚之，除非我們希望自己的孩子腦部發展異常，或硬要提高他們得到精神疾病的風險。

對青少年來說，事情則不會永遠如此。當他們成長到成年前期及中期時，近日節律就會逐漸調回來。但不會回到兒童期的節律，而會很諷刺的回到導致他們對自己兒女感到受挫與惱怒的那種節律。到了此時，為人父母者會忘了（或選擇性忘記）自己也曾是青少年，青少年會想要比自己父母更晚上床睡覺。

有利於學習獨立

你可能會疑惑，為何青少年的腦先是把近日節律過度調晚，讓他們在夜晚清醒、早上賴床，但後來在成年期又調回稍微提前的節律？雖然研究者還在探討這個問題，我在此提出社會演化方面的解釋。

青春期發育的中心目標，是從依賴父母轉為自我獨立，學習如何在同儕團體複雜的關係與互動中找到自己的路。或許自然之母幫助青少年與父母脫鉤的一種方法，是改變他們的近日節律，使這種步調比成年父母的晚。這個聰明的生物方法選擇性的把青少年的時程後推，讓他們有幾個小時的時間獨立於父母行事，並且能夠與同齡團體共同運作。

這個方法讓即將成年的人不至於完全脫離父母的照顧，同時又獲得安全嘗試部分獨立的機會。當然風險還是有的，但這種改變必須發生。由於近日節律的延後，學習獨立的青少年嘗試從父母巢中展翅獨飛會發生在夜裡，而非白天。

對於睡眠在發育中扮演的角色，還有許多研究正在進行，然而，我們已經有強烈證據，說明捍衛青少年睡眠時間之必要，而不是把睡覺詆毀成懶惰的象徵。父母往往過於在乎睡眠從青少年兒女身上奪走了什麼，卻沒有停下來想想睡眠可能為他們帶來的好處。咖啡因也變成了

問題。美國曾經有一項教育政策是「沒有落後的兒童」，但現在我的同行卡斯克敦（Mary Carskadon）根據科學證據，建議一項非常正確的新政策：「沒有需要咖啡因的兒童」。

中年和老年的睡眠

正在讀這本書的你，或許對以下情況有切身之痛：身為年紀漸長的成年人，睡眠開始變得問題百出。年長的成年人常有一些健康狀況，加上較常服用藥物帶來的效應，使得年長者平均而言較難達到和年輕人相同分量的睡眠，透過睡眠恢復疲勞的程度也不及年輕人。

有人以為年長者的睡眠需求較少，這完全是迷思。年長者所需的睡眠應該與中年時差不多，只是較難產生同樣分量的睡眠。有一項支持證據是：一些大型調查已經顯示，儘管年長者實際上睡得較少，仍說自己需要更多睡眠，而且實際上會嘗試睡得和年輕人一樣多。

還有更多科學發現支持老年人仍需要一整夜的睡眠，和年輕人一樣，我很快會加以說明。不過在那之前，讓我先解釋隨著年齡增長的主要睡眠問題，以及為何這些發現有助於釐清年長者不需要睡那麼多的錯誤看法。

隨著年紀漸長，睡眠有三項主要的改變：一、量與質的降低；二、睡眠效率的降低；三、睡眠的時機受干擾。

睡眠的質與量都衰退

青春期之後，深度非快速動眼睡眠約在二十歲出頭穩定下來，但不會維持非常久。很快（或許比你想像或希望的更快）就會發生巨大的睡眠衰退，其中深沉睡眠又衰退得特別嚴重。相對於快速動眼睡眠在中年大致維持穩定，深度非快速動眼睡眠的衰退在三十歲前後就已發生。

　　當你的生命進入第四個十年，非快速動眼睡眠腦波的質和量都出現明顯的減退。你的深睡時數減少，而深度非快速動眼腦波的波形變得較小、較弱、數量也減少。進入四十歲中後期，和十幾歲時比起來，老化會剝奪你 60% 到 70% 的深睡。當你七十歲時，損失更達 80% 到 90%。

　　當然，在我們夜晚睡著時，甚至當我們早上醒來，多數人並不知道自己睡眠腦波品質的好壞。這往往表示，許多年長者進入生命後期時，並不完全了解自己的深睡質和量衰退了多少。這是重點：年長者沒有把自己的健康衰退與自己的睡眠衰退連結起來，儘管科學家明白兩者的因果關係已有數十載。因此年長者看醫師時會抱怨自己的健康問題並尋求治療，卻很少提出睡眠問題尋求協助。於是醫師在醫治老年病患的健康問題之餘，缺乏動機去注意睡眠問題。

　　這裡要澄清的是，並非所有與老化有關的健康問題，都可歸咎於不良睡眠。但與老化有關的身心健康問題與睡眠障礙之間的關聯，遠比我們自己與許多醫師真正認知到的要多很多。我要再一次強烈建議擔心自己睡眠狀況的年長者，不要求助於安眠藥。我的建議是先尋求已獲得科學證實的非藥物介入方法，這些方法應由合格的睡眠專科醫師提供。

夜裡頻繁醒來，睡眠的效率降低

　　隨著年紀增長的第二個改變，同時也是年長者較有意識的狀況，是睡眠變得片段化。

　　隨著年紀愈大，我們在夜裡醒來的次數愈頻繁。這有許多原因，包含疾病和藥物的作用，但其中首要原因是膀胱變得無力，導致年長者更需要在夜裡起來上廁所。夜晚減少水分的攝取會有些幫助，但也無法完全解決問題。

　　由於睡眠片段化，年長者的睡眠效率會降低。睡眠效率的定義是躺在床上時真正睡著時間的百分比：如果你花八小時躺在床上，而睡覺

時間達八小時，你的睡眠效率就是 100%；如果在這八小時中你只睡了四小時，則睡眠效率是 50%。

　　健康的青少年能享受到約 95% 的睡眠效率。有一個可供參考的標準是，多數睡眠醫師認為高品質睡眠的標準之一，是睡眠效率高於 90%。當我們八十歲時，睡眠效率往往掉落到 70% 或 80% 以下；你可能以為 70% 或 80% 聽起來還好，但這表示在床上的八小時中，會有一個小時到一個半小時是醒著的。

　　睡眠效率低不是件小事，這從評估數萬名老人的研究結果可以得知。即使把其他控制因子考慮進去，如身體質量指數（BMI）、性別、種族、是否吸菸、多常運動、是否長期服藥等，只要年長者的睡眠效率分數較低，他們的死亡風險就會較高、身體健康程度較差、更可能發生憂鬱症、覺得自己缺乏活力、認知功能較低（典型的症狀是記憶力變差）。* 任何人不管在任何年紀，如果睡眠長期受到干擾，都會出現生理病徵、心理健康不穩定、警覺性變差、記憶力受損。老化的問題在於，家人觀察到老人這些發生於日間的症狀，就跳到失智的結論，忽略了睡眠不良也可能是原因。並非有睡眠問題的老人都有失智問題。但我將在第 7 章提出證據，清楚顯示睡眠困擾為什麼是導致中老年人失智的原因之一。

　　關於老年人的片段化睡眠，有一個更為立即且同樣危險的影響，值得在此提出：夜間上廁所導致的跌倒和骨折。我們在夜裡醒來時，常常還是糊裡糊塗的，除了認知較不清楚，環境也較黑暗。還有，由於你

....

* 　D. J. Foley, A. A. Monjan, S. L. Brown, E. M. Simonsick et al., "Sleep complaints among elderly persons: an epidemiologic study of three communities," *Sleep* 18, no. 6 (1995): 425-32. See also D. J. Foley, A. A. Monjan, E. M. Simonsick, R. B. Wallace, and D. G. Blazer, "Incidence and remission of insomnia among elderly adults: and epidemiologic study of 6,800 persons over three years," *Sleep* 22 (Suppl 2）(1999): S366-72.

本來躺在床上，當站起來開始移動時，血液會因為重力而從頭部被拉向腳部，結果會感到頭暈而步履不穩。老年人尤其容易如此，因為老人的血壓控制通常也有問題。這一切狀況都顯示：老人在夜間上廁所時，絆到、跌倒與骨折的風險會更高。跌倒骨折會顯著影響行動能力，也明顯加速老人生命的終結。在注釋中，我提供了一份清單，是給年長者的夜間睡眠安全建議事項。*

褪黑激素、睡眠壓力、近日節律一起來搗亂

隨著年齡增長，睡眠的第三項改變，是近日節律的時間改變。和青春期形成強烈對比，年長者往往經歷睡眠時機的往前，導致睡覺時間愈來愈早。這是因為隨著年紀漸長，褪黑激素的釋放時間和達到尖峰的時間都愈來愈早。一直以來，退休人士社群常去的餐廳都知道這種上床時間的改變，這可從餐廳推出的「早鳥特惠」窺知。

近日節律的這種改變看起來似乎無害，卻可能引起老人的無數睡眠（及清醒）問題。老年人常希望可以在晚上維持清醒久一點，才好去戲院看戲、或去看場電影、和朋友相聚、讀書或看電視。但當他們進行這些活動時，常發現自己在沙發、躺椅、電影院的座位上醒來，原來在夜晚才進行到一半時，他們已經不小心睡著了。由於褪黑激素提早釋放，讓他們毫無選擇。

連看似無害的打盹，也帶來危險的結果。晚上較早打盹，會讓珍貴的睡眠壓力洩掉，清掉腺苷持續累積一日所帶來的睡意。幾個小時之後，當年長者躺在床上試圖睡覺時，可能已經沒有足夠的睡眠壓力來幫

---

* 年長者睡眠安全建議事項：一、床邊放置可以順手打開的床頭燈；二、在浴廁及走道安裝感應式夜燈，可以照亮會經過的地方；三、通往廁所的路上要移除障礙物和地墊，避免絆到的可能；四、床邊要有電話，並設定好快捷撥號鍵，方便立刻求助。

助入睡，或保持熟睡的狀態，於是他們就有了錯誤的結論：「我有失眠症。」晚上稍早時令人不以為意的瞌睡，卻有可能是晚上難以入眠的原因，實際上他們並非失眠。

到了早上又有另一個問題來了。我們在第 2 章提過，近日節律與睡眠壓力的系統是獨立運作的；儘管老人在晚上難以入睡而有了睡眠債，近日節律卻從早上四、五點就開始提升，開始典型的老人早起時程。近日節律的清醒鼓聲日漸愈敲愈響，年長者想要繼續睡下去的希望也就愈來愈渺茫。

讓事情更糟的是，近日節律的強度和夜間褪黑激素的釋放，也會隨著年紀而減弱。把這些因素加起來，惡性循環於焉形成：許多年長者努力對抗睡眠債，試著在晚上維持清醒，卻無法抵抗在剛天黑時就打盹，晚上真正上床時又難以入眠或無法整夜熟睡，不料近日節律的衰退，讓他們比自己希望的時間更早醒來。

下午多晒一點陽光

是有一些方法幫助年長者把近日節律的時間往後推，並提高近日節律的強度。儘管這些方法不完美，我覺得有點可惜。

稍後的章節會談到，夜間明亮的人造光對二十四小時近日節律的危害；夜裡的照明壓抑了褪黑激素的正常提升，把成年人的平均睡眠時段推向早晨時分，讓他們不能在合理的時間睡覺。然而，這種延遲睡眠的效應，卻可以在年長者身上做良好的應用。

許多年長者因為早起，上午很活躍，因而在前半天已照射到一天之中多數的明亮光線。這樣並不理想，因為會讓二十四小時內在時鐘偏向早起早睡的循環。年長者如果想要把上床睡覺的時間往後移，應該把接受明亮光線的時間移到下午較晚的時候。

然而，我並不是建議老年人停止晨間運動。運動可以幫助建立穩

固良好的睡眠習慣，在老年人身上更是如此。我建議做兩項調整。首先，晨間做戶外運動時戴上墨鏡。這會減少晨光對你視交叉上核時鐘的影響，避免這個時鐘維持早起的日程表。其次，下午的後半段要再到戶外接受陽光，但這次不戴墨鏡。記得做防晒措施，比如戴帽子，但把墨鏡留在家裡。充分的午後陽光可以延後褪黑激素的釋放，把睡覺的時間往後推。

年長者也可和醫師討論夜間服用褪黑激素的可能。在年輕人或中年人，褪黑激素除了調整時差外，並沒有證實對幫助入睡有效；但在年長者身上，褪黑激素處方卻已顯示可以讓變得遲鈍的近日節律和褪黑激素節律增強，縮短躺在床上到實際睡著的時間，使用者本身也能感到睡眠品質和晨間精神狀態的提升。＊

☾ 深度睡眠質與量下降的三部曲

隨著年紀漸長的近日節律改變，加上變得較常上廁所，可以幫助解釋年長者三項睡眠關鍵問題中的兩項：睡眠開始與結束時間提早，以及睡眠的片段化。然而，這並不能解釋隨著年齡增長的第一項改變：深度睡眠的質與量下降。雖然科學家知道這個現象已有幾十年，背後的原因依然難以捉摸：老化的過程中，到底是什麼因素奪去了讓腦沉睡這種重要狀態？

除了科學上的好奇，這也是老年人重要的臨床議題，深度睡眠不僅對學習和記憶十分重要，對身體健康的各方面也是如此，包括心血管

....

＊ A. G. Wade, I. Ford, G. Crawford, et al., "Efficacy of prolonged release melatonin in insomnia patients aged 55-80 years: quality of sleep and next-day alertness outcomes," *Current Medical Research and Opinion* 23, no. 10: (2007) 2597-605.

與呼吸系統、代謝、能量平衡以及免疫功能，都受到睡眠影響。

　　幾年前，我和一群優秀的年輕研究者合作，決定嘗試回答這個問題。人隨著年紀增長，腦部會有結構性的衰退，而且衰退模式很複雜；而我猜想，導致睡眠衰退的原因，是否能在這種複雜模式中找到。在第 3 章中，我們提到深度非快速動眼睡眠強有力的腦波的產生位置，是在腦的前方中央區域，比你的鼻梁高幾公分處。我們已經知道，一個人年紀漸長時，腦部的退化並非均質的，有些部分比其他部分更早開始退化，也以更快的速度損失神經元，這種過程稱為萎縮。進行過數百次腦部掃描，以及蒐集了近乎一千小時整夜睡眠的紀錄，我們發現了清楚的解答，下面透過三部曲的故事來說明。

　　首先，隨著年齡增長，腦部衰退最劇烈的區域，很不幸的，正是產生深沉睡眠的區域，也就是位於鼻梁上方的額葉中央區。當我們把年長者腦部衰退的熱點位置圖，與年輕成人產生睡眠的區域重疊比較，兩者幾乎可以完美疊合。其次，並不令人意外的是，與年輕人比起來，年長者的深沉睡眠少了約 70%。第三，更為關鍵的是，我們發現這些改變並非各自獨立，而是明顯互有關聯：這特定的額葉中央區衰退得愈嚴重時，年長者失去深度非快速動眼睡眠的程度就愈劇烈。這確認了我的理論，同時也令人難過：我們在夜裡產生健康深沉睡眠的腦區，正是隨著年齡增長，最早開始萎縮且最嚴重的區域。

　　在進行這些調查的幾年前，我的研究團隊與世界各地的一些團隊已經證實，深沉睡眠對於年輕人固化新記憶與維持新知識有多麼重要。在明白這個事實的前提下，我們在對老年人的實驗中加入了一項設計。這些年長者在睡覺前幾個小時，要試著記住一份清單的內容（和文字有關），隨後立刻進行一項記憶測驗，觀察他們記住了多少訊息。記錄了他們的一夜睡眠情形後，第二天早上，我們再次進行測試，由此可以得知每個人在睡眠期間所儲存的記憶量。

第二天早晨，老年人忘掉的內容比年輕人多得多，幾乎多了 50%。更進一步，那些深沉睡眠損失最多的老年人，也顯示出最嚴重的遺忘程度。因此老年人的記憶不好和睡眠不良並非巧合，而有明顯相關。因此對於老年人常見的記憶不佳，包括很難記住人的名字、忘掉醫院就診的預約等等，這個發現提供了新的啟發。

要注意的是，老年人無法產生深度睡眠，有 60% 可以用腦部退化的程度來解釋。這是個有幫助的發現，但對我來說，這裡帶出更重要的課題：年長者的深度睡眠喪失，還有 40% 無法從我們的發現得到解答。目前我們正努力找出答案。最近，我們找到一個因子，是一種會在我們腦中累積的有毒黏性蛋白質，稱為 β 類澱粉蛋白（beta-amyloid），這是導致阿茲海默症的一種關鍵原因，我們會在接下來幾章討論相關發現。

年長者需要的睡眠沒有比較少

整體上來說，上述研究及其他類似研究已經確認，不良的睡眠是影響老年人認知與健康問題中最為人所忽略的因子，影響所及包括糖尿病、憂鬱症、慢性疼痛、中風、心血管疾病，以及阿茲海默症。

因此，我們亟需發展出新方法，來恢復老年人深沉且穩定的睡眠的品質。有一個前景樂觀的例子正在發展中，牽涉到腦部刺激法，包括在夜間對腦進行受控制的電刺激脈衝。就像讓合唱團來支援沒力的主唱，我們的目標是對年長者衰弱的腦波進行同步的電刺激，讓深睡腦波的品質提升，以搶救睡眠促進健康與記憶的能力。

雖然還需要更多的努力，但我們的初步結果確實展露希望。

我們的發現又破解了一個長久以來的迷思，也就是前面提到的：老人家需要的睡眠比較少。

這個迷思來自某些觀察，而在一些科學家看來，那些觀察顯示八

十歲的人需要的睡眠量就是比五十歲的人少。他們的推論如下。首先，如果你剝奪老年人的睡眠，會發現他們反應變慢的程度不像年輕人那麼劇烈，因此年長者需要的睡眠勢必比年輕人少。第二，老年人產生的睡眠少於年輕人，由此推論，年長者必定需要較少的睡眠。第三，老年人在剝奪一夜的睡眠後，並不會顯現出像年輕人那麼強烈的睡眠反彈現象。因此結論是，如果年長者想要補眠的反彈較少，表示他們需要的睡眠也較少。

　　然而，同樣的觀察卻也有不同的解釋。拿反應時間作為睡眠需求的測量標準，在年長者身上是有危險的，因為年長者的反應時間本來就已經受損。雖然這樣說有點無情，但年長者已經沒有可以表現得更差的空間，這有時稱為「地板效應」，讓我們難以估計剝奪睡眠對反應表現的真正衝擊。

　　其次，只因為年長者睡得較少，或在睡眠剝奪後的補眠比較少，並不必然表示他們對睡眠的「需求」真的較少，而有可能只是表示他們無法在生理上「產生」需要的睡眠。借用骨質密度的例子來說明，老年人的骨質密度低於年輕人，但我們不會只因為老年人的骨質密度降低，就假定老年人需要比較脆弱的骨頭。我們也不會只因為老年人在骨折後，恢復得不像年輕人那樣快，骨質密度沒有完全恢復，而認為老年人的骨頭就應該比較脆弱。相反的，我們會認識到老年人的骨頭（就如同腦中產生睡眠的中樞）會隨著年齡增長而退化，而我們也承認這種退化會造成許多健康問題。我們因此會提供老年人營養補充品、物理治療與藥物治療，試著彌補骨質的不足。我相信，我們應該以同樣的態度與熱情，正視老人睡眠損害的問題，了解到老年人和其他成年人的睡眠需求實際上是相同的。

　　最後，我們腦部刺激研究的初步結果顯示，年長者需要的睡眠，事實上可能比他們能夠自然產生的睡眠還要多。雖然是透過人為方式提

升年長者的睡眠品質，但他們也同樣受惠。如果老年人不需要更多深度睡眠，那麼原先的睡眠量應該已經飽和，他們就不會因為睡得更多（在此是人為造成的）而得到更多好處。然而，他們的睡眠得到加強時（或更正確的說，睡眠得到修復時），也獲得了好處。

　　年長者，特別是罹患各種失智症的老年人，似乎會承受著睡眠量不足的問題，而這就需要新的治療選項；我們很快就會談到這個主題。

第二部

為什麼我們該睡覺？

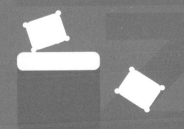

第 6 章

你媽媽和莎士比亞早就知道

睡眠提升大腦的學習力

驚人突破！

科學家發現延長人類壽命的革命性新療法！

這種療法能增強記憶、激發創意，

還會幫助你降低貪吃的慾望，讓你保持苗條，更加迷人。

它保護你不得癌症、不失智，避免傷風和流感。

它可以降低心臟病發和中風的風險，更不用說糖尿病了。

這種療法甚至可以讓你更快樂，減少憂鬱，不易焦慮。

你有興趣試試看嗎？

　　儘管聽起來很誇張，這個假想的廣告卻絲毫不假。如果這是一種新藥，多數人恐怕會覺得美好得令人難以置信；相信的人卻甘願付出大把銀子，即使只能換來一絲一毫。而如果這種藥得到臨床實驗的證實，開發藥廠的股價將會一飛沖天。

　　當然，這個廣告並不是在說什麼奇蹟般的新藥或萬靈丹，而全都

是充足睡眠的明確好處。到目前為止，上面這些說法已經獲得超過一萬七千份嚴謹科學文獻的支持。至於這個處方的費用，沒錯，是免費的。可惜的是，雖然這個完全自然的療法每夜都以充足的劑量呼喚著我們，我們卻太常迴避它的邀請，而導致許多不良後果。

由於缺乏宣揚睡眠的公共衛生教育，多數人沒能了解睡眠究竟有多麼萬能。從本章開始，這接連三章的作用在於破除這種無知。我們將會明白：睡眠正是萬能的健康照護提供者，不管是哪種生理或心理上的問題，睡眠都可開出相應的處方。讀完這些章節後，我希望即使是最熱切的短眠擁護者也會被說動、改變態度。

稍早我曾說明睡眠有不同階段，在此我會說明各階段的好處。諷刺的是，多數二十一世紀對於睡眠的「新」發現，早在 1611 年的《馬克白》中已經得到彙整。在第二幕第二景中，莎士比亞如先知般，說明睡眠是「生命中最滋養的饗宴」。*

或許你媽媽也曾用沒那麼裝腔作勢的語氣，給過你類似的忠告，讚揚睡眠的種種好處，包括療癒情緒傷痛、幫助學習和記憶、為困難的問題帶來解答、避免生病和傳染。

科學似乎只是提供證據，證實你媽媽，當然還有莎士比亞對睡眠的所有了解都很正確。

....

* "Sleep that knits up the ravell'd sleeve of care,
　 The death of each day's life, sore labour's bath,
　 Balm of hurt minds, great nature's second course,
　 Chief nourisher in life's feast,—"
　 睡眠能解開憂慮的纏絲，
　 是每日生命的終章，勞苦疲憊的浴湯，
　 是受創心靈的膏藥，偉大自然的主菜，
　 更是生命中最滋養的饗宴……
　 原文摘自威廉·莎士比亞，《馬克白》（New York: Simnon & Schuster; first edition, 2003），
　 美國華府福爾傑莎士比亞圖書館。中譯由譯者根據梁實秋版新譯。

☾ 為大腦而睡

睡眠並非不清醒。睡眠遠勝於不清醒。正如前面說過，夜間的睡眠精緻複雜，充滿活躍的代謝過程，而且有一系列經過特意安排的獨特階段。

腦中有無數功能的修復要仰賴睡眠，且並非單靠其中一種形式的睡眠就能完成。睡眠的每個階段，包括淺度非快速動眼睡眠、深度非快速動眼睡眠、快速動眼睡眠，在夜晚的不同時段對腦提供不同好處。因此，沒有某種形式的睡眠比另一種更重要這回事。失去任何一種睡眠，都會對腦造成損傷。

睡眠對腦的許多好處之中，記憶是特別令人讚嘆的例子，我們的了解也最多。睡眠有助記憶已一再獲得證實：在學習之前的睡眠，幫助你的腦準備形成新記憶；在學習之後的睡眠，可鞏固記憶、避免遺忘。

☾ 學習之前先睡飽，把學習能力補充好

在學習前的睡眠，能夠讓我們從頭產生新記憶的能力重新振作，而且這件事每天晚上都在進行。我們醒著的時候，不管有意無意，腦隨時在獲取並消化新訊息，這些稍縱即逝的記憶，會由腦中一個稱為海馬迴（hippocampus）的區域捕捉下來。記住那些基於事實的訊息，也就是多數人認為的課本式學習，例如記住某人的名字、新的電話號碼、自己把車停在哪裡，過程中海馬迴會吸取這些流過的經驗，並把細節連結在一起。

海馬迴是腦中長得像手指的長形構造，你的大腦有兩個海馬迴，兩側各有一個，那裡是新記憶的短期儲存處，也就是暫時儲存訊息的地方。可惜海馬迴的儲存容量是有限的，就像相機的底片膠卷，或者用更

與時俱進的比喻來說，就像 USB 隨身碟。一旦超過儲存容量，你就可能無法吸收更多訊息，或者新記憶必須覆蓋過另一筆記憶，這種情況稱為干擾遺忘（interference forgetting），同樣糟糕。

那麼，腦又如何處理這種記憶容量問題？好些年前，我的研究團隊想知道睡眠是否藉由檔案轉移的機制，來解決儲存空間不足的問題。或許睡眠把腦中新近獲得的記憶搬到長期儲存地點，藉此釋出短期記憶的儲存空間，所以我們醒來後學習新事物的能力又恢復了。

白天小睡幫助記憶

我們先用白天的小睡來測試這個理論。我們徵召了一群健康的年輕成人，隨機分配到午睡組和不睡組。中午時，所有參與者都要經歷一段嚴酷的學習過程（記住一百張人臉與名字的配對），目的在於增加海馬迴的負擔。一如預期，兩組參與者的表現相當。

之後，午睡組在睡眠實驗室進行九十分鐘的午睡，頭皮上貼著電極，測量睡眠狀態。而不睡組在實驗室中保持清醒，從事輕鬆的活動，例如上網瀏覽或玩桌遊。當天傍晚六點時，所有參與者再次進行密集的學習，嘗試把更多新資訊塞入短期儲存空間（記住另外一百張臉孔與名字的配對）。

我們想弄清楚的問題很簡單：人腦的學習能力是否隨著一天中持續醒著的時間而衰退？如果是的話，睡覺是否能扭轉這種記憶體逐漸飽和的效應，修復學習能力？

那些整天醒著的人，即使專注力維持穩定（透過注意力與反應時間的測試來確認），學習能力卻明顯變差。相對的，午睡過的人成績明顯較好，而且記住事實的能力實際上還提升了。這兩組人在傍晚六點的表現差異並不小，午睡組的學習成果贏了 20%。

睡眠紡錘波可以恢復學習能力

我們觀察到睡眠能騰出記憶空間，幫助腦恢復學習能力，於是想進一步尋找是睡眠中的什麼因素促成這種修復。午睡組的腦波分析給了我們答案。記憶力的恢復與較淺的非快速動眼第二期有關，特別是其中的睡眠紡錘波，也就是第 3 章提過的一種急促而有力的腦波。如果在小睡時有愈多睡眠紡錘波，醒來後學習能力的恢復也愈好。重要的是，睡眠紡錘波並不能預測那個人本身的學習能力。若是個人天生的學習能力只和紡錘波密切相關，這樣的結果會有些無趣。而實際上，睡眠紡錘波能預測的是睡前和睡後學習能力的差別，也就是學習能力的補充程度。

更令人驚嘆的是，當我們分析睡眠紡錘波這種急促的電活動時，也觀察到異常穩定反覆的電流，在整個腦中以一百到兩百毫秒的間隔重複發生。這個脈衝持續在海馬迴（儲存空間有限的短期記憶體）和皮質（長期儲存記憶的大型硬碟）之間來回。＊ 直到此時，我們才開始認識到睡眠在安靜面貌底下祕密進行的電流運輸：把事實記憶從暫時的儲存裝置（海馬迴）搬移到長期的保險庫（皮質）。這個過程中，睡眠開心的清理海馬迴，幫短期訊息儲存處清出許多可用空間。學習者醒來，昨天的經歷已經轉移到較為長久的安全儲存處，海馬迴能夠再次容納新資訊。在嶄新的一天，他們可以再度開始學習新的事實。

那次實驗之後，我們及其他研究團隊也對夜間睡眠進行同樣的研究，發現同樣的結果：一個人在夜裡的睡眠紡錘波愈多，第二天學習能力的恢復程度也愈好。

....

＊ 字斟句酌的讀者請勿誤解這個類比，以為我相信人腦或甚至學習和記憶的運作方式和電腦一樣。在某些抽象層面，兩者或許相似，但也有許多明確的不同。人腦並不等於電腦，電腦也不等於人腦，只是有些概念上的類比可以幫助我們了解睡眠的生物過程。

思考年長和教育問題

最近，我們把這個研究主題轉移到老化問題上。我們發現年長者（六十到八十歲）無法產生像健康年輕人一樣多的睡眠紡錘波，減少程度達 40%。這導致如下預測：老年人在某個晚上產生的睡眠紡錘波愈少，第二天就愈難把新的資訊塞進海馬迴，因為前一晚短期記憶容量的清空程度沒那麼高。於是我們進行研究，而結果正如預期：老人夜間的睡眠紡錘波數量愈少，第二天的學習能力愈低，要他們記住我們給予的資訊就愈顯困難。睡眠和學習的這種關聯，又多給我們一個理由，相信醫療體系應重視老人對睡眠的抱怨，迫使研究者（包括我自己）去尋找非藥物的新方法來提升全球年長族群的睡眠。

非快速動眼睡眠紡錘波的密度，在睡眠後期的早晨階段特別豐富，夾在兩次較長的快速動眼睡眠之間。所以如果你只睡六個小時或更少，得不到該有的充足睡眠紡錘波，腦就無法讓學習能力恢復，這值得我們從更廣的社會層面來思考。

在稍後的章節，我也會回到這些發現在教育上的意義，而且特別著重在上學時間的議題。過早的上學時間正好妨礙了紡錘波豐富的睡眠階段，這種時刻是否適合教育年輕心智，值得我們反省。

☾ 學習之後的睡眠，幫助鞏固記憶

睡眠對記憶的第二項好處發生在學習之後，這項好處相當於幫新增的檔案按下「儲存」鍵。這樣做，睡眠能夠保全新獲得的資訊，讓新資訊對抗遺忘，這種過程稱為記憶鞏固（memory consolidation）。

自古以來，人們就知道睡眠可以幫助記憶鞏固，這可能也是最早提出來的睡眠功能。史料中的第一筆相關記載出自古羅馬修辭學家坤體良之手，他寫道：

休息一晚，會大幅提升記憶，這是個奇妙的事實，而個中緣由仍未明朗……無論原因為何，當下難以記起的事物在隔天卻可輕易喚出；時間雖然常被認為會導致遺忘，在此卻可以增強記憶力。*

不過，還要等到 1924 年，兩位德國研究者簡金斯（John Jenkins）和達倫巴哈（Karl Dallenbach）讓睡眠和清醒相互較勁（有點像記憶研究者的可口可樂與百事可樂經典爭霸賽），我們才知道誰在儲存記憶的好處上勝出。他們請參與者先記憶一份語文資料，然後研究者在接下來八小時追蹤這些人忘掉新資訊的速度，而這八小時有可能是清醒，或是一夜睡眠。這八小時花在睡眠的人，會幫助新習得的大量資訊鞏固下來，避免這些資訊消失。相對的，在同樣長的一段時間中維持清醒，會讓新近獲得的記憶處於非常危險的狀態，導致遺忘速度加快。☆

簡金斯和達倫巴哈的實驗結果已得到多次的反覆驗證；同樣長的時間中，相較於清醒，睡眠提供的記憶保存優勢介於 20% 到 40% 之間。這個程度不可小覷，一旦我們考慮到比方準備考試時能帶來的差異，或者在演化上有助於記得生存相關的資訊，例如食物來源和水源，還有配偶和捕食者的位置。

深度非快速動眼睡眠是關鍵

後來，在 1950 年代發現非快速動眼睡眠和快速動眼睡眠之後，我們才開始進一步了解睡眠如何幫助記憶的鞏固。一開始的關注焦點，是

---

* Nicholas Hammond, *Fragmentary Voices: Memory and Education at Port-Royal* (Tübingen, Germany: Narr Dr. Gunter; 2004).

☆ J. G. Jenkins and K. M. Dallenbach, "Obliviscence during sleep and waking," *American Journal of Psychology* 35 (1924): 605-12.

找出睡眠的哪一個階段把一天之中印記在腦中的訊息固定下來，不管是課堂上學到的事實、住院醫師訓練中得到的醫學知識，或者會議中討論的營運計畫。

第 3 章已經介紹過，大部分的深度非快速動眼睡眠發生在睡眠前段，而大部分快速動眼睡眠（及較淺的非快速動眼睡眠）則發生在夜間睡眠較後面的部分。在學習許多新資訊後，研究者讓參與者睡覺，但只睡前半夜或後半夜。如此一來，兩個實驗組會獲得同樣的睡眠總量（儘管很短），但前半組的睡眠富含深度非快速動眼睡眠，而後半組則是快速動眼睡眠占優勢。架設好兩種睡眠形式的對戰擂臺，我們便可以問：哪一段睡眠保存記憶的效果更好？是深度非快速動眼睡眠豐富的階段，還是充滿快速動眼睡眠的階段？對於像教科書般以事實為基礎的記憶，結果很清楚：富含深度非快速動眼睡眠的前半夜睡眠，遠勝於富含快速動眼的後半夜睡眠。

2000 年代初期的研究透過稍微不同的方法，也得到相似的結論。參與者在上床睡覺前學習許多事實，接著可以睡八小時，同時頭上連接電極做記錄，第二天早上起床後進行記憶測試。當研究者把受到干涉的睡眠階段和第二天早上仍記得的事實做比對，發現深度非快速動眼睡眠舉足輕重：愈多深度非快速動眼睡眠，第二天還記得的資訊就愈多。這種關聯非常清楚。

如果你是這類研究的參與者，我甚至可以只憑你當晚獲得多少深度非快速動眼睡眠，精準預測出你醒來時的記憶測驗結果，甚至在你還沒做測驗前就辦得到。這就是睡眠和記憶鞏固之間的決定性關係。

把記憶包裹從暫存地點搬到長期存放地

使用磁振造影掃描，我們已能深入探看受試者的腦，觀察記憶在睡前和睡後分別是從腦的什麼位置提取出來。結果發現，在這兩種時

間，取出記憶包裹的位置非常不同。受試者還沒睡覺前，取出記憶的地方是海馬迴，也就是儲存短期記憶的臨時倉庫，那裡對於新的記憶來說是不易久留之地。但第二天早上的情況就不一樣了。經過一整晚充分睡眠之後，記憶移動了。受試者取出相同記憶的地方是新皮質，這裡是以事實為基礎的記憶的長期存放地，記憶在此可以安心久住，甚至可能無限期待在這裡。

我們觀察到，我們每一晚睡眠時，記憶都發生這樣的搬家行動。正如長波無線電訊號可攜帶訊息跨越很長的距離，深度非快速動眼睡眠的慢速腦波就像送貨服務，把記憶包裹從暫時的儲存所（海馬迴）送到較安全而永久的新家（皮質）。透過這種過程，睡眠幫助這些記憶得以長期保存。

從這些發現，加上我先前描述的新記憶形成過程，你會了解到，在非快速動眼睡眠期間（透過睡眠紡錘波和慢波），海馬迴和皮質之間建立起對話，那是非常優美的協同作用。每天早上醒來時，昨天的記憶已經從海馬迴這個短期暫存處，轉送到皮質中的長期住處，因此昨天的經驗已經安全存檔，今天可以用來學習新東西的短期儲存空間也已準備妥當。這樣的循環每日每夜重複，清除短期記憶的快取，以便迎接新訊息的存入，並為過去記憶增更新目錄。

睡眠在夜裡不停修改腦中的資訊架構。即使是白天的小睡，甚至短到只有二十分鐘，只要含有足夠的非快速動眼睡眠，便可提供記憶鞏固的好處。*

....

* 這些發現或許可以賦予日本「居眠り」文化認知方面的解釋；「居眠り」是指不經意的公然打盹（日文原意是「當場睡著了」）。

有益於各年齡層的人類以及其他動物

研究嬰兒、幼兒與青少年，你同樣會發現非快速動眼睡眠對隔夜記憶的好處，有時候效果甚至更強。對處於四十到六十歲之間的中年人來說，深度非快速動眼睡眠持續幫助大腦以同樣的方式保存新訊息，到老年時則隨著深度非快速動眼睡眠的衰退，學習與維持新記憶的能力也會下降，這在前面已經討論過。

以上描述了人生每個階段非快速動眼睡眠和記憶鞏固的關係。而這不只發生於人類。研究顯示，黑猩猩、巴諾布猿和紅毛猩猩睡過覺之後，更能夠記得實驗人員把食物放在哪裡。* 而在親緣關係上離我們更遠的貓、鼠，甚至昆蟲，也明顯展現非快速動眼睡眠的記憶保存益處。

☾ 一邊睡眠，一邊學習

雖然我佩服坤體良，他擁有比科學家早了幾千年的先見之明，並精簡描述睡眠的優點，不過我還是偏愛另外兩位哲學家的說法，他們同樣是在自己時代引領風騷的人物。

這兩位就是賽門（Paul Simon）與葛芬柯（Art Garfunkel），在 1964 年 2 月，他們寫下〈寂靜之聲〉（*The Sound of Silence*）這首歌，歌詞如今已十分聞名，描述到夜裡發生的同樣事件。或許你也熟知這首歌，歌詞一開始他們問候老友黑暗（睡眠），然後說到一天中醒著時的經歷幻化為畫面，悄悄浮現，傳遞給夜裡睡眠中的腦，或者你也可以說這就像是一種舒緩的訊息上傳。他們的描繪含意深遠，形容這些清醒時的經驗有如脆弱的種子，白天時播下，夜晚睡眠時種植到腦中。由於這個過程，

---

* G. Martin-Ordas and J. Call, "Memory processing in great apes: the effect of time and sleep," *Biology Letters* 7, no. 6 (2011): 829-32.

那些經驗在第二天早上醒來時會繼續留存。睡眠使得記憶不會在未來消失，這份完美的歌詞已經為我們整理出來。

睡眠可以修復記憶

　　根據一份非常新近的證據，賽門與葛芬柯的歌詞有必要做一個細微但重要的調整。睡眠不只可以保留住你在睡前學到的東西（有個畫面深植腦海／揮之不去*），甚至會搶救學過之後似乎很快就遺忘的東西。換句話說，一夜好眠之後，你可以再度取回那些睡前想不起來的記憶。就像電腦硬碟中，有某些檔案資料損毀而無法存取，而睡眠在夜間提供了修復服務，把那些記憶從遺忘中拯救出來，因此你在第二天醒來後，可以輕鬆準確找到並提取那些一度無法存取的記憶檔案。這也是在一夜好眠之後，你或許曾有過的「啊，我想起來了」的感覺。

　　在知道非快速動眼睡眠負責讓事實記憶變得永久、還可以挽救有遺失危機的記憶後，我們開始探索各種不同方法，嘗試加強睡眠對增進記憶的效果。成功的方法有兩大類：睡眠刺激，以及目標記憶再活化（targeted memory reactivation）。從精神疾病和神經障礙（包含失智症）的脈絡來考慮這兩種方法，會讓我們更清楚臨床應用的可能性。

睡眠刺激法

　　由於睡眠會表現出腦電波活動的各種模式，睡眠刺激法便是從電著手。2006 年時，一個德國研究團隊進行了一項前瞻性的研究，他們找來一群健康的年輕人，把電極貼到參與者頭上的前側和後側。但科學家並不是為了測量睡眠時的腦波釋放，而是要對腦部施予少量電壓。他們

....

* 　譯注：這是作者摘錄的歌詞，原文是 the vision that was plated in my brain ／ Still remains。

耐心等待，直到參與者進入非快速動眼睡眠最深沉的階段，這時才開啟
腦部刺激器，施以和慢波同步的有韻律電脈衝。這些電脈衝十分微小，
參與者不會有感覺，也不會因此醒來，但是他們的睡眠發生了測量得到
的效果。*

　　相較於睡眠時沒有接受任何刺激的控制組，接受刺激的人不管是
慢波的大小或睡眠紡錘波的數量都提高了。上床睡覺前，全部的人都要
記憶一組新資訊，第二天起床後再接受測驗。透過電刺激可以提升深睡
腦波活動的品質，使得接受刺激的人第二天早上能記得的新資訊，幾乎
是沒接受電刺激的參與者的兩倍。而在快速動眼睡眠或清醒時施予刺
激，並沒有類似的記憶提升效果。只有在非快速動眼睡眠施予刺激，並
與腦本身的慢波節奏同步，才會達成記憶提升的效果。

　　很快的，就有各種為睡眠腦波增幅的方法發展出來。其中一種技
術使用喇叭在枕邊播放微小的聲音，這種滴答聲類似節拍器的聲音，節
奏與人睡眠時的慢波精準同步，幫助睡覺的人維持慢波韻律，產生更深
沉的睡眠。相較於睡覺時沒有同步聲音的控制組，受到聲音刺激的人慢
波的力量會提升，第二天早上的記憶加強程度達 40%，效果驚人。

　　在你扔下這本書，開始在床頭安裝喇叭，或去購買腦電刺激器之
前，請先聽我的勸告。這兩種方法都適用「請勿自行在家嘗試」的警
語。有些人自製了腦刺激裝置，或在網路上購買這類器材，但這些設備
並不符合安全規章。已有報導關於安裝或電壓設定錯誤，導致皮膚灼傷
及暫時失明的案例。在床邊播放滴答聲似乎是比較安全的手法，但傷害
也很可能比好處多。前述研究中的研究人員把聲音的節奏和參與者腦中

....

*　這種技術稱為跨顱直流電刺激（transcranial direct current stimulation, tDCS），和電擊痙攣休克
　治療法（electroconvulsive shock therapy）不同，後者送進腦中的電壓強了數百到數千倍。在
　電影「飛越杜鵑窩」中，傑克・尼克遜對這種療法的後果，做出令人印象深刻的詮釋。

慢波的原本波峰錯開，而沒有與腦波精準同步時，睡眠品質不但沒有提升，實際上還受到干擾。

如果腦刺激器或播放聲音還不夠奇妙，最近有一個瑞士研究團隊在睡眠實驗室中，用天花板垂下的繩索把床架吊起來。床的一邊安裝了滑輪，以便研究者用控制好的速度讓床來回搖晃。自願參與者在這張床上小睡的同時，研究者也記錄他們的睡眠腦波。對於一半的參與者，研究人員等待他們進入非快速動眼睡眠後，輕輕搖晃床；另一半的床則維持不動，作為控制組。緩慢搖晃加深了睡眠的深度，提升慢波的品質，還使睡眠紡錘波的數量加倍。目前還不知道這種透過搖晃加強的睡眠是否也能提升記憶，因為研究者並沒有進行任何類似的測驗。儘管如此，我們自古就有把小孩抱在手臂上或放在搖籃中輕晃，好讓他們熟睡的習慣，這項研究提供了科學上的解釋。

睡眠刺激法很有前景，但也有潛在的限制：這些方法增強的記憶是沒有選擇性的。也就是說，睡前習得的全部資訊，到了第二天都會得到加強。就像餐廳裡價格與菜色固定的套餐，不管你喜不喜歡，每道菜都會端上桌。很多人不喜歡這種形式，因此多數餐廳會給你一大本菜單，讓你可以挑選自己喜歡的菜色。

目標記憶再活化

如果睡眠與記憶有機會能夠這樣任君挑選，會怎麼樣呢？你上床睡覺前，回顧當天的學習經驗，選擇清單中想要加強的項目，點好之後便去睡覺，你知道今晚會上桌的有哪些菜色。第二天早上醒來時，你的大腦已經受到款待，享受到的只有本日自傳式記憶菜單中你事先選擇的項目。

於是，你有所選擇的只加強了想要保留的個別記憶。這一切聽起來像科幻小說，但現在已成為科學事實。這種方法稱為目標記憶再活

化，而且就像很多常見的情形一樣，事實比小說更神奇。

在睡前，我們讓參與者觀看電腦螢幕，畫面上會依序顯現不同的物體，位於螢幕的不同位置，好比說顯示在螢幕右下方的貓，或中央上方的鈴鐺，或接近右上方的水壺。參與者不僅要記得看過的物品，還必須記住物品在螢幕上的位置，總共觀看一百張圖片。睡過覺之後，物品的圖片會再次顯現在螢幕上，但現在都位於螢幕中央，其中有些物品你在前一夜看過，有一些沒看過。如果你發現了看過的物品，就必須用滑鼠把圖片從螢幕中央移到昨天看到的位置。透過這種方法，我們可以評估你是否記得這個物品，以及你記得的位置有多準確。

然而，這裡有個有趣的轉折。原先你在睡前記憶這些圖片的過程中，每次物品在螢幕上顯現時，也會播放相對應的聲音。例如出現貓的圖片時，你會聽到「喵」的一聲，鈴鐺的圖片出現時，則會有「叮鈴」的聲音。所有圖片都伴隨著意義相符的聲音，也就是加上了「聽覺標籤」。當你睡著後，進入非快速動眼睡眠時，實驗者會使用一對喇叭，從床頭兩側對著你睡眠中的腦，小聲播放半數的聽覺標籤（也就是五十種聲音）。這就像是引導人腦進行有目標的搜尋與取回，我們可以有選擇性的使個別記憶再活化，提高這些記憶在睡眠中增強的優先順位。

第二天早上，這些人進行測驗時，回憶效果有非常明顯的差異：睡覺時播放過聲音的物品，被正確記住的數量遠大於沒播放聲音的物品。要知道，那一百件物品的原始記憶在睡眠中都受到處理，然而，藉由聲音的提示，我們影響了某些記憶獲得加強的程度。這就好像你在夜裡從歌曲清單中循環播放「我的最愛歌曲」，我們利用個別化的聲音為線索，挑選了你自傳式記憶中的特定片段，讓它們優先加強。＊

....

＊　這種夜間的再活化方法只會在非快速動眼睡眠起作用，在快速動眼睡眠時期進行並沒有效果。

不難想像，這種做法有無數用途。話雖如此，如果真有能力寫下或重寫自己的生命故事，甚至是別人的生命故事，你或許會有些倫理上的顧慮。目前我們還不到必須真正面對這種道德議題的地步，但如果操縱記憶的方法持續改進，那一天遲早會來臨。

🌙 利用睡眠來遺忘特定記憶？

到目前為止，我們討論了學習後的睡眠具有增強記憶、避免遺忘的力量。然而，從某些角度來說，遺忘的能力和記憶一樣重要。不管在日常生活中（例如忘掉上週把車停在哪裡，改記今天的停車位置）或在臨床上（例如消除使人痛苦、無能為力的記憶，或消除成癮症的渴望感覺），都有需要遺忘的時候。還有，遺忘的好處不只是清除我們不再需要的資訊存貨，也能夠讓腦在提取我們想要的記憶時，只需要動用較少的資源，有點像在整潔的桌面上比較容易找出重要文件一樣。這樣一來，睡眠幫助你保留需要的東西，但不保留你不需要的東西，可以幫助人找出記憶時較為輕鬆。用另一種方法來說，「遺忘」是我們為「記住」所做的付出。

1983 年，發現 DNA 雙螺旋結構的諾貝爾獎得主克里克，決定把思考方向轉到睡眠這個主題。他主張，快速動眼睡眠的做夢功能是為了去除腦中不想要或者重複的資訊，並且把這種資訊命名為「寄生記憶」（parasitic memories）。這是很有趣的想法，但停留在想法的層次將近三十年，沒有任何正式的科學檢驗。2009 年時，我和一名年輕研究生測試這個假說，結果得到的不僅是一些驚喜而已。

我們利用白天的小睡來設計一項實驗。參與者在中午時需要看電腦螢幕上顯現的一連串字彙，一次一個。每個字在螢幕上呈現過後，會出現一個大大的綠色字母 R 或大大的紅色字母 F，指示他們應該要記

住（R）或忘掉（F）剛剛那個字彙。這種情況類似於學生在課堂上剛聽過一段知識後，老師隨即說「剛才講的東西很重要，考試會考」；但有時是「剛才說的東西有錯」，或者「剛才說的東西不會考，不用記住也沒關係」。我們的實驗對每個字彙做出類似的指示，用「要記住」或「要忘掉」來標記。

接著有一半的人進行九十分鐘午睡，另一半則維持清醒。到了傍晚六點，我們測驗每個人對所有字彙的記憶。我們告訴參與者，不管那個字本來的標記是什麼（「要記住」或「要忘掉」），他們在測驗裡要盡可能回想起每個字。

我們想解答的問題是：睡眠會平等的保留每個字嗎？還是會遵從醒著時看到的指令，根據標記，只記住某些字而忘掉某些字？

結果很清楚。睡眠強而有力的，卻是相當有選擇性的，加強保留了原本標記為「要記住」的字，而主動避免去加強被標記為「要忘掉」的字。沒睡午覺的人，則沒有顯示出如此驚人的記憶差異。＊

我們學到微妙但重要的一課：睡眠比我們之前想像的更加聰明。與二十世紀和二十一世紀較早期的假定相反，睡眠並不是一視同仁的詳細保存你在白天獲取的所有資訊。睡眠能夠有所區分，優先挑選哪些資訊獲得最終的加強，哪些資訊不用。睡眠達成這個任務的方法，有可能是利用學習之初與資訊掛鉤的標記，或者也有可能在睡眠時才對那些標記加以鑑別。已有許多研究顯示了類似的記憶選擇，不管是發生在白天的小睡或整晚的睡眠。

我們分析那些午睡之人的睡眠紀錄時，又得到另一項啟發。和克里克的預測相反，篩選那些字彙、區分該不該保留的，不是快速動眼睡

＊　你甚至可以用獎金鼓勵參與者正確回想出所有的字，避免他們本身遵從標記來作答的傾向，但結果還是一樣。

眠，而是非快速動眼睡眠，特別是靈巧的睡眠紡錘波，在幫助區分該記住和該遺忘之間的差異。午睡時，如果有愈多睡眠紡錘波，參與者根據標記而記得和主動不記的效率也愈得到加強。

至於睡眠紡錘波是如何達成這個聰明的伎倆，現在還不清楚。我們目前發現有可能相關的，是和快速的睡眠紡錘波同步的一個腦部迴路活動。這個活動在記憶儲存地（海馬迴）和意向決定的區域（額葉，如「這件事很重要」或「這無關緊要」即是意向）之間重複來回，在睡眠紡錘波期間，每秒鐘發生十到十五次，或許有助於解釋非快速動眼睡眠為何具有區分性的記憶影響力。就像我們在網路上進行搜尋，或使用購物 APP 時先用搜尋條件篩選一樣，睡眠紡錘波提供記憶更加精緻的功能，是讓儲存記憶的海馬迴去和精明額葉中的意向篩選器做確認，挑選出你需要儲存的記憶，放棄不需要的記憶。

現在我們正在尋找方法來掌控這種聰明的選擇能力，看看是否能提升記憶的選擇性保存，並忘掉痛苦或有問題的記憶。這種想法或許促成了奧斯卡金像獎電影「王牌冤家」的故事靈感，劇中人人可以透過特殊的腦部掃描機器來消除不想要的記憶。另一方面，我希望在真實世界中發展出可以從個人記憶庫中有選擇性的弱化或消除某些記憶的精準方法，然後運用在臨床上的確切需求，例如創傷、藥物成癮或藥物濫用。

☾ 睡眠還能加強其他類型的記憶

目前為止，我描述的研究都只和一種類型的記憶有關，也就是以事實為基礎的記憶，就像記住教科書的內容或某人的名字。然而腦中還有許多不同類型的記憶，例如技能記憶（skill memory）。

以騎腳踏車來說，小時候，你爸媽並不是給你一本《如何騎腳踏車》的教科書，要你好好研讀，然後期待你跨上腳踏車便開始熟練的騎

車。沒有人能告訴你如何騎腳踏車。更正確的說，別人是可以試著告訴你，但不管對他們或對你來說，都沒什麼用。如果要學會騎腳踏車，你需要的是實際去做，而非讀書。換句話說，你需要的是練習。每一種動作技能都是如此，不管是學習樂器、運動、動手術，或駕駛飛機。

所謂「肌肉記憶」的說法，其實是一種誤導。肌肉本身並沒有那樣的記憶，如果肌肉沒有連結到腦，就不能進行任何技能活動，肌肉也不能儲存那些技能的操作過程。肌肉記憶，其實是大腦記憶。訓練和加強肌肉可以幫助你把技能記憶的程序執行得更好，但「程序」本身，也就是記憶程式，則確確實實存在於腦中，而且只存在於腦中。

中風病人和鋼琴家的啟發

我在開始探討睡眠對事實學習效果之前多年，曾研究動作技能記憶。有兩項經驗讓我決定進行這些研究。第一件事發生時，我還是英國諾丁罕的大型教學醫院「女王醫學中心」的年輕學生。我當時研究的是運動障礙，特別是脊髓損傷造成的障礙。我嘗試找出把斷掉的脊髓重新接起來的方法，終極目標是讓腦和身體重新連結，可惜那項研究失敗了。但在那段時間，我接觸了各種形式的運動障礙病患，包括中風病人。許多中風病人給我一種深刻印象，是他們在中風之後，運動功能可以逐步恢復，不管是腿、手臂、手指、或語言能力。病人恢復的程度很少達到百分之百，但日復一日、月復一月，他們都有進步。

第二項影響我的重要經驗發生在數年之後，當時我正在攻讀博士學位。那是 2000 年，科學界正宣布下一個十年是「大腦的十年」，預測神經科學將會有什麼重要的進展（結果那些預測是正確的）。在某個慶祝場合，我受邀進行一場關於睡眠的公開演講。關於睡眠對記憶的影響，當時我們所知相對較少，不過我仍然簡短提到當時尚在雛形的一些發現。

演講之後，有一位氣質不凡的紳士來找我，他給人溫和的印象，身穿帶有黃綠色調的毛呢西裝外套，至今我仍清楚記得。談話很簡短，卻在我的科學研究生涯中占有極大的重要性。他感謝我的演講，介紹自己是個鋼琴家。讓他印象深刻的是，我把睡眠描述為活躍的腦部狀態，我們在這個狀態下或許會回顧甚至強化之前學到的東西。接下來他說的話，讓我思索良久，促成了我後來幾年的研究焦點。鋼琴家說：「身為鋼琴家，我有一種經驗，因為很常發生，不太像是偶然。我有時練彈某支曲子，甚至練到很晚，卻仍彈不好，常常在某個樂章某個同樣的地方一再犯下同樣的錯誤。於是我懷著挫折的心情上床睡覺。但第二天早上醒來，坐回鋼琴前面，我竟能夠彈好了，完美無誤。」

熟練加上睡眠，才能夠生巧

「我竟能夠彈好了。」在我想著如何回應時，這句話在我腦中迴響。我告訴這位紳士，這想法非常迷人，而且睡眠幫助音樂家朝向完美演奏，絕對是可能的，只是我並沒有科學上的證據能夠加以支持。他微笑，似乎並不在意缺乏科學實證，他再次謝謝我的演講，向出口走去。而我留在演講廳裡，恍然大悟，這位紳士才剛告訴我的那件事違反了某個教育格言：熟能生巧。這個大家常說且深信不疑的格言，似乎不對。或許是熟練「加上」睡眠，才能夠達到巧妙的境界？

接下來經過三年的研究之後，我發表了一篇相關論文，並在後續研究中蒐集證據，最後終於可以確認這位鋼琴家對於睡眠的美妙直覺。對於因中風受損或受傷的大腦如何能夠「一天天」（或應該說是「一夜夜」）逐漸恢復某種程度的技能運動，這些發現也提供了解釋。

那時我已接受哈佛醫學院的職位，與我當時的指導者，現在是長期合作夥伴兼好友的史提高德（Robert Stickgold），一起嘗試了解腦在沒有進一步練習的狀況下是否能夠繼續學習，又是如何達成的。時間必然

發揮某種作用，不過，有三種不同的可能性必須釐清。促成技能記憶到達完美境界的，到底是：一、時間；二、醒著的時間；還是三、睡著的時間呢？

我召集了許多慣用右手的人，讓他們用左手在鍵盤上學會以特定順序打字，例如 4-1-3-2-4，而且愈快愈準確愈好。就像學習彈奏鋼琴音階，他們反覆練習這個需要動作技能的序列，共練習十二分鐘，中間只有短暫休息。不出所料的是，在這段練習之後，他們的表現都進步了，畢竟熟能生巧。然後過十二小時再測驗一次。練習過這個序列的人，有一半是在早晨練習，並維持清醒直到當天晚上接受測驗。另一半則是在晚上練習，也是過了約十二小時後再次接受測驗，但中間經過完整的八小時夜間睡眠。

並沒有證據顯示，整天維持醒著的人表現有明顯進步。然而，那些練習後的十二小時之間睡了一晚的人，再測驗時的速度表現上大幅躍升了 20%，準確度更提升了將近 35%，情形與最初的鋼琴家描述相符。重要的是，那些早晨練習這種動作技能（且到晚上並無進步）的人，再過了十二小時且經過整夜的睡眠後，表現也有同樣的躍升。

換句話說，即使在沒有進一步練習的情況下，你的大腦仍會持續增進技能記憶，這實在相當神奇。然而，這種延宕式的「離線」學習，只有在睡覺時發生，同樣長的時段如果維持清醒便不會發生，而且不管先醒或先睡也都會發生。光是熟練不能生巧，而是練習之後，經過一夜睡眠，才能達到「巧」的境界。我們繼續研究，發現不管你學習的動作序列是長是短（例如 4-3-1-2 相對於 4-2-3-4-2-3-1-4-3-4-1-4），也不管是用到單手或雙手（類似彈鋼琴），這種增進記憶的情形都能發生。

進一步分析運作序列內的各個單元，讓我們發現睡眠到底是如何使技巧完美的。經過長時間的初期訓練後，參與者仍會覺得一個序列（例如 4-1-3-2-4）中有某些特定的地方難以克服。在我檢視敲擊鍵盤

的速度時，這些問題點的表現也明顯不同，有的是在特定地方暫停的時間特別長，有的是一直在同樣的地方犯錯。舉例來說，相對於完美的打出 4-1-3-2-4、4-1-3-2-4，某個人可能會這樣打鍵盤：4-1-3（暫停）2-4、4-1-3（暫停）2-4，就好像一口氣做完整個序列實在太過困難，所以把動作序列分段。不同的人發生暫停問題的位置各有不同，不過幾乎所有人都有一兩個這樣的困難點。我檢驗過的人實在太多了，到後來只要聽到他們訓練時發出的打字聲，我就可以知道每個人的困難點發生在序列的哪裡。

然而在他們睡過一夜之後再度測試時，我耳朵聽到的聲音完全不同。就算我還沒分析數據，也知道發生什麼事：這些人的技術變得精熟了。睡過一覺後，這些人敲擊鍵盤變得流暢無礙。之前的停頓已經消失，現在是不假思索的連續敲出，這就是動作技能學習的終極目標；4-1-3-2-4、4-1-3-2-4、4-1-3-2-4，迅速而近乎完美。睡眠有系統的從動作記憶中辨認出有困難的地方，並加以修正。這個發現讓我重新想起那位鋼琴家所說：「但第二天早上醒來，坐回鋼琴前面，我竟能夠彈好了，完美無誤。」

我在參與者睡過覺後對他們進行腦部掃描，看到這種令人欣喜的技巧進步是如何達成的。再一次，睡眠搬運了記憶，但結果和教科書式記憶的情形不同。相對於儲存事實是把記憶從短期儲存處轉運到長期儲存處，動作記憶則是被轉移到在意識之下獨立運作的腦部迴路，因此這些靈巧的動作變成本能般的習慣。這些動作輕鬆自如的從身體表現出來，不需費力和刻意操作。這表示睡眠幫助大腦把這些動作序列變得自動化、輕鬆自如，就像是第二天性，這也正是許多奧運教練的目標，期望自己的頂尖運動選手技巧能達到完美。

在這項將近十年的研究中，我最後找出了隔夜動作技能提升是發生在哪個睡眠類型，這個發現也帶來社會和醫療上的反思。這種有效率

的自動化提升了速度和準確度，與非快速動眼睡眠第二期的量直接相關，在一夜八小時睡眠中的最後兩小時特別多（也就是說，如果你晚上十一點睡著，會落在第二天早上的五點到七點）。沒錯，就是那些美妙的睡眠紡錘波的數量（睡眠紡錘波最豐富的時間，就是醒來之前的那兩個小時），與離線記憶的加強有關聯。

更驚人的事實是，學習過後增加的紡錘波，只在運動皮質上方的頭皮區域偵測得到（就在頭頂前方），在別的區域是沒有的。如果我們在強迫練習動作技能的區域偵測到愈多睡眠紡錘波，醒來後的表現進步愈多。有許多研究團隊也發現類似的「局部睡眠」與學習相關的效應。對於動作技能記憶，睡眠腦波就像個優秀的按摩師，按摩師在為你進行全身按摩時，也能特別加強需要按摩的局部區域；同樣的，睡眠紡錘波在腦的每個部分都會產生，但會特別著重在當天學習時工作得特別努力的局部區域。

☾ 提升運動表現的最強因子

與現代生活最有關係的，或許是我們發現的時段效應。睡眠的最後那兩小時，正是許多人認為可以省略來早早開啟一天生活的時間，我們因此錯過了早晨那場睡眠紡錘波的盛宴。這也讓我們想起，典型的奧運教練總是嚴格而規律的要求運動員長時間練習一整天，然後又要運動員第二天一大清早起床繼續訓練。這麼一來，教練可能無意間但很有效的把腦中動作記憶發展的重要階段給抹除了，而那個階段正可以使運動員的技巧更為純熟。

考慮到職業運動場上，金牌和最後一名之間的差異實在非常微小，那麼獲得任何競賽優勢，都有可能影響你是否會聽到自己的國歌在體育館中迴盪，而這就包括了由睡眠自然提供的優勢。委婉的說就是：

你若不睡，只怕心碎。

百公尺短跑明星「閃電」波特（Usain Bolt）有多次在賽前小睡一番的事蹟，包括在破世界紀錄前幾小時，以及後來贏得奧運金牌的決賽之前。我們的研究支持他的智慧：白天的小睡，除了可以儲存能量和降低肌肉疲勞，如果含有數量充分的睡眠紡錘波，也會對動作技能記憶帶來顯著的提升。

自從我們的發現之後，有多項研究顯示睡眠可以提升動作技能，無論是青少年、業餘或頂尖運動員，項目包括網球、籃球、足球、美式足球、划船等各式各樣的運動。因為效果太驚人了，在 2015 年，國際奧林匹克委員會發表了一份共識聲明，強調睡眠對於男女運動員的運動發展具有重要性與必要性。*

職業運動團隊對此特別注意，而且理由很充分。最近我在美國和英國分別為幾支國家籃球隊和足球隊進行演講。面對球隊經理、工作人員和球員，我告訴他們，有一種能提升表現的最巧妙、有效與強大（而且合法）的因子，這種因子真正具有使他們贏得比賽的潛力，那就是「睡覺」。

我用超過七百五十份科學研究來支持這項主張，這些研究探討了睡眠和人類表現的關係，其中更有許多特別以職業和頂尖運動員為研究對象。只要一晚睡眠少於八小時，尤其是少於六小時時，就會發生下列狀況：生理上到達筋疲力竭的時間縮短了 10% 到 30%，且有氧能力也會顯著下降；四肢伸展力和垂直跳高也發生類似的損害，肌力強度的最高峰和持續力也下降；還有心血管、代謝、呼吸能力受損會拖累睡眠不

----

* M. F. Bergeron, M. Mountjoy, N. Armstron, M. Chia, et al., "International Olympic Committee consensus statement on youth athletic development," *British Journal of Sports Medicine* 49, no. 13 (2015): 843-51.

足的身體，包括乳酸的累積加快、血氧飽和度降低、血液中的二氧化碳升高，部分原因在於肺可以呼出的空氣量減少。甚至，身體在運動時透過流汗來降溫的能力（這也是達到最佳表現的關鍵之一），也會因為睡眠減少而受損。

　　然後還有受傷的風險。對所有參賽運動員和他們的教練來說，受傷是最大的夢魘。對職業運動隊伍的經理也是如此，因為運動員就像是昂貴的財務投資。就受傷來說，緩和風險的最佳保險就是睡眠了。2014年有一份針對青少年運動選手的研究*，說明比賽期間長期睡眠不足，受傷風險會明顯高很多（圖 10）。

圖 10：睡眠不足與運動傷害的關係

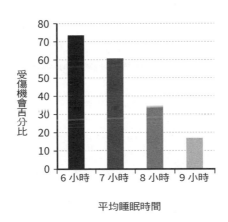

運動團隊為選手付出好幾百萬美元，毫不吝惜提供各種醫療和營養照護給這些珍貴的人類資產，以強化他們的優異天賦。然而大部分團

....

* M. D. Milewski et al., "Chronic lack of sleep is associated with increased sports injuries in adolescent athletes," *Journal of Paediatric Orthopaedics* 34, no. 2 (2014): 129-33.

隊卻忽視了一項重要元素，使得這些職業優勢大打折扣，這項元素就是選手的睡眠。

即使是意識到賽前睡眠重要性的團隊，聽到我說比賽後的睡眠同樣重要（就算沒有更重要）的時候，仍然嚇了一跳。比賽之後的睡眠會加速生理上的復原，例如一般性發炎的復原、刺激肌肉修復，以及透過葡萄糖和肝醣，幫助細胞重獲能量。

我會給予這些運動團隊整套結構化的睡眠建議，讓他們可以實行，幫助運動員的潛力得以完全發揮。但在那之前，我會先提供來自美國國家籃球協會（NBA）的證據，這份數據測量的是伊格達拉（Andre Iguodala）的睡眠，他目前屬於金州勇士隊，我的在地球隊。根據睡眠追蹤數據，圖 11 顯示出他一晚睡眠超過八小時和少於八小時的表現：*

圖 11：NBA 球員表現
超過八小時睡眠 vs. 少於八小時睡眠

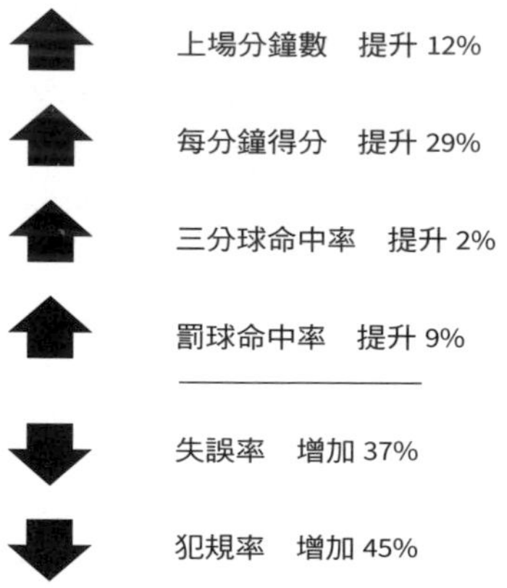

⬆	上場分鐘數	提升 12%
⬆	每分鐘得分	提升 29%
⬆	三分球命中率	提升 2%
⬆	罰球命中率	提升 9%
⬇	失誤率	增加 37%
⬇	犯規率	增加 45%

---

* Ken Berger, "In multibillion-dollar business of NBA, sleep is the biggest debt" (June 7, 2016), accessed at https://www.cbssports.com/nba/news/in-multi-billion-dollar-business -of-nba-sleep-is-the-biggest-debt/.

一般人與病人學習動作技能，也需要仰賴睡眠

當然，從事職業運動的人畢竟是少數。但是我們很多人一生當中，身體會進行許多活動，也必須時時學習新的技能。學習動作與一般身體活動是我們生活的一部分，從很平常的活動（好比學會在新款筆電上打鍵盤，或在不同大小的智慧型手機上發訊息），到很重要的動作（例如有經驗的外科醫師學習操作新的內視鏡，或飛行員學會駕駛不同或新型的飛機）都是，因此我們一直需要且仰賴非快速動眼睡眠，來精進並維持那些動作。

為人父母者可能有興趣知道，人類一生中學習動作技能最驚人的階段，發生在出生後第一年，包含了我們開始站立與行走的時期。難怪我們可以看到，非快速動眼睡眠第二期（包括睡眠紡錘波）的尖峰，就出現在嬰兒從爬行轉換到步行的時段。

轉了一大圈，又回到我多年前在女王醫學中心對於腦部損傷的研究，現在我們發現中風病患的運動功能能夠一天天逐漸恢復，有部分原因來自於睡眠夜復一夜的辛勤工作。中風之後，腦開始重新組織剩下的神經連結，並在損傷區域周圍萌生新的連結。運動功能某種程度上可以恢復，背後原因正在於這種有彈性的組織再生及新連結的誕生。

我們現在已有初步證據，說明睡眠是幫助神經恢復的一項重要因素。當前的睡眠品質可以預測運動功能逐漸回復的情形，以及進一步影響重新學習各種運動技能的成果。* 如果有更多類似的發現，那麼睡眠將有可能正式成為腦傷病人的醫療輔助方法，或甚至前面提過的睡眠刺

....

* 　K. Herron, D. Dijk, J. Ellis, J. Sanders, and A. M. Sterr, "Sleep correlates of motor recovery in chronic stroke: a pilot study using sleep diaries and actigraphy," *Journal of Sleep Research* 17 (2008): 103; and C. Siengsukon and L. A. Boyd, "Sleep enhances off-line spatial and temporal motor learning after stroke," *Neurorehabilitation & Neural Repair* 4, no. 23 (2009): 327–35.

激法也可能成為醫療手段。目前醫學辦不到的許多事，睡眠都可以做到。只要有科學證據能夠證實，我們就應該善加利用這個強而有力的工具，提升病人的福祉。

☽ 睡出創意

睡眠對於記憶的最後一項好處，或許也是最驚人的一項就是：創造力。睡眠提供了夜間劇場，你的腦在這座劇場中，可以對儲存其中的大量資訊進行測試、建造連結。這項任務使用了一個奇怪的演算法，傾向於找出距離最遠、最不明顯的連結，與 Google 搜尋反其道而行。

睡覺時的大腦使用清醒大腦絕不會嘗試的方式，把完全不同的知識連結起來，產生出令人驚豔的問題解決能力。至於這種特異的記憶混搭會產生什麼樣的意識經驗？你或許不會驚訝，這發生在做夢的階段，也就是快速動眼睡眠。

在更後面探討夢的章節中，我們會完整探索快速動眼睡眠的好處，在此我只先簡單說明：快速動眼睡眠做夢階段會把訊息拿去進行鍊金術，由此變出人類歷史上最具顛覆性的非凡想法。

第 7 章

超越金氏世界紀錄的極限

睡眠剝奪對腦的可怕影響

在確鑿科學證據的衝擊之下，《金氏世界紀錄大全》不再接受想打破睡眠剝奪世界紀錄的認證申請。我們可以回想一下，金氏世界紀錄可以接受以下行為：保加拿（Felix Baumgartner）身著太空裝，乘著熱氣球飛到三十九公里高空的外圍大氣層，他打開艙門，站在懸吊於地球上方的梯子頂端，然後朝著地表自由落下，最高速度達到每小時一千三百五十八公里，光靠自己的身體就突破音障，製造出音爆。

然而，剝奪睡眠的風險卻被認為比這個例子高出許多。事實上，證據顯示，風險高到令人無法承受。

有力的證據是什麼呢？接下來兩章，我們會學到，睡眠不足為何會對大腦造成毀滅性的影響，又是如何造成的。睡眠不足與無數神經與精神疾病有關（例如阿茲海默症、焦慮症、憂鬱症、雙極性疾患、自殺、中風及慢性疼痛），也與身體每一套生理系統有關係，因此連結到更多障礙與疾病（例如癌症、糖尿病、心臟病、不孕、體重增加、肥胖以及免疫缺乏）。人體的每個面向，都逃不過睡眠不足的毒害。我們將會看到，包括社會、組織、經濟、身體、行為、營養、語言、認知和情緒，我們的各個環節都與睡眠息息相關。

本章將討論睡眠不充足對腦的可怕影響，有時會要人命。下一章則談到缺乏睡眠對身體的各種影響，具有同樣的毀滅性和致命後果。

🌙 短暫失去專注力，就可能出人命

睡眠不夠，可以透過許多方法殺死你。有些比較花時間，有的則很快。即使是最少量的睡眠不足，也會影響大腦的專注力。喪失專注力會對社會造成致命的後果，又以疲勞駕駛帶來最明顯也最要人命的影響。在美國，每小時都有人死於疲勞相關的交通事故。

疲勞駕駛導致的事故有兩個主因。首先是駕駛人睡著，不過這並不常見，通常需要駕駛人受到嚴重的睡眠剝奪（超過二十小時沒闔過眼）才會發生。其次是較常見的原因，即專注力暫時喪失，這稱為微睡眠（microsleep），只會出現幾秒鐘，這短暫時間中，眼皮會近乎闔上或完全閉起來。通常發生在睡眠長期受限的人身上，是指夜間睡眠慣常少於七小時。

在微睡眠時，大腦會短暫失去對外界環境的知覺，不只是視覺，還包括所有認知管道，多數時候你不會察覺微睡眠的發生。更嚴重的問題是，你操作方向盤或踩煞車所需要的行動，也會暫時失去控制能力。結果是，開車時你不需要睡著十到十五秒的時間就能喪命，只要兩秒就足夠了。車子時速五十公里，兩秒鐘的微睡眠只要造成些微的方向飄移，就足以導致你的車子完全駛入別的車道，而且還可能是對向車道。如果發生在時速九十五公里，那就可能是你一生中最後一次的微睡眠了。

美國賓州大學的丁吉斯（David Dinges）是睡眠研究的權威，也是我個人的偶像，他對這個基本問題做出了有史以來比所有科學家都要完整的解答：人類的循環利用週期有多長？換句話說，人最長可以多久不睡覺，還能維持客觀上的表現正常？人類每晚可以少睡多少、連續多

少夜，還不至於讓腦部的重要過程失效？睡眠受到剝奪的人，會意識到自己的情形有多糟嗎？補眠需要補多少夜，才能讓睡眠不足的人恢復穩定的表現？

即使每晚睡六小時，長期下來仍有不良影響

丁吉斯的研究採用非常簡單的注意力測驗，來測量專注力。在一段特定時間內，受試者一看到盒子上凸起的燈或電腦螢幕上的光點亮起，必須立刻按鈕，他們是否按鈕，以及反應時間都會記錄下來。之後燈或光點又再次亮起，受試者必須再次反應。燈亮的時間並不規則，有時會一連串很快亮起，有時中間隨機暫停達數秒鐘之久。

聽起來很簡單？你試著連續做十分鐘看看，而且每天做，持續十四天。丁吉斯的研究團隊便以這種方式，在實驗室嚴格控制的環境下，讓很多人做這個測驗。

一開始，所有人在測驗前都有完整的八小時睡眠，可以在獲得充分休息的情況下接受評估。然後受試者分成四個實驗組。有點像藥物試驗，每個組別各得到不同的睡眠剝奪「劑量」：有一組連續七十二小時不能睡覺，也就是連續三晚不睡；第二組每晚可睡四小時；第三組每晚可睡六小時；幸運的第四組每晚可睡八小時。

他們有三項重要發現。首先，雖然不同程度的睡眠剝奪都造成反應時間延長，但更特別的是，參與者會短暫的完全停止反應。評估想睡程度最敏銳的指標，並不是反應變慢，而是完全不反應。丁吉斯記錄到的是失神，也就是微睡眠，這對應到真實生活中的情形是，你沒發現有個小孩為了追一顆球，而跑到你的車了前面。

丁吉斯描述這個發現時，常讓人聯想到醫院裡心跳監測器的嗶嗶聲。回想一下你在電視影集中看到的，醫師在急診室中竭力搶救病人時的音效。本來是穩定的嗶、嗶、嗶，這相當於你在獲得充分休息後，進

行視覺注意力任務時的反應：穩定且規律。但睡眠受到剝奪時，你的表現相當於病人心跳停止時的音效：嗶、嗶、嗶——。你的反應不見了。沒有意識反應，也沒有動作反應，這就是微睡眠。然後心跳恢復，就像你的反應又回來了：嗶、嗶、嗶，但是只維持一小段時間。很快的，又是另一次心跳停止：嗶、嗶、嗶——。微睡眠又發生了。

比較這四個實驗組一天天的失神，也就是微睡眠的次數，丁吉斯有了第二項重要發現。實驗進行了兩週，每晚獲得八小時睡眠的人，維持穩定且近乎完美的表現。而連續三晚不能睡覺的人，發生災難性的失誤，這並不令人意外。沒睡覺的第一晚之後，他們的失神（沒反應）提高了 400%。令人意外的是，第二和第三晚沒睡之後，失誤仍以同樣的比例提升，彷彿只要繼續不睡，失誤程度還是會繼續提升，並不會緩和下來。

不過，最值得讓人深思的，是另外兩個只剝奪部分睡眠的實驗組。連續六晚只睡四小時的人，表現與那些連續二十四小時沒睡的人一樣糟，也就是微睡眠的次數增加了 400%。到了第十一天，他們的表現更差了，和那些連續兩晚、也就是連續四十八小時沒睡的人相當。

從社會角度來看，最令人憂心的是那些每晚睡六小時的人，這個時數可能對許多讀者來說並不陌生。每晚睡六小時，連續十天之後，表現失常的程度就和連續二十四小時沒睡的人一樣。四小時和六小時實驗組所累積的表現缺失也和完全沒睡組一樣，沒有趨於平緩的跡象。以上跡象都顯示，如果實驗繼續下去，數週甚至數個月間的表現有可能只會持續惡化。

另有一項研究，由美國華特瑞德陸軍研究所（Walter Reed Army Institute of Research）的貝倫基（Gregory Belenky）所主導，差不多同時發表了幾乎一樣的結果。他們也測試了四組參與者，不過是在七天之中，分別安排九小時、七小時、五小時和三小時的睡眠。

☾　當你睡眠不足時，無法評估自己的狀況有多糟

第三項重要發現，這兩份研究都有提到，我個人認為是傷害性最嚴重的。當受試者被問到對自己注意力缺失程度的主觀感覺時，總是低估了本身的不佳表現。對於自己實際的客觀表現，他們的評估差勁到悲慘的程度，就像是有個人在酒吧喝了太多杯之後，拿起車鑰匙，很有自信的告訴你：「我可以開車回家，沒問題的。」

另一項同樣會造成問題的情況，是基準的滑動。一個人如果睡眠連續數月甚至數年受到限制，對自己的表現缺失、警覺性降低和活力減低都會變得習慣。這種疲憊感變成當事人接受的常態或基準。沒察覺到自己長年睡眠不足的人，變得對自己的心力和體力狀態妥協，甚至對逐漸累積的健康問題也是。他們腦中並沒把睡眠和這些問題連結起來。

根據流行病學對平均睡眠時間的研究，有數百萬人在不知不覺間讓好幾年的生命遠離身心最佳的狀態，由於持續睡眠不足，從來沒把身心潛力發揮到極致。睡眠科學研究已經發展六十多年了，讓我無法接受任何人說：「我　晚只要睡四、五個小時就夠了。」

疲勞駕駛和酒後開車一樣危險

回到丁吉斯的研究結果。你可能會預料，經過一晚的充分補眠後，所有參與者都能夠恢復理想表現，就像許多人在週末多睡些以補償週間的睡眠債一樣。然而，即使經過三晚的補眠，這些人的表現也不會恢復到實驗最初擁有規律八小時睡眠的基準表現。所有組別都沒辦法睡足先前損失的睡眠時數。我們已經知道，人腦就是做不到。

後來還有另一份令人不安的研究。澳洲的研究者找來兩組健康的成人，讓其中一組飲酒，達到當地違法駕駛的臨界值（血液中的酒精濃度達 0.08%），另一組則剝奪一晚的睡眠。兩組都進行專注力測試，來

評估注意力的表現，特別是失神的次數。結果，維持十九小時沒睡，睡眠受到剝奪的人，認知缺失的程度和那些飲酒開車的人相同。換句話說，如果你早上七點起床，整天沒睡，然後和朋友玩到很晚，甚至也沒喝酒，到凌晨兩點開車回家時，你注意路況的認知受損狀態和酒駕是一樣的。事實上，這個實驗中的人在維持十四小時沒睡之後（在前述情境中相當於晚上十點的時候），表現就開始急轉直下。

在多數已開發國家，車禍都名列主要死亡原因。2016 年，位於華盛頓特區的美國汽車協會交通安全基金會公布了一項研究結果，這份研究詳細追蹤美國七千多位駕駛人超過兩年的時間。* 其中重要的發現如圖 12，顯示疲勞駕駛對於車禍的影響有多麼嚴重。

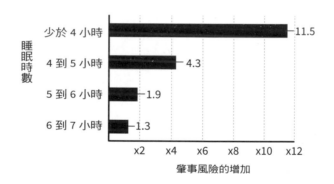

圖 12：睡眠不足與車禍的關係

睡眠四到五小時，肇事機率會增加 3 倍。如果前夜睡眠低於四小時，肇事機率變成 11.5 倍。注意圖中睡眠量的減少與肇事死亡率提升

---

* Foundation for Traffic Safety. "Acute Sleep Deprivation and Risk of Motor Vehicle Crash Involvement," accessed at https://aaafoundation.org/acute-sleep-deprivation-risk-motor-vehicle-crash-involvement/.

的關係並不是線性的，而呈現指數關係。只要少睡一小時，肇事機率就會大幅提升，而不只是升高一點點而已。

酒駕又疲勞駕駛會怎樣？

酒駕和疲勞駕駛本身都有致命風險，但如果兩者同時發生呢？這是個值得提出的問題，因為多數酒駕發生在凌晨而非中午，這表示酒駕的人往往同時處於睡眠剝奪的狀態。

我們現在可以利用駕駛模擬機，以真實但安全的方式來監測駕駛人所犯的錯。有一個研究團隊把參與者分為四群：一、八小時睡眠；二、四小時睡眠；三、八小時睡眠加上達到酒駕標準的飲酒量；四、四小時睡眠加上達到酒駕標準的飲酒量；藉由上述虛擬工具，檢測他們完全衝出車道的次數。

八小時睡眠組幾乎沒有犯超出車道的錯誤。只睡四小時的第二組，比起充分休息而清醒的第一組駕駛，犯錯次數達六倍。至於有八小時睡眠但相當於酒駕的第三組，犯錯次數與第二組相當。酒駕和疲勞駕駛都很危險，而且同樣危險。

至於第四組的表現，合理的預期是前兩組情況相加：四小時睡眠加上飲酒，即相當於偏離車道的失誤可達十二倍，然而實際上卻糟得多。比起充分休息而清醒的第一組，第四組犯錯次數達三十倍之多！這份由睡眠不足和酒精調和成的雞尾酒，效果並不是相加，而是相乘的。兩者互相放大，就好像兩種分別對人有害的藥物，同時服下時，因為交互作用而產生可怕的後果。

經過三十年的徹底研究後，我們現在可以回答前面提出的許多問題。人的循環利用週期大約是十六小時，連續清醒十六小時之後，腦就開始不給力了。人類每晚需要超過七小時的睡眠來維持認知表現。連續十天只睡七小時，大腦功能出現障礙的程度，就像連續二十四小時沒睡

覺一樣。連續一週睡眠不足時，經過三晚的補眠（超過週末的兩晚）是無法把表現修復到正常水準的。最後，人腦在睡眠不足的情況下，沒辦法準確感覺自己睡眠不足的程度。

疲勞駕駛的事故，多過酒駕和吸毒開車相加

在稍後的章節，我們會回來探討這些研究成果的後續意義，不過在此關於疲勞駕駛的實際後果值得特別一提。就從現在開始的一週內，美國會有超過兩百萬人在開車時睡著。這相當於每天超過二十五萬人，週間顯然會比週末多。每個月有超過五千六百萬名美國人承認，他們在開車時感覺愛睏。

結果就是，每一年，美國有一百二十萬件交通事故是由於睡眠不足引起的。換個方法說：你在看這本書的當下，平均每三十秒，在美國就有一宗因睡眠不足引起的交通事故。也就是說，你在閱讀這一章的期間，很可能有人因為疲勞駕駛引發的事故而喪命。

可能會令你吃驚的是，疲勞駕駛導致的交通事故，比酒駕和吸毒開車兩者相加起來還多。單單疲勞駕駛就比酒駕還糟。可能有人覺得這種說法爭議性過高或不負責任，我並不是想為應受到譴責的酒駕行為護短。然而，我的論點可以這樣簡單說明：酒駕通常會讓踩煞車和閃避的「反應變慢」；但當駕駛人睡著，或進入微睡眠狀態，卻會變得「完全失去反應」。

陷入微睡眠或甚至睡著的駕駛人不會踩煞車，也不會試圖防止意外發生。因此，疲勞駕駛導致的車禍，通常比飲酒或吸毒造成的車禍更為致命。直白的說，如果駕駛人在高速公路上睡著，就等於是有一枚一公噸重的導彈，在無人控制的情形下，以時速一百公里的速度前進。

汽車駕駛人還不是唯一的威脅，更危險的是睡眠不足的卡車駕駛人。美國的卡車駕駛人約有 80% 過重，50% 屬於臨床上的肥胖。這使

得卡車駕駛人患有睡眠呼吸中止症的風險更高，這種病症常伴隨嚴重
打鼾，又會造成長期的嚴重睡眠剝奪。因此這些卡車司機發生交通事故
的風險比一般駕駛人高 200% 到 500%。而當卡車司機因疲勞駕駛而喪命
時，平均還會連帶造成另外 4.5 人的死亡。

　　事實上，我要主張疲勞、微睡眠或睡著所造成的車禍，並不是意
外事故（accident）。這些根本不是意外，而是衝撞（crash）。根據《牛津
英文詞典》的定義，意外（accident）是不可預期的事件，沒有明顯原
因，或是隨機發生。但疲勞駕駛造成的死亡，並不是隨機發生的，也不
是沒有原因的。這些事故是可預期的，而且直接原因就是睡眠不足。因
此疲勞駕駛不僅是不必要，也是可以避免的行為。可悲的是，多數已開
發國家政府的交通安全教育預算，花費在預防疲勞駕駛上的經費，不到
對抗酒駕的 1%。

真實的悲劇事故

　　即使是立意良善的公共安全資訊，也可能因為統計數據太多而失
焦。真人真事的悲劇通常能讓警訊變得真切，而我知道的例子就有數千
件。下面讓我描述一個真實事件，希望能幫助你免於疲勞駕駛的傷害。

　　2006 年 1 月，美國佛羅里達州的尤尼昂郡，有一輛載有九名兒童的
校車在一個「停車再開」交通標誌前暫停下來。另一輛載了七名乘客
的龐帝克的「博納維爾」（Bonneville）汽車也在這輛校車後面停下。這
時，一輛八輪大卡車從這兩輛車後方直衝過來，完全沒有減速。卡車先
撞上龐帝克並從上方輾過去，接著撞上校車，三部車繼續前進，越過一
個溝渠後仍停不下來，此刻已經潰不成形的龐帝克陷入火海，而校車一
邊以逆時針方向旋轉，一邊衝到對向車道，且車尾朝前的往前進。校車
繼續滑動約一百公尺，直到超出道路，撞上一排大樹。撞擊力讓九名兒
童中的三名飛出窗外。龐帝克的七名乘客無一倖免，校車司機也死亡，

而卡車司機和校車上的九名兒童受到重傷。

卡車司機本身是擁有卡車駕照的合法駕駛人，血液檢驗結果也完全沒有測出藥物反應。然而，後來發現，這名司機在事故之前已經連續三十四小時沒有睡覺，所以才會在開車時睡著。龐帝克上死亡的七名乘客都是兒童或青少年，其中五名兒童是同一家人。年紀最大的青少年是合法駕駛，年紀最小的則是只有二十個月大的嬰兒。

想睡時千萬不要開車

我希望讀者能從本書獲得很多東西，但最重要的就是：如果你在開車時感到昏昏欲睡，請你務必一定要停下來。因為那是會害死人的，身上背著人命可不是開玩笑的事。雖然有人會告訴你各種開車時對抗疲勞的伎倆，但是千萬別誤信。* 很多人以為自己可以靠意志力戰勝瞌睡，不過很遺憾的是，那是不可能的。如果你認為可以，就會危害到你自己、你車上的家人或朋友，以及其他用路人的生命。有些人只在開車時打了一次瞌睡，就永遠失去生命。

如果你發現自己在開車時感到睏倦，或甚至睡著，請停下車來，找地方過夜。如果你真的一定得趕路，而且審慎考慮過，即使冒著生命危險也一定要繼續這趟旅程，那麼請把車子開到路邊安全的停車處，小睡片刻（二十到三十分鐘）。醒來後，不要立刻開始開車，因為那時你會有睡眠慣性（sleep inertia），也就是剛醒來時覺得還沒完全清醒的效應。請再等二十到三十分鐘，如果需要，或許先喝杯咖啡，然後才上路。不過，這只能讓你維持到下一次需要休息的時候，而且一次次的效

....

* 關於開車時對抗疲倦的伎倆，常見的迷思包括：把收音機音量放大、打開車窗、往臉上吹冷風、往臉上拍冷水、講電話、嚼口香糖、拍自己、捏自己、打自己、答應給自己獎賞以保持清醒。

果會愈來愈差。最重要的是，不要為了趕路，而賠上寶貴的生命，那樣絕對不值得。

小睡有幫助嗎？

在 1980 和 1990 年代，丁吉斯和高明的羅斯金（Mark Rosekind，後來擔任美國國家公路交通安全管理局的局長）合作進行了一系列突破性的研究，主題是在無法避免睡眠剝奪的情況下，探討小睡的優缺點。他們創造了「強力小睡」（power nap）一詞（或說他們被迫接受這個用詞）。他們的研究主要針對航空業，以長途飛行的飛行員為對象。

飛行最危險的時刻是降落，因為發生在整個航程的末尾，也是飛行員睡眠剝奪程度達到最大的時刻。回想你自己在一段長途隔夜的越洋飛行最後有多疲憊、想睡，那時你可能已經出門在外超過二十四小時。你會覺得自己正處於最佳狀態，準備好讓一架波音七四七和裡面的四百六十七位乘客安全降落嗎？你辦得到嗎？在航空業界，飛行的最後階段是指由開始下降到著陸的這段過程，而「機身全毀」（飛機墜毀的委婉說法）的事故，有 68% 發生在這個階段。

提早小睡，效果更好

這些研究者的目標是回答美國聯邦航空管理局（Federal Aviation Administration）提出的問題：如果在三十六小時中，飛行員只能有短暫小睡的機會（四十到一百二十分鐘），那麼應該在什麼時候小睡，才能使認知疲乏與注意力缺失最小化？應該在第一晚開始入夜的時候、午夜時分，或是隔天早晨？

丁吉斯和羅斯金以生物學為基礎做出了的聰明預測，乍看似乎不符合直覺。他們相信，在一整段即將發生的睡眠剝奪的開端就小睡，可

以有一些緩衝；儘管這種效果只是暫時的，也不完全，這段緩衝仍可保護大腦免於可能造成災難的專注力缺失。結果他們答對了。比起在半夜或隔天清晨，也就是睡眠剝奪的影響已經較深的時候，飛行員如果在晚上稍早先小睡，在航程最後階段較少發生微睡眠。

他們發現了睡眠版的「預防勝於治療」。預防是在事件發生前先設法避免，治療則是在事件發生後才加以處理。小睡也是一樣。較早採取小睡，可以減少飛行員在最後最關鍵的九十分鐘裡陷入瞌睡的次數。利用貼在頭上的電極所記錄的腦電圖，也確定這些瞌睡侵擾較少發生。

「強力小睡」仍無法取代一夜好眠

丁吉斯和羅斯金把結果呈報給聯邦航空管理局，建議應把長途飛行初期的「預防性小睡」制定為飛行員的飛行策略之一，且全世界許多飛航當局已經接受這項建議。

然而，聯邦航空管理局雖然相信他們的研究發現，卻不喜歡這個名詞。他們覺得「預防性」一詞會成為飛行員之間的笑話。於是丁吉斯建議了「計畫性小睡」，但聯邦航空管理局還是不喜歡，因為聽起來「管理」味道太重。最後聯邦航空管理局的建議是「強力小睡」，這聽起來對於有領導地位或主導權的職位較為合適，像是執行長或軍事主管。於是「強力小睡」一詞就誕生了。

不過，問題是，會有人（特別是處於那種地位的人）開始誤以為，若要維持頭腦清醒（甚至只是可接受的清醒程度）撐過整段時間，只要那二十分鐘的強力小睡就夠了。短暫的強力小睡變成一種不精確的暗示，讓人以為可以夜復一夜捨棄充分的睡眠，特別是還可以借助於無限量的咖啡因時。

不管你在大眾傳播媒體上聽到或讀到什麼，實際上還沒有科學證據顯示任何藥物、裝置或意志力能夠取代睡眠。強力小睡或許可以在睡

眠受剝奪的情況下暫時提升基本的注意力，就像某種程度的咖啡因也可以。但丁吉斯和許多研究者（包括我自己）的後續研究都顯示，不管是小睡或咖啡因，都無法彌補大腦較複雜的功能，包括學習、記憶、情緒穩定、複雜思考或決策。

　　或許有一天，我們真能找到一種有效的方法，然而目前並沒有任何藥物可以取代一夜好眠帶給腦和身體的好處。丁吉斯正開放他的實驗室，邀請任何自認只需要短暫睡眠的人前去待個十天。他會讓這些人進行他們自認足夠的短暫睡眠法，再測量他們的認知功能。丁吉斯相當有自信能夠顯示出，這些人的腦和身體功能仍有所退化。他是對的。到目前為止，所有自願參與的人都沒能達成自己宣稱的睡眠能力。

少睡基因很稀有

　　不過，我們發現了一小群非常稀有的人，他們似乎能夠只睡六小時，而功能退化的現象很少。這是一小群少睡精英。在實驗室中給這些人無限制的睡眠機會，沒有鬧鐘，也沒有人吵，他們仍自然而然的只睡六小時，　點都不會超過。部分原因似乎在於遺傳，特別是一種稱為 *BHLHE41* 基因的變異形式。* 科學家正試著了解這個基因的作用，以及它如何能夠讓這麼短的睡眠具有恢復精神的效果。

　　我猜，有些讀者在讀到這段描述後會相信自己屬於這類人，但這種可能性非常低。這個基因十分稀有，估計只有一小撮人帶有這種變異。我引用一段話來描述其稀有性，這段話來自我的研究同儕，底特律的亨利福特醫院的洛斯（Thomas Roth），他曾說：「有人能夠睡得比五小時更少而不發生任何問題，如果用族群中的百分比來表示這些人數，然後取整數的話，答案是零。」

....

* 　這種基因也稱為 *DEC2*。

　　人類族群中有不到 1% 的人，才真的能夠在長期睡眠有限的狀況下，腦部各種功能都能恢復。這種讓人真正能夠只睡短暫時間而不發生問題的基因實在太稀有了，相較起來，你被雷打到的機會（以一個人一輩子的機會來算是一萬兩千分之一）反而要高得多。

🌙 理性斷線，情緒失控

　　「我就失去理智了，然後⋯⋯」悲劇發生時常聽到這樣的陳述，像是士兵受到一般民眾的挑釁時、醫師面對自以為享有特權的病患時、甚至是父母在小孩犯錯時，而做出不理性的反應。這些狀況全都是不當的憤怒和敵意所造成，而總是發生在疲倦、睡眠受剝奪的人身上。

　　很多人知道睡眠不足會讓自己情緒不穩，發生在別人身上時，我們也看得出來。試想另一種常見的情境：爸爸或媽媽抱著一個正哭鬧不休的小孩，在一陣慌亂中轉過頭來對你說：「唉，史提夫昨晚沒睡飽。」全世界共通的育兒智慧都知道，小孩前一晚沒睡好，會導致第二天的壞脾氣和情緒化反應。

　　儘管睡眠不足造成情緒化的不理性行為是很普遍的經驗，而且對我們的專業領域、心理健康和社會都有諸多影響，但直到不久前，我們才清楚睡眠剝奪對腦中情緒部分的影響，在神經的層次是如何運作的。幾年前，我的研究團隊曾利用磁振造影掃描腦部，來探討這個問題。

睡眠不足時，腦內情緒中心的反應會更強烈

　　我們研究兩組健康的年輕人。一組整晚不睡，在我的實驗室中受到完整的照料與監督，另一組則有正常的睡眠。第二天進行腦部掃描時，我們給兩組人看一百張圖片，內容從情緒上中性的事物（例如一個籃子、一塊漂流木）到帶有負面情緒的事物（例如正在燃燒的建築、正

要展開攻擊的毒蛇）。利用這樣具有不同情緒梯度的圖片，我們可以比較愈來愈負面的情緒與刺激大腦加大反應有何關係。

透過腦部掃描分析，我們測量到的效應之大，是目前為止我所有研究中最高的。人的左腦和右腦中各有一個杏仁體（amygdala），那是啟動強烈情緒（如憤怒）的關鍵熱點，也與戰或逃反應（fight-or-flight response）有關。睡眠遭到剝奪的人，杏仁體顯示出的情緒反應增大了60%。相對的，擁有整晚睡眠的人，儘管看了同樣的圖片，杏仁體的反應卻顯示出有所節制的平和反應。看來，在缺乏睡眠時，我們的腦會退回到缺乏控制的原始反應，產生不顧情況的不當情緒反應，且無法從較宏觀或考慮較周詳的角度看待事情。

這樣的答案引發了另一個問題：為什麼在缺乏睡眠時，我們腦內的情緒中心會有如此強烈的反應？

使用更精細的分析來做進一步的磁振造影研究，讓我們鑑別出根本原因。經過整晚充分睡眠後，前額葉皮質（這個區域就在我們眼球上方，與理性邏輯思考和決策有關，相較於其他靈長類，人類的前額葉皮質最為發達）與杏仁體產生強烈的連結，可以發揮抑制作用，來調控杏仁體這個腦內情緒中心。我們經過一夜充分睡眠後，情緒油門（杏仁體）和煞車（前額葉皮質）有了平衡的調和。一旦缺乏睡眠，這兩個區域會失去連結。於是我們無法駕馭這種原始的衝動，變成情緒油門（杏仁體）踩太大力，煞車（前額葉皮質）卻又不足。一旦我們喪失了每晚睡眠提供的理性控制之後，神經方面失去平衡，因而喪失了情緒上的穩定性。

最近有一個日木團隊的研究，再次證實我們的發現，只是他們的做法是限制睡眠，讓參與者連續五夜每晚只睡五小時。只要你剝奪大腦的睡眠，不管是一整晚不睡或連續好幾晚少睡，對於情緒腦造成的後果是一樣的。

腦會在情緒兩端大幅擺盪

在我們進行最初的實驗時，參與者心情和情緒出現擺盪，讓我印象深刻。只不過一瞬間，睡眠剝奪的參與者就可以從不耐煩變得坐立難安，又變成興奮得頭腦不清，然後再盪回惡劣的負面情緒。他們會跨越很大的情緒擺幅，從負面到中性到正面，再從正面一路盪回去，整個過程時間非常短。顯然我還有什麼東西沒有掌握到，必須再追加相關研究。這次要探索睡眠遭到剝奪的腦，如何對愉悅程度愈來愈高的正向經驗做出反應，好比看到極限運動等這類讓人情緒激越的圖片，或者在達成任務時能夠贏得更多獎金。

我們發現，睡眠遭到剝奪的人，腦內深處的另一個情緒中心對獎賞、刺激事物會有過度活躍的反應。這個中心是紋狀體（striatum），就在杏仁體的上方到後側，是和衝動與獎賞有關的部位，會接受神經傳導物質多巴胺的影響。前額葉皮質的理性控制降低，這些快感區域的敏感度會提高，和杏仁體的情形一樣。

因此，睡眠不足並不是把腦推向負面情緒，就維持在那兒。睡眠不足的腦，會在情緒狀態的正負兩個極端大幅擺盪。

自殺、霸凌、追求刺激

你或許覺得正面情緒可以和負面情緒可以互相抵消，讓問題消失。遺憾的是，情緒及其引導的決策和行動，並不是這麼運作的。

極端狀態通常很危險。舉例來說，憂鬱和極端負面的情緒有可能讓一個人覺得自己毫無價值，懷疑生命的意義。現在這種顧慮已經有更清楚的證據。以青少年為對象的研究已經確定，自殺念頭、嘗試自殺以及完成自殺，和前一晚的睡眠剝奪有關。這又是一個讓社會和家長重視青少年睡眠的理由，而不該對睡眠加以懲罰，尤其考量到自殺在已開發國家是年輕人的第二大死因，僅次於車禍。

　　睡眠不夠充分，與兒童各時期的侵略、霸凌、行為問題有關。在成人監獄裡也觀察到，睡眠缺乏和暴力有類似關聯。我必須補充，監獄是讓人難以好好睡覺的悽慘地方，而良好的睡眠可以減低侵略性、暴力、精神障礙與自殺，就算不談人道考量，這些問題也牽涉到納稅人的負擔。

　　極端正向情緒的擺盪還導出另一個議題，雖然後果不同，但同樣問題重重。對於愉悅經驗過度敏感，會導致一個人尋求刺激、過度冒險，以及成癮問題。睡眠困擾已經確認是使用成癮藥物的一項標準特徵。＊睡眠不足也會決定許多成癮症的復發率，與渴望獎勵而不受大腦理性中樞前額葉皮質的控制有關。☆

　　從預防的立場來看，兒童時期睡眠不足，可以明顯預測這個人在青少年晚期會有藥物和酒精濫用的跡象，即使排除了其他高風險特徵之後也是如此，這些特徵包括焦慮、注意力不足，以及父母是否有藥物濫用的歷史。※現在你可以了解，為什麼睡眠剝奪導致的情緒雙向擺盪如此值得憂心，而不是以為情緒會互相抵消。

＊　K. J. Brower and B. E. Perron, "Sleep disturbance as a universal risk factor for relapse in addictions to psychoactive substances," *Medical Hypotheses* 74, no. 5 (2010): 928–33; D. A. Ciraulo, J. Piechniczek-Buczek, and E. N. Iscan, "Outcome predictors in substance use disorders," *Psychiatric Clinics of North America* 26, no. 2 (2003): 381–409; J. E. Dimsdale, D. Norman, D. DeJardin, and M. S. Wallace, "The effect of opioids on sleep architecture," *Journal of Clinical Sleep Medicine* 3, no. 1 (2007): 33–36; E. F. Pace-Schott, R. Stickgold, A. Muzur, P. E. Wigren, et al., "Sleep quality deteriorates over a binge-abstinence cycle in chronic smoked cocaine users," *Psychopharmacology (Berl)* 179, no. 4 (2005): 873–83; and J. T. Arnedt, D. A. Conroy, and K. J. Brower, "Treatment options for sleep disturbances during alcohol recovery," *Journal of Addictive Diseases* 26, no. 4 (2007): 41–54.

☆　K. J. Brower and B. E. Perron, "Sleep disturbance as a universal risk factor for relapse in addictions to psychoactive substances," *Medical Hypotheses* 74, no. 5 (2010): 928–33.

※　N. D. Volkow, D. Tomasi, G. J. Wang, F. Telang, et al., "Hyperstimulation of striatal D2 receptors with sleep deprivation: Implications for cognitive impairment," *NeuroImage* 45, no. 4 (2009): 1232–40.

睡眠不正常與精神病互相影響

我們對健康成人進行的腦部掃描實驗，提供了對睡眠和精神疾病之間關係的見解。任何一種主要的精神疾病，睡眠狀況都不正常。憂鬱症、焦慮症、創傷後壓力症候群、思覺失調症和雙極性疾患（過去稱為躁鬱症）均是如此。

長久以來，精神病學便已注意到睡眠困擾和精神病會同時發生的現象，然而普遍的看法是精神病造成睡眠困擾，是一種單向的影響力。然而我們展現了，健康人只要睡眠受到干擾或阻礙，就可能經歷到非常類似精神病的腦部神經活動。的確，精神情感疾患影響到的腦部區域，許多正是睡眠調節相關區域，及睡眠喪失會影響到的區域。再者，在精神病中顯現異常的基因，有許多正是幫助調控睡眠與近日節律的基因。

難道精神病學弄錯了因果關係的方向，實際上是睡眠困擾引起精神病？不，這樣的想法同樣不精確，也過度簡化。相對的，我深信看待睡眠缺乏和精神病的最佳角度，是兩者間有雙向的交互作用，或許某個方向的交通流量會勝過反方向，依不同疾病而定。

我並不是主張所有精神病都是由睡眠缺乏而引起的。然而，我確實認為，睡眠困擾是許多精神病的引發或維持因子，但未得到應有的重視，睡眠障礙有診斷和治療上的潛力，仍有待更完整的了解與應用。

關於這項主張，現在已開始有初步而有力的支持證據。有一個例子和雙極性疾患（多數人熟悉的名稱是躁鬱症）有關。雙極性疾患和重度憂鬱症不同，後者只會陷入情緒光譜負面的那端，而雙極性疾患的患者會在情緒光譜的兩端之間擺盪，經歷危險的躁期（表現出受到獎賞驅動的誇大情緒性行為），也會經歷深度憂鬱的時期（情感與情緒非常負面）。這兩種極端之間，通常以情緒穩定的狀態隔開，在這期間既不躁動也不憂鬱。

有一個義大利研究團隊以處於兩種極端之間穩定期的雙極性疾患

病人進行實驗。然後，在謹慎的臨床指導之下，這些人被剝奪一晚睡眠。大部分人幾乎是立即狂飆到躁症發作，或變成重度憂鬱。我覺得這個實驗在道德上很難讓人認同，但這些科學家證實了一件很重要的事：缺乏睡眠和躁症或憂鬱的精神病學發作是有因果關係的。這項結果支持了一種機制，認為睡眠困擾（在雙極性疾患病人身上，幾乎總是發生在從穩定期轉為不穩定的躁動或憂鬱狀態之前）很可能就是病症的觸發原因，而不只是附帶現象。

　　所幸，相反方向也成立。有幾種精神的病患，如果用一種稱為失眠認知行為治療（cognitive behavioral therapy for insomnia，簡稱 CBT-I）的技術（稍後會加以討論）來提升睡眠品質，便可以改善症狀，緩解率也會提升。我在加州大學柏克萊分校的同事哈維（Allison Harvey）是這方面的先驅。哈維的研究團隊藉由改善睡眠的質與量及規律性，有條理的證實了睡眠對於眾多精神病患族群的治療能力。她以睡眠這個治療工具介入許多不同病症，包括憂鬱症、雙極性疾患、自殺等，都有顯著的效果。透過加強睡眠，以及使睡眠規律化，哈維幫助這些病患離開危險邊緣。在我看來，這真是對人類的重大貢獻。

睡眠剝奪竟然可以治療某些憂鬱症

　　健康民眾受到睡眠剝奪後出現的腦中情緒活動擺盪，或許也可以解釋困擾精神病學數十年的一項發現。重度憂鬱症患者，也就是深陷情緒光譜負面端的那些人，在剝奪一晚的睡眠後，會出現乍看違反直覺的情形。他們一整晚不睡之後，大約有 30% 到 40% 的人感覺變得比較好。缺乏睡眠對這些人來說，似乎具有抗憂鬱的效果。

　　然而，睡眠剝奪並不常運用在治療中，有兩重原因。首先，這些人一旦睡覺了，抗憂鬱的好處就消失。其次，其餘對睡眠剝奪沒有良好反應的 60% 到 70% 的人，實際上會覺得更糟，加重憂鬱。所以睡眠剝

奪並不是實際上可行，也不是周全的治療選項。不過，這仍然引發一個有趣的問題：為什麼睡眠剝奪對某些人有幫助，對其他人則有害？

我相信，答案在於之前提到的腦部情緒活動的雙向變化。憂鬱並非如你所想的，就只是負面情感過量。重度憂鬱也與缺乏正面情緒有關，這稱為失樂（或快感缺乏）：無法從一般令人愉快的經驗（例如食物、社交或性行為）感到快樂。

因此，對於睡眠剝奪產生正向反應的那些三分之一憂鬱症患者，或許在睡眠受到剝奪後，刺激了腦部獎賞迴路的敏感度，因而經驗到較高的正向獎賞感覺。他們的失樂症得到緩解，開始能從愉快的生活經驗裡得到較多正向感覺。相對的，另外三分之二的患者，主要經歷到的則可能是負面情緒影響，因此導致憂鬱程度加重，而非緩和。如果我們能夠更準確了解誰會對睡眠剝奪產生良好反應，誰又不會，就有希望建立起更好、更精準的睡眠介入法來對抗憂鬱症。

在後面的章節，當我們討論到睡眠不足對於社會、教育和職場等生活層面的影響時，也會再次探討睡眠缺乏對於情緒穩定及其他腦功能的影響。根據這些發現，我們的質疑絕非空穴來風：睡眠不足的醫師是否能做出理智的決定與判斷？是否該容許睡眠不足的軍人把手指放在武器的發射按鈕上？過勞的銀行家和股票交易員把民眾辛苦賺來的退休基金拿去投資時，是否能做出理性而非高風險的決定？在最容易發展出精神病的青春期，青少年是否應該掙扎著早起去上學？

然而，現在我要引用美國企業家卡斯曼（E. Joseph Cossman）說過的關於睡眠和情緒的一句話，來為這個段落作結：「從絕望到希望的最好橋樑，是一夜好眠。」*

....

* 卡斯曼還說過其他有智慧的珠璣之語，例如，「要記住太太生日最好的方法，就是先忘掉一次。」

☾ 熬夜讓人疲累，記性又差

你曾刻意通宵達旦，整晚不睡嗎？

我生平一大快事，是在加州大學柏克萊分校教大學生睡眠科學。我在哈佛大學也開了類似的睡眠課。課程一開始時，我先進行睡眠調查，詢問學生的睡眠習慣，如週間和週末幾點睡覺、幾點起床，睡多久，以及他們自覺課業表現和睡眠是否有關等等。

我相信他們是誠實作答（這個調查並非在課堂上進行，而是在網路上匿名填寫），得到的答案總是令人難過。超過 85% 的學生會通宵不眠。特別令人憂心的是，回答會通宵熬夜的人之中，約有三分之一，每個月、每一週會熬夜，甚至一週內好幾次。

課程進行到學期中時，我會回到睡眠調查的結果，把他們自己的睡眠習慣，和課程裡學到的睡眠科學連結起來。藉此，我試圖指出睡眠不足對他們身心健康的危險，以及可能帶給社會的不良後果。

獲取新記憶的能力變差了

我的學生會通宵熬夜，最常見的原因是為了應付考試。在 2006 年，我決定來進行一次磁振造影研究，看看這些學生通宵應付考試，到底是不是正確的做法。挑燈夜戰對學習有益嗎？

我們找了很多人，把他們分配到睡覺組或睡眠剝奪組。第一天白天，兩組人按平常情況維持清醒。但接下來的晚上，睡眠組必須在正常的睡眠時間閉上眼，在床上待著；睡眠剝奪組則必須在我的實驗室裡，由受過訓練的人員監視著不准睡覺。第二天上午，兩組人都維持清醒。到了中午時，我們請參與者進入磁振造影機，讓他們逐一學習一份清單上的內容，同時記錄腦部活動，之後再測驗學習的成效。不過我們並不是立即測驗，而是經過兩晚補眠之後才測驗。這麼做的原因，是為了確

保睡眠剝奪組並不是因為太過疲倦或無法集中注意力來回憶答案，畢竟他們仍應該吸收了清單的內容。於是，我們讓睡眠剝奪的操作只影響到學習行為，而不影響之後測驗時的回憶過程。

當我們比較兩組人的學習效率時，結果很明顯：睡眠剝奪組把事實記在腦中的能力（也就是獲取新記憶的能力），比睡眠充足組落後了40%。換成實際的考試情形來說，這種差距會是拿高分和不及格的天壤之別！

所以發生這種缺失的腦，到底怎麼了？我們比較兩組人在學習時的腦部活動，並特別分析我們在第 6 章談過的腦區海馬迴，也就是大腦獲取新知時的資訊「收件夾」。前一晚有正常睡眠的那一組，海馬迴中與學習相關的活動頻繁而健康。然而，睡眠剝奪組的海馬迴中卻找不到任何明顯的學習活動。彷彿睡眠剝奪把這些人的記憶收件夾整個關閉，任何新訊息只能被阻擋在外。

你甚至不需要剝奪一整晚睡眠就能達成同樣的效果。只要用偶爾的聲音干擾睡眠者的非快速動眼睡眠，讓他們無法深睡，只擁有淺眠，甚至不用吵醒他們，就會產生類似的學習缺失與障礙。

或許有人看過《記憶拼圖》這部電影，劇中主角腦部受到損傷後，便無法獲取任何新的記憶。在神經學上，我們會說他是「密集失憶」（densely amnesic）。主角受到損傷的部位正是海馬迴，睡眠剝奪會影響的也就是這個區域，讓你的腦無法學新的東西。

熬夜時好不容易形成的一丁點記憶，很快消失無蹤

在我講解這些研究的那堂課結束後，總有一大堆學生過來跟我說：「我完全知道那種感覺。我盯著課本，但沒有一個字進入腦中。第二天考試時可能還記得一些東西，但如果過一個月再考一次，我應該什麼都想不起來。」

這描述的後半部也有科學證據的支持。你在睡眠剝奪期間學得的少數記憶，在幾小時和幾天之間就會很快忘掉，而且遺忘的速度會加快很多。缺乏睡眠時形成的記憶較脆弱，很快就消失無蹤了。

從大鼠的實驗發現，平時在各個神經元之間形成新記憶迴路的突觸連結，在睡眠剝奪的情況下幾乎是無法強化的，因而幾乎不可能在腦部結構中留下持久性的記憶。研究者剝奪大鼠的睡眠時，不管是二十四小時或只有二至三小時，都會發生同樣的狀況。即使是與學習相關的更基本建構單位，也就是在突觸之間用來形成記憶的蛋白質，也會因為睡眠缺乏而減少產量。

這方面最新的研究顯示，睡眠剝奪甚至會影響海馬迴細胞中與學習相關的基因和 DNA。因此，睡眠缺乏的侵蝕力非常之深，削弱腦中形成記憶的硬體，妨礙你形成長久的記憶。這就好像把沙堡建在太過靠近潮水的地方，結果可想而知。

教學和評鑑方式應該有所改變

在哈佛人學時，我第一次受邀為校刊《緋紅報》（*Crimson*）撰寫專欄文章，主題是睡眠缺乏、學習與記憶。這也是我最後一次受該報邀請寫稿。

文章中，我描述了這些研究與相關影響，並再次把焦點帶回學生之間普遍流行的睡眠剝奪情形。不過我並沒有責備學生挑燈夜戰，卻把矛頭指向老師，包括我自己在內。我的看法是，如果身為老師的我們能達成最重要的目標，也就是教學，那麼學期末給學生沉重的大考就是不明智的決定。期末考強迫學生在考前少睡或熬夜，這種行為正好和滋養求學的年輕心智背道而馳。我主張這邏輯受到科學支持，應該要獲得普遍接受，而且我們早該重新反省這種一直以來的評量方法、造成背離教育的影響，以及迫使學生進行不健康的行為。

　　如果說老師們對這篇文章的反應很冷淡，還太過客氣。我收到一則電子郵件如此反駁：「那是學生自己的選擇。」教職員推卸責任的另一種常見說詞則是：「缺乏學習計畫、不負責任的大學生才會如此。」事實上，我從不相信單憑一篇專欄文章，就可以扭轉高等教育機構不完善的考試方法。就像許多人對這類高教單位的看法：理論、信念與實踐，在一代代人之間喪失。但是對話與戰鬥總得從某個地方開始。

　　你可能想知道，我自己的教學方式和評鑑方法是否有改變。我有。我的課堂學期末沒有最終大考。我把全部課程分為三部分，所以學生一次只需研讀一部分授課內容。而且測驗範圍不包含前面考過的部分。這記憶的心理學上是已經證實的效應，屬於「密集學習」和「分散學習」的比較。就好像上高級餐廳享受的經驗一樣，把教育的美食分為許多道分量較小的菜色分別上桌，中間有空檔讓你消化，這樣會是比較好的經驗，而不是把所有知識熱量一口氣塞進肚子裡。

學習當晚沒睡覺，記憶留不住

　　我們在第 6 章曾談到學習之後的睡眠，對於讓新學得的記憶固定下來，扮演了關鍵角色。任職於哈佛醫學院的史提高德，是我的友人兼長期合作夥伴，他進行了一項聰明的研究，背後的意義十分深遠。他先讓一百三十三名大學生反覆進行視覺記憶任務，相隔不同的時間之後，讓這些人回到實驗室接受測驗，看看他們還記得多少內容。有的人在經過一整晚的睡眠後回來，有的經過兩晚完整睡眠，有的則是經過三晚完整睡眠後才回來進行測驗。

　　或許你已經猜到結果了，一晚的睡眠強化了新得到的記憶，記憶保存的程度提升了。而且，參與者在測驗之前經歷的完整睡眠次數愈多，記憶保存得愈好。只有一組除外。

　　他們和別組一樣，第一天進行學習任務，而且學習效果和其他組

相同。然後他們過了三天再回來進行測驗，和前述的第三組一樣，不同的是，他們第一晚的睡眠受到剝奪，接著第二天並沒有進行測驗。史提高德給他們兩晚完整的補眠時間後，才進行測驗。但是他們完全沒有顯示出有記憶鞏固提升的跡象。也就是說，如果學習之後當晚沒有睡覺，即使之後再怎麼補眠，你還是失去了使這些記憶固定下來的機會。

睡眠和在銀行存錢不一樣，你欠下的債無法在往後補回來。睡眠幫助記憶鞏固的功效，是全有全無的效應，沒有轉圜餘地。這對我們每天不眠不休、追求速度、不願等待的社會來說，實在是令人憂心的結論。我覺得又可以來寫另一篇專欄文章了……

🌙 阿茲海默症的診斷、預防及治療

失智症和癌症是已開發國家最害怕的兩種疾病。兩者都和睡眠不當有關。下一章我們將探討睡眠剝奪和身體的關係，其中會提及癌症。而失智症主要發生在腦，睡眠缺乏很快就被認為是一種重要的生活習慣因子，可以決定一個人是否會發展出阿茲海默症。

阿茲海默症最初是由德國的阿茲海默（Aloysius Alzheimer）醫師在1901 年確認出來，到了二十一世紀成為重大的公共衛生與經濟挑戰，受侵襲的人數超過四千萬。隨著人類壽命的延長，然而很重要的是，也隨著人們的睡眠總時數在下降，罹患人數快速增長。目前超過六十五歲的人當中，每十人就有一人患有阿茲海默症。如果沒有更進步的診斷、預防及治療方法，情況還會愈來愈嚴重。

在診斷、預防及治療的二個面向，睡眠都帶來新希望。在討論理由之前，讓我先來談談睡眠困擾和阿茲海默症的因果關係。

阿茲海默症的睡眠受損現象，與正常老化不一樣

我們在第 5 章談過，隨著年齡增長，睡眠品質會衰退，特別是深度非快速動眼睡眠，而記憶衰退又與此有關。然而，如果你檢查阿茲海默症病人，他們的深睡受干擾的情形更是嚴重。

或許更值得注意的是，睡眠困擾開始的時間，比阿茲海默症的發病時間要早了好幾年，表示睡眠困擾或許是阿茲海默症的早期警訊，或是導致阿茲海默症的原因之一。病人確診之後，睡眠困擾的程度會與症狀嚴重程度同步進展，更顯示兩者之間有關聯。更糟的是，阿茲海默症患者中超過 60% 的人，至少有一種臨床上的睡眠疾患，其中失眠尤其普遍，這對於照顧阿茲海默症病患的親屬或伴侶來說絕不陌生。

直到最近，我們才明白睡眠困擾和阿茲海默症不只是有關聯而已。雖然還有待更多了解，但現在我們已經認識到，睡眠困擾和阿茲海默症之間，以一種惡性循環的方式啟動和（或）加速彼此的嚴重程度。

阿茲海默症與 β 類澱粉蛋白的累積有關，這種有毒蛋白質會在腦中聚集成有黏性的沉積物，稱為斑塊。類澱粉蛋白斑塊對神經元有毒，會殺死周遭的腦細胞。然而奇怪的是，類澱粉蛋白斑塊只會影響腦的某些部分，目前原因還不清楚。

引起我對這種奇怪狀況特別注意的事情是，在阿茲海默症發展初期，以及最嚴重的後期時，類澱粉蛋白斑塊出現的位置就是額葉的中央部位。如果你還記得的話，額葉是健康年輕人產生深度非快速動眼睡眠腦波的區域。當時人們還不了解阿茲海默症是否會造成睡眠困擾，或為何會如此，只知道兩者總是一起發生。我不禁猜測，阿茲海默症病患的深度非快速動眼睡眠之所以受損，是否有一部分原因在於腦中產生這種睡眠的區域受到疾病侵蝕之故。

於是我與賈格斯特（William Jagust）一起合作，決定來測試這個假說，他是加州大學柏克萊分校的阿茲海默症權威。我們利用一種特殊的

正子放射斷層造影，來為腦中的類澱粉蛋白沉積進行定量。我們花了幾年時間，測試許多腦中各有不同程度沉積的老年人，答案終於浮現。

額葉中央區域有愈多類澱粉蛋白沉積的年長病人，深度睡眠品質就損害得愈嚴重，而且不只有深睡的喪失（這在我們年紀變大時也同樣會發生），還有最深沉有力的非快速動眼慢波睡眠，也受到阿茲海默症無情的摧殘。這種區分很重要，因為這表示類澱粉蛋白斑塊在腦中造成的睡眠受損，並不是「正常的老化」現象，與年紀變大時的睡眠衰退有所區別。

目前我們正在研究，這種睡眠腦波活動的特殊缺損，是否能作為阿茲海默症患病風險最高的人的早期指標，甚至在比發病時間早幾年就鑑定出來。和正子掃描或磁振造影比起來，這種睡眠鑑定方法相對便宜、不具侵入性，而且從多數人身上都可以得到數據。如果睡眠真的可以作為早期診斷的手段，早期介入就成為可能。

類澱粉蛋白和記憶損失的黑暗交易

建立在這些發現之上，我們最近的研究工作為解開阿茲海默症的謎團多貢獻了一片重要拼圖。我們發現一個新途徑，或許是類澱粉蛋白斑塊造成生命後期記憶衰退的原因，在了解阿茲海默症的運作方式上，這一直是個謎。

我之前提到，有毒的類澱粉蛋白只在腦內某些區域累積，而不會在其他地方。儘管阿茲海默症一般令人想到記憶喪失，但腦部重要記憶儲存所的海馬迴，卻神祕的不受類澱粉蛋白影響。到目前為止，這個問題一直讓科學家困惑：為何類澱粉蛋白本身並不影響腦內的記憶區，卻會造成阿茲海默症病人的記憶喪失？

或許有其他面向的影響，不過在我看來，卻可能有一個沒被注意到的中間因子，這個因子把類澱粉蛋白對腦局部造成的影響傳送到另一

區，去影響記憶運作所仰賴的區域。睡眠受干擾會是這個被忽略的中間因子嗎？

為了測試這個想法，我們讓腦部類澱粉蛋白累積程度各不相同（由低到高）的老年病人在晚間學習一份清單上的內容。當晚在實驗室中記錄他們的睡眠之後，第二天早上，我們對這些老人進行測驗，看看他們的睡眠鞏固保存新記憶的成效如何。我們發現了一個連鎖反應式的效應。額葉具有最多類澱粉蛋白斑塊的人，深睡缺少的程度也最嚴重，並因此有連鎖效果，無法成功鞏固新記憶。因此隔了一夜之後，發生的是遺忘，而非新記憶的保存。

深度非快速動眼睡眠所受的干擾，可說就是隱藏於阿茲海默症的中間人，仲介類澱粉蛋白和記憶損失進行黑暗交易。這就是失落的環節。

然而這只是故事的一半，而且不能否認的是，這還是比較不重要的那一半。我們的研究顯示，阿茲海默症的類澱粉蛋白斑塊或許與深度睡眠的損失有關，但這種關聯是不是雙向的？缺乏睡眠是否可能造成類澱粉蛋白在我們腦中累積？如果是的話，一個人一生中的睡眠不足累積起來，發展成阿茲海默症的風險就會提高。

大腦的強力清潔隊：膠淋巴系統

大約在我們進行研究的同時，羅徹斯特大學的內德加（Maiken Nedergaard）做出睡眠研究領域近幾十年來最精采的發現。內德加以小鼠為研究材料，發現腦中有一種像下水道般的網路，稱為膠淋巴系統（glymphatic system）。這個名稱對應於身體中的淋巴系統，但腦中的膠淋巴系統是由膠細胞（glia）組成的。

膠細胞分布於整個腦中，與腦中產生電脈衝的神經元並肩而立。就像淋巴系統會把我們身體的髒東西排出去，膠淋巴系統會蒐集並移除危險的代謝汙物，這些代謝物是由辛勤工作的腦神經元產生的，而膠淋

巴系統就像是頂尖運動選手的支援團隊。

　　這個支援團隊在白天也會活動，不過內加德和她的研究小組發現，我們睡覺時才是這個神經清潔隊執行高效能工作的時候。隨著深度非快速動眼睡眠的韻律，排除汙物的效率會提高十倍到二十倍。在這堪稱夜間強力掃除的過程中，透過浸泡整顆腦的腦脊髓液，膠淋巴系統才能完成淨化工作。

　　內加德還有第二項驚人發現，可以解釋為何腦脊髓液能夠如此有效的在夜裡把代謝廢物沖掉。在非快速動眼睡眠時期，腦中膠細胞的體積會縮小，縮小程度可達 60%，使得神經元四周的空間變大，讓腦脊髓液可以有效清掉一天下來神經活動的代謝廢物。想像一個大都會中的大樓在晚上縮小體積，讓市政府的清潔隊很容易收拾滿街的垃圾，再以高壓水柱沖洗每個角落和縫隙。

　　感謝這種深度清潔工作，讓我們每天早上醒來時，腦子可以再次有效率的運作。

睡不好和阿茲海默症之間的惡性循環

　　那麼，以上這些和阿茲海默症有什麼關係？

　　睡覺時膠淋巴系統清除的有毒廢物之一，就是類澱粉蛋白，這是與阿茲海默症有關的毒素。還有其他與阿茲海默症相關的代謝廢物，也是透過這種發生於睡眠時的清潔過程排除，包括 tau 蛋白，以及神經元白天燃燒能量和氧所產生的壓力分子。

　　如果你在實驗中阻礙小鼠進行非快速動眼睡眠而讓牠醒著，牠腦中的類澱粉蛋白沉積便立刻增加。小鼠缺乏睡眠時，腦內與阿茲海默症相關的蛋白質以及數種有毒代謝物，都會加速累積。用更簡單的話來說，清醒造成低度的腦傷，而睡眠則會淨化神經。

　　內加德的發現，補足了我們研究中未解問題所需的知識。睡眠不

足與阿茲海默症病情發展的交互作用是一種惡性循環。沒有充分的睡眠，腦中類澱粉蛋白斑塊會愈積愈多，尤其累積在產生深度睡眠的腦區，造成破壞。由於這樣的破壞，導致深度非快速動眼睡眠的喪失，腦部在夜間排除類澱粉蛋白的能力因而降低，使得更多類澱粉蛋白沉積。類澱粉蛋白愈多，深睡愈少；深睡愈少，類澱粉蛋白愈多……如此循環下去，沒完沒了。

從這樣的一連串反應，我們可以得到如下預測：在成人階段睡得太少，得到阿茲海默症的風險將顯著提高。許多流行病學研究的報告明確提出這樣的關係，包括有睡眠障礙的人，如失眠與睡眠呼吸中止症患者也可能有高風險。*

我順便提一下（但尚未經過科學驗證），我一直很好奇，柴契爾夫人和雷根總統這兩位國家元首為什麼後來會得到這種凶殘的疾病，他們常自稱一晚只睡四到五小時。美國現任總統川普也公開宣稱自己一晚只睡幾小時，或許他還是多留意比較好。

盼望能從睡眠預防失智

從上述發現中，還可以得到更激進的反向預測：如果我們改善一個人的睡眠，應該能夠降低他得到阿茲海默症的風險，或至少延後疾病的發生。

臨床研究有一些初步的支持證據，來自中年人和老年人治療睡眠

------

* A. S. Lim et al., "Sleep Fragmentation and the Risk of Incident Alzheimer's Disease and Cognitive Decline in Older Persons," *Sleep* 36 (2013): 1027–32; A. S. Lim et al., "Modification of the relationship of the apolipoprotein E epsilon4 allele to the risk of Alzheimer's disease and neurofibrillary tangle density by sleep," *JAMA Neurology* 70 (2013): 1544–51; R. S. Osorio et al., "Greater risk of Alzheimer's disease in older adults with insomnia," *Journal of the American Geriatric Society* 59 (2011): 559–62; and K. Yaffe et al., "Sleep-disordered breathing, hypoxia, and risk of mild cognitive impairment and dementia in older women," *JAMA* 306 (2011): 613–19.

障礙的成功例子；這些人的認知退化速度顯著減緩，使阿茲海默症的發生延遲了五到十年。*

　　我自己的研究團隊目前正在嘗試發展幾種可行的方法，用人為手段增加深度非快速動眼睡眠，可以使腦中有大量類澱粉蛋白斑塊的老年人，恢復某種程度的記憶鞏固能力。我的目標是預防阿茲海默症，如果我們能找到符合成本效益，並可重複施用於所有人的方法。

　　深沉睡眠從中年就開始逐漸衰退，我們有可能在阿茲海默症來臨的幾十年之前，在人生中場階段就開始補充深沉睡眠，以扭轉生命後期的失智風險嗎？不可否認，這是個遠大的目標，有人可能會覺得把它當作研究目標是種空想。但是不要忘記，我們的醫學其實已經運用同樣的概念，開立斯達汀類藥物（statins）處方給四、五十歲的心血管疾病高風險個人，協助他們預防，而不是過了數十年發病之後再加以治療。

　　睡眠不足只是阿茲海默症的風險因子之一，睡眠本身並不會成為根除阿茲海默症的萬靈丹。儘管如此，提升睡眠在人生中所占的重要性，顯然已經變成可以降低阿茲海默症風險的重要因子。

....

*　S. Ancoli-Israel et al., "Cognitive effects of treating obstructive sleep apnea in Alzheimer's disease: a randomized controlled study," *Journal of the American Geriatric Society* 56 (2008): 2076–81; and W.d.S. Moracs et al., "The effect of donepezil on sleep and REM sleep EEG in patients with Alzheimer's disease: a double-blind placebo-controlled study," *Sleep* 29 (2006): 199–205.

第 8 章

癌症、心臟病，以及壽命變短

睡眠不足對身體的各種危害

　　我以前很喜歡說：「健康的三大支柱，前兩項是飲食和運動，第三項是睡眠。」後來我改變了論調。

　　睡眠不只是支柱，而是另外兩項健康堡壘得以立足的基礎。把睡眠這個基礎拿走，或甚至只是讓它稍微動搖，我們就會發現，控制飲食或運動的效果變得不彰。

　　然而缺乏睡眠潛藏的衝擊不僅止於此。睡眠不足時，你身體的每個主要系統、組織與器官都會受害。睡眠不足時，健康的所有面向都會衰退，而且無法逃過一劫。就像家中水管破裂導致各處滲水的情形一樣，睡眠剝奪的影響會滲入人體生理的每個角落和縫隙，會潛入你的細胞，甚至改變讓你之所以為你的最基本單位：DNA。

　　如果把鏡頭拉遠，來看看共計超過二十項的大規模流行病學研究，這些研究在數十年間追蹤了幾百萬人，清楚呈現了同樣的關係：睡得愈少，壽命愈短。已開發國家的主要致病與致死原因，也就是拖累健康照護系統的疾病，如心臟病、肥胖、失智症、糖尿病及癌症，確認都與缺乏睡眠有著因果關係。

　　這一章的主題雖然不是太令人愉快，但我們會談到睡眠不足從各

種方式，對人體所有重要生理系統造成確實的危害，這些系統包括心血
管、代謝、免疫及生殖系統。

🌙 全面衝擊心血管系統

睡得不健康，心就不健康。這句話言簡意賅。

舉例來說，有一份發表於 2011 年的研究，追蹤了八個國家超過五
十萬名的男性和女性，包含各個年齡層、種族與族群。從研究開始後的
第七年到二十五年間顯現出，睡得愈少，發生或死於冠狀動脈心臟病的
相關風險增加了 45%。在日本，對超過四千名男性工作者的研究也觀察
到相似的關係。在十四年間，睡眠時間在六小時以下的人，發生一次以
上心跳停止的可能性，是睡眠超過六小時的人的 400% 至 500%。我必須
指出，這其中有許多研究，即使排除了其他已知的心臟病風險因子，例
如抽菸、運動與體重後，睡眠短少與心臟衰竭的關聯仍很強。光是缺乏
睡眠，就能對心臟造成傷害。

當我們接近中年，身體開始退化，修復能力開始衰退，睡眠不足
對心血管系統的衝擊也開始提升。四十五歲以上，每晚睡眠時間在六小
時以下的人，在一生中心臟病發或中風的機會，是每晚睡七到八小時的
人的 200%。由此可知中年時期的睡眠是非常重要的，不幸的是，這個
時期的家庭與事業狀況很難讓人睡得充分。

血壓飆高

睡眠剝奪之所以對心臟有如此嚴重的影響，部分原因在於血壓。
請看著你的右前臂，並注意其中一條血管。如果你用左手環握住右前臂
緊接著手肘之下的地方，像止血帶那樣施力，你會看到那條血管浮凸起
來。這會讓人有點緊張，不是嗎？只要少掉一點睡眠，就可以讓你全

身血管裡的壓力提升，壓迫血管壁，這聽起來同樣讓人不安。

現今高血壓如此普遍，讓我們忘了注意它造成的死亡人數。光是今年一年，高血壓將透過心臟衰竭、缺血性心臟病、中風或腎衰竭，奪走超過七百萬條人命。許多人的父母、祖父母與摯友的離世，與睡眠不足脫不了關係。

和我們已知由睡眠不足造成的其他後果一樣，要引發心血管系統產生測量得到的影響，你用不著剝奪整晚的睡眠。一個晚上稍微少睡一些，甚至只有一至二小時，就會立即讓一個人的心跳加速，維持好幾小時，並顯著增加血管的收縮壓。* 如果你知道這些實驗是在年輕健壯的人身上進行的，幾小時前他們的心血管系統都還很健康，想必你更會覺得心有戚戚焉。連這麼健康的狀態都證明無法抵禦一晚的睡眠短少；面對睡眠不足，人體毫無抵抗能力。

傷害冠狀動脈

除了加速心跳率、提高血壓，睡眠不足還會侵蝕這些受到壓力的血管構造，特別是冠狀動脈，也就是為心臟供給血液的血管。這些生命的通道需要乾淨暢通，隨時為心臟供應血液。如果這些管道變窄或堵塞，心臟就會因為缺氧，導致全面且往往致命的心臟病發作，也就是俗稱的心肌梗塞。

造成冠狀動脈阻塞的其中一個原因，是動脈粥狀硬化，也就是含有鈣沉積物的硬化斑塊導致血管變硬。芝加哥大學的研究者對將近五百名健康中年人進行研究，一開始這些人沒有任何心臟病或動脈粥狀硬化的跡象。他們追蹤這些人冠狀動脈的健康狀況，同時也評估睡眠情形。

....

* O. Tochikubo, A. Ikeda, E. Miyajima, and M. Ishii, "Effects of insufficient sleep on blood pressure monitored by a new multibiomedical recorder," *Hypertension* 27, no. 6 (1996): 1318–24.

如果你每晚只睡五到六小時，那麼相較於每晚睡七到八小時的人，發生冠狀動脈粥狀硬化的可能提高到 200% 至 300%。這些人的睡眠缺乏情形與冠狀動脈變窄有關，而這些通道本應寬敞暢通、為心臟帶來血液，通道變窄之後，供給心臟的血液不足，顯著增加冠狀動脈心臟病的風險。

交感神經系統過度活躍

　　睡眠不足損害心血管健康的機制非常多，但似乎都圍繞著交感神經系統這個罪魁禍首。「交感」並不是指特別有感情，交感神經系統是個十分活躍、具煽動性、甚至可說是個激動的系統。必要時，它會全面而快速的動員體內較原始的戰或逃壓力反應。交感神經系統就像一支巨大軍團的將軍，可以調度身體各個生理部門的活動，包括呼吸、免疫功能、壓力化學物質、血壓到心跳速率。

　　交感神經系統激烈的壓力反應通常只維持短暫的時間，大約幾分鐘到幾小時，這在有實際威脅的情況下，例如可能遭受攻擊的時候，會是具有高度適應性的反應。生存是最高目標，這些反應可以讓你立刻採取行動來達到目標。但如果讓交感神經系統卡在「開」的位置太久，它就變得不利於適應，事實上還會有殺傷力。

　　過去五十年，除了少數例外，每項探究睡眠缺失對人體影響的實驗，都觀察到交感神經系統的過度活躍。睡眠不足狀態持續的期間，以及之後一段時間，身體會一直處於某種程度的戰或逃狀態。有睡眠障礙卻沒有治療、工時太長導致睡眠時間不足或品質低落、或只是個人忽視睡眠等例子中，這種狀態可能維持許多年。就像車子的引擎持續猛烈運轉一段時間的情形一般，你的交感神經系統由於缺乏睡眠導致長久過度運轉。由於交感神經活動持續作用，造成你身體各處緊繃，將會化為各種健康問題顯現出來。就像汽車引擎過度使用之後，活塞、墊圈、油封、排檔等各個部件也會開始損壞。

引發一連串骨牌效應

由於交感神經系統處於中樞地位，睡眠剝奪導致系統過度活躍，所造成的危害會如骨牌效應般遍及全身。這種效應首先移除本來會喊停的煞車，這煞車平時可以防止心臟收縮率加快，一旦煞車失效後，你會感覺到心臟一直在快速跳動。

隨著睡眠剝奪，心臟跳得更快，血液流過血管的容積率增加，導致血壓升高。同時，受到過度活躍的交感神經系統的刺激，有一種壓力激素皮質醇（cortisol）的分泌也會長期增加。皮質醇持續氾濫帶來一項不好的後果，就是讓血管收縮，促使血壓飆得更高。

更糟的情況是，通常夜裡濃度會提升的生長激素，卻因睡眠剝奪而關閉，生長激素是身體的絕佳療癒者，可以修補血管的內襯（也就是內皮）。由於缺乏生長激素，血管就會逐漸磨損。這如同在傷口上灑鹽，睡眠剝奪使血管承受高血壓，意味著你無法有效修復這些受損血管。遍布全身的血管系統處於受損的脆弱狀態，更容易發生動脈粥狀硬化（血管會阻塞）。這情勢就像是個火藥庫，一旦爆炸，最常見的傷亡就是心臟病發作和中風。

相對於這一連串傷害，讓我們來看看正常情況下，一夜好眠會為心血管系統帶來什麼好處。在深度非快速動眼睡眠時，腦會傳送具安撫性的訊號給負責戰或逃反應的交感神經系統，且在夜裡進行一段很長的時間。於是深度睡眠能舒緩心臟收縮的速度，防止生理壓力提升，因而避免血壓升高、心臟病發、心臟衰竭及中風。想像你的深度非快速動眼睡眠就像天然的夜間血壓管理系統，可以避免高血壓與中風。

一項全球實驗的驚人結果

當我演講或寫文章，把科學傳播給一般大眾時，總是警惕自己不要用太多死亡率和發病率這類的統計數字造成疲勞轟炸，免得大家在我

面前都不想活了。只是在睡眠剝奪領域，引人矚目的研究非常多，實在很難避免。然而，要讓人掌握重點，往往只需要一個驚人的實例。

對於心血管健康，我相信有這麼一個實例，來自一項「全球實驗」，牽涉到十五億人，他們每年被迫只有一晚減少一小時或更少的睡眠。你可能曾經參與過這項實驗。事實上，這就是日光節約時間（夏令時間）的啟動。

在北半球，日光節約時間在三月開始，導致多數人少了一小時的睡眠機會。如果你彙整數以百萬計的醫院病歷紀錄（事實上這正是研究者所做的事），會發現這個看似無謂的睡眠減少，第二天帶來嚇人的心臟病發作尖峰。而令人驚訝的是，這種作用是雙向的。在北半球的秋季，當日光節約時間結束，人們有機會多了一小時的睡眠，第二天的心臟病發作率便驟降。

能看到類似的升降關係的，還有交通事故的發生件數，這證明了，和心臟一樣，腦對於睡眠的微小擾動是十分敏感的（以注意力渙散和微睡眠的方式表現出來）。

多數人並不在乎只有一晚少睡一小時，總覺得應該無關緊要，但事實證明正好相反。

通往糖尿病與肥胖之路

你睡得愈少，可能吃得愈多。此外，你的身體會變得無法有效處理那些熱量，尤其是無法處理血液裡的高濃度糖分。由於這兩種途徑，每晚睡眠少於七或八小時，會讓你體重增加的可能性提升，甚至於曾過重或肥胖，並讓你發展出第二型糖尿病的可能性顯著提高。

每年全球花在糖尿病的費用為三千七百五十億美元，花在肥胖的費用則超過兩兆美元。對於睡眠不足的人來說，健康的代價、生活品質

與死亡逼近的問題，更是意義深刻。至於為何缺乏睡眠會讓人通往糖尿病與肥胖之路，現在我們已經有清楚詳細的了解，而且沒有疑義。

糖尿病的形成

糖很危險。飲食中的糖的確危險，不過現在我指的是正在你血流中循環的糖。血糖（也就是葡萄糖）濃度過高，如果維持數週或數年都如此，會對人體的組織與器官造成驚人傷害，使健康受損，壽命縮短。長時間血糖過高的後果，包括眼疾有可能轉為失明，神經疾病往往變成截肢，腎衰竭導致必須洗腎或換腎，還有高血壓與心臟疾病也是。不過，血糖控制不佳最常見和最立即產生的問題，是第二型糖尿病。

在健康的人身上，餐後血中葡萄糖上升時，胰島素會刺激你的細胞快速吸收血液中的葡萄糖。在胰島素的指揮下，體內細胞會打開表面的特殊管道，就像下大雨時路邊的排水孔那樣運作，可以順利處理血管中大量流過的葡萄糖，避免血糖升高到危險的程度。

然而，如果你的細胞不再對胰島素起反應，就無法有效吸收血中的葡萄糖。類似路邊排水孔遭到堵塞或關閉，升高的血糖無法降回安全濃度。此時，身體已經變成高血糖狀態。如果這種情況持續下去，身內細胞一直無法處理這麼高濃度的葡萄糖時，你就會轉而成為糖尿病前期的狀態，最終發展為第二型糖尿病。

身體控制血糖的功能遭到綁架

有一個早期的警訊，指出睡眠不足與血糖不正常有關聯，那是從一系列跨越各洲的大型流行病學研究中發現的。各研究團隊分別發現，自稱經常每晚睡不到六小時的人，發生第二型糖尿病的機率高出非常多。在考慮並消除其他相關因子，如體重、飲酒、抽菸、年齡、性別、種族與咖啡因攝取後，其間的關聯依然顯著。

　　這些研究雖然很有力，卻沒有辦法得到直接的因果關係。是糖尿病使你的睡眠變差？還是睡眠不足導致身體調節血糖的能力受損，才造成糖尿病？

　　為了回答這個問題，科學家必須對健康、沒有糖尿病跡象或血糖問題的成年人進行仔細控制的實驗。最早的研究中，參與者被限制連續六晚只能睡四小時。一週結束時，這些（原本健康的）參與者吸收標準劑量葡萄糖的效率，和睡眠充足時比起來低了 40%。

　　為了讓你更加了解這現象代表的意義，如果研究者把這些血糖讀數拿給不知情的家庭醫師看，醫師會立刻把這些人歸類於糖尿病前期，並迅速開始進行介入計畫，以避免發展成無法逆轉的第二型糖尿病。全世界數不清的科學實驗室都重現了這個令人警惕的效應，其中有些實驗的睡眠減少程度甚至更低。

　　缺乏睡眠如何劫持身體對血糖的有效控制作用？是因為中斷胰島素的分泌，於是再也沒有指示細胞吸收葡萄糖的重要命令嗎？還是細胞本身對於正常胰島素發出的訊息變得毫無反應？

　　我們已經發現兩種情形都有，雖然更有力的證據指向後者。在上述實驗的尾聲，研究者從參與者身上取下小量組織樣本（即活體組織切片），檢驗體細胞的運作情形。被限制一週內每晚只能睡四到五小時後，這些疲倦的人身上的細胞對胰島素的反應變得很差。在睡眠剝奪的狀態，細胞拒絕打開表面的通道，頑固的抗拒胰島素發出的訊息。血液中的葡萄糖濃度飆高到危險程度，然而細胞把葡萄糖拒之在外，根本不去吸收。這就像路旁的排水孔關閉起來，導致血糖狂升，達到糖尿病前期程度的高血糖。

　　雖然一般大眾大多知道糖尿病很危險，卻可能沒有真正體認到它造成的負擔。除了每個病患平均的醫療費用超過八萬五千美元（以及必須付出更多醫療保險費用），糖尿病還讓病患的預期壽命減少十年。在

第一世界國家中，長期睡眠剝奪已經確定是使第二型糖尿病攀升的重要因子之一。而這個因子是可以避免的。

睡眠會影響食慾

你的睡眠時間如果縮短，體重就會增加。有多種力量共同密謀，要讓你的腰圍變大。首先牽涉到兩種控制食慾的激素：瘦素，以及飢餓肽。* 瘦素的訊息讓我們感覺飽了，當你體內循環的瘦素濃度高時，會覺得沒什麼食慾，不太想吃東西。相對的，飢餓肽會啟動強烈的飢餓感覺，當飢餓肽濃度升高時，想吃東西的慾望也升高。這兩種激素只要其中一種變得不平衡，就可能刺激你吃得更多，使體重增加。要是兩種激素都受到干擾，偏往錯誤的方向，體重增加的可能性就更高了。

我的同行，芝加哥大學的梵高特（Eve Van Cauter）過去三十年來，努力不懈的研究睡眠和食慾的關聯，她的研究既出色又具影響力。梵高特並未剝奪參與者一整夜的睡眠，而是採用更貼近現實的方法。她知道工業化社會中，超過三分之一的人週間每晚睡眠少於五至六小時。所以在針對健康、年輕、體重正常的人的第一批研究中，她開始調查這種典型的週間睡眠短少，是否足以干擾瘦素、飢餓肽或兩者的濃度。

如果你參與梵高特的研究，感覺上比較像住在旅館一星期。你有自己的房間、床、乾淨的床單、電視、網路等等，什麼都有，就是沒有免費的茶和咖啡，因為實驗中不准攝取咖啡因。在實驗的一種安排中，受試者會得到八個半小時的睡眠機會，連續五個晚上，並用連在頭上的電極記錄。實驗的另一種安排是，同樣的人只有四到五小時的睡眠時間，連續五晚，也會用電極加以記錄。兩種安排中，參與者得到的食物

---

* 瘦素（leptin）和飢餓肽（ghrelin）的英文聽起來可能像兩個哈比人的名字，不過前者來自希臘文的leptos，意思是纖細修長，後者衍生自ghre，在原始印歐語中的意思是生長。

種類與分量完全相同，身體活動的量也受到控制。他們每天的飢餓感和食物攝取量都受到監測，體中循環的瘦素和飢餓肽也是。

利用這樣的實驗設計，針對一群體重標準的健康人，梵高特發現，一個人每晚只睡四到五小時之時，顯得格外飢腸轆轆。儘管提供的食物量相同，身體活動量也相似，但得到八小時或更長的睡眠時，同一個人的飢餓程度卻顯得平穩而能夠控制。睡眠短缺時，很快就產生強烈的飢餓感，食慾也會增加，在睡得少的第二天就發生了。

吃了大餐，仍無法滿足

出錯的正是兩位主角：瘦素和飢餓肽。睡眠不足，使得釋放飽足訊號的瘦素濃度降低，煽動飢餓感的飢餓肽濃度提高了。

這是生理學上雙重傷害的經典例子，一個人犯下睡眠短缺的錯誤，卻被懲罰兩次；一次是「我飽了」的訊號從系統中給移除，另一次是「我還是覺得餓」的感覺被放大。結果就是在睡眠短缺時，食物無法帶給我們滿足感。

從代謝角度來說，睡眠受限的人失去了對飢餓的控制能力。雖然梵高特把參與者的睡眠量限制在社會認為「足夠」的時間（每晚五小時），造成的激素狀態卻讓他們的食慾變得十分不平衡。你的睡眠不夠時，會讓「不要再吃了」（瘦素）的化學訊號失效，而「拜託繼續吃」（飢餓肽）的聲音被放大，所以即使你已經吃了大餐，食慾仍然得不到滿足。正如梵高特以相當優雅的方式對我說：「睡眠遭剝奪的身體，在充裕中仍哭喊著饑荒。」

最後讓你吃到飽的邪惡實驗

不過，感到飢餓，不代表真的會吃下更多食物。一個人睡得少時，實際上會吃得更多嗎？你腰圍的增長，真的是食慾提升造成的嗎？

在另一項具有里程碑意義的研究中，梵高特證明事情的確如此。再一次，實驗的參與者要經歷兩種不同條件，以自己作為控制基準：四個晚上擁有八個半小時的睡眠時間，另外四晚則有四個半小時的睡眠時間。在兩種條件下，參與者的身體活動都限制在同樣程度。他們每天都能自由攝取食物，研究者會仔細計算兩種實驗操作條件下攝取的熱量。

結果，同一個人在睡眠短缺時，每天吃下的熱量會比擁有整夜睡眠時多三百大卡，等於在實驗結束時多了一千大卡以上。如果連續十天讓一個人每天有五到六小時的睡眠，總熱量也會有同樣的改變。

如果把每天睡四個半小時的情形，延伸到有工作的一整年，並假設其中有一個月的假期，並且休假時奇蹟似的能夠有充分睡眠，那麼你仍然會多吃下超過七萬大卡的熱量。根據熱量估算，這會導致體重一年增加 4.5 到 6.8 公斤，而且年年如此（對很多人來說，這聽起來可能令人熟悉又心痛）。

梵高特的下一個實驗是最令人驚訝的（而且有點邪惡）。與之前一樣，健康的人要經歷兩種不同條件：連續四晚擁有八個半小時的睡眠，然後四晚擁有四個半小時的睡眠。然而，在兩種實驗條件的最後一晚，則安排了些許改變。參與者有四小時的機會，能大啖額外的吃到飽自助餐。他們面前擺滿了各式各樣的食物，從肉類、蔬菜、麵包、馬鈴薯、沙拉到水果和冰淇淋都有。然後在另一邊還有零食吧，滿是餅乾、巧克力棒、洋芋片、蝴蝶圈餅等等。參與者在四小時內可以盡情大吃，甚至中間還會補充食物。有一個重點是，這些人是獨自享用，避免社交互動或他人影響可能改變本身的自然食慾。

在這場自助餐後，梵高特和研究團隊再次記下他們所吃的東西種類，以及吃下多少分量。經歷睡眠剝奪的人儘管已經從自助餐臺吃下了將近兩千卡熱量，還會再到零食吧猛吃零食；他們在吃完整頓飯後，又多吃下三百三十大卡的零食，相較於每晚獲得充裕睡眠時。

最近有一項發現與這種行為有關，那就是睡眠短缺時，血液中的內生性大麻（endocannabinoid）濃度會升高，從這個物質的名稱，你或許已經猜出這是一種由身體自行產生的化合物，非常類似大麻。就像吸食大麻一樣，這些化學物質會刺激食慾，提高你想吃零食的慾望。

由於睡眠剝奪導致的內生性大麻增加，以及瘦素和飢餓肽的改變，這些強力化學訊息加起來，全都讓你往「飲食過度」的方向衝去。

醒的時間久，需要的熱量多不了太多

有些人辯解，我們在睡眠受剝奪時會吃更多，是因為醒著的時候需要額外的熱量來燃燒。可惜這並非事實。

前面提到的睡眠限制實驗中，在兩種控制條件下，消耗的熱量差不多。以極端的情況來說，如果讓一個人連續二十四小時不睡，相較於包含八小時睡眠的二十四小時，多燃燒的熱量只有一百四十七大卡。原來，睡眠本身對腦和身體來說是激烈的代謝活躍狀態。因此，那些說睡覺可以保留大量能量的理論早已被摒棄，省下來的熱量微不足道，這一點點好處不足以勝過睡著導致的生存危險和壞處。

更重要的是，你在睡眠被剝奪時多吃下的熱量，超過所謂醒著時額外燃燒的熱量。更何況，在真實世界中，一個人睡得愈少，會感到自己愈沒精力，因而更常處於靜態，更不願進行活動。睡眠缺乏是肥胖的完美配方，它會增加熱量攝取，降低熱量消耗。

無法控制衝動，吃下更多垃圾食物

睡眠短缺造成的體重增加，並不只來自於你吃下更多的東西，還關乎你對食物選擇的改變。梵高特縱覽各個研究注意到，當每晚睡眠少了幾小時，人們對甜食（例如餅乾、巧克力、冰淇淋）、含大量碳水化合物的食物（例如麵包、義大利麵）以及鹹味零食（例如洋芋片、蝴

蝶圈餅）的渴望提高了 30% 到 40%。對蛋白質豐富的食物（例如肉和魚）、乳製品（例如優格和起司）以及高脂肪食物的胃口改變較少，喜好程度比睡眠充足的人高了約 10% 到 15%。

為什麼我們睡眠受到剝奪的時候，會比較想吃能夠快速得到熱量的糖和碳水化合物？

我和我的研究團隊決定進行一項研究，在人們觀看、選擇食物時，掃描他們的腦，而這些人也要評估自己想吃各項食物的程度。我們的假設是，睡眠不足導致對垃圾食物產生偏好，或許可以由腦中發生的變化來解釋。腦中用來抑制基本食慾的衝動控制區域是否出了問題，導致我們把手伸向甜甜圈或披薩，而不是全麥麵包或綠色蔬菜？

我們請體重處於平均值的健康民眾來進行兩次實驗：第一次擁有整夜睡眠，另一次則是在剝奪一夜睡眠之後。在兩種條件下，他們都要觀看八十項相似的食物圖像，內容從蔬菜水果（如草莓、蘋果、紅蘿蔔等），到高熱量食物（如冰淇淋、義大利麵、甜甜圈）。為了確保參與者的選擇真實反映出他們想吃的程度，而不是選擇他們觀念中認為正確的食物，我們加入了一項誘因：當他們從磁振造影機出來後，我們會實際提供他們在實驗中聲稱最想吃的食物，並且有禮貌的請他們吃下去！

我們比較同一個人在兩種條件下的腦部活動模式，發現在睡眠缺乏時，前額葉皮質中具有監督功能的區域，也就是能夠深思熟慮、控制決定的區域，變得不活躍。相對的，較原始的腦部深層構造，也就是驅策慾望的區域，對食物圖片的反應增強了。

這種不再審慎自制而轉向較原始腦部活動模式的改變，和他們對食物選擇的改變一起發生。在睡眠被剝奪的人眼裡，高熱量食物明顯變得更有吸引力。當我們計算他們在睡眠剝奪時想要的額外食物時，發現增加的熱量為六百大卡。

控制體重與腸道健康

有一項鼓勵人心的消息是，充分睡眠可以幫助你控制體重。我們發現，一夜飽眠可以修復腦部深處區域（釋放享樂慾望的區域）和較高階腦區（負責駕馭這些渴望）的溝通。充分的睡眠因而可以修復腦中的衝動控制系統，為可能發生的暴飲暴食適度踩下煞車。

位在頭部下方的身體中，我們也發現充分的睡眠會讓你的腸子更快活。睡眠扮演糾正神經系統平衡的角色，特別是讓交感神經系統的戰或逃反應冷靜下來，而這能改善你身體裡的細菌群落，也就是微生物群系（microbiome）；微生物群系所在的位置是腸道，也就是你的腸道神經系統所在之處。

如同我們前面提過的，當你睡得不夠，與身體壓力相關的戰或逃神經系統會活躍起來，刺激體內產生過多皮質醇，而皮質醇會讓「壞菌」增殖，使微生物群系敗壞。結果造成，睡眠不足會妨礙所有食物營養的正常吸收，並導致胃腸問題。*

肥胖流行的關鍵因素

當然，席捲全世界的肥胖流行問題，並不只是由於睡眠不足所致。吃下更多加工食品、餐點分量加大、人類更常久坐不動，都是引發肥胖的因子。然而，這些改變都還不足以解釋肥胖的急遽增加。必然有其他因子參與其中。

基於過去三十年累積的證據，睡眠不足的普遍化，很可能是肥胖流行的關鍵因素。流行病學研究已經確認，睡得少的人同時也是更容易過重或肥胖的人。的確，你只要把過去五十年間睡眠時間減少的情

----

* 我認為未來的研究也會發現雙向交互關係的存在：不只是睡眠影響微生物群系，微生物群系也可以透過各種不同生物管道而影響睡眠。

形（虛線）與肥胖率提升的趨勢（實線）放在同一張圖上，如圖 13 所示，這份數據可以清楚指出兩者的關係。

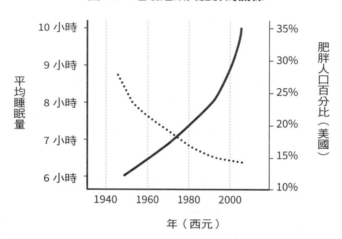

圖 13：睡眠短缺與肥胖的關係

我們在現今生活中可以很清楚觀察到這些效應。睡眠時間低於十個半小時的三歲兒童，相較於那些每晚有十二小時睡眠的同齡兒童來說，到七歲前成為肥胖的風險提升了 45%。讓我們的下一代在人生早期就因為忽視睡眠而邁向不健康的道路，實在是荒唐。

睡不飽，脂肪更難減

最後是關於嘗試減重的提示。先假設你想要減去脂肪，讓自己看起來比較精實，而選擇執行兩週嚴格的低熱量飲食。這正是研究者對過重男女所做的實驗，這些人待在醫學中心整整兩週，然而一群人只有五個半小時的睡眠時間，另一群人則有八個半小時的睡眠時間。

雖然兩組人的體重都減輕了，但重量減少的來源可是非常不同。只能睡五個半小時，減少的體重有 70% 來自瘦肉，也就是肌肉，而非脂肪。反觀每晚有八個半小時睡眠的那組人，可以看到更令人滿意的狀

況：減少的體重有遠超過 50% 來自脂肪，而肌肉保留得比較多。睡眠不夠時，身體變得格外吝嗇，捨不得放棄脂肪。既然脂肪保留了下來，就只好消耗肌肉。如果沒有充足睡眠，就無法透過節食得到精實的體態。睡眠不足和精實體態，兩者無法共存。

這些研究的結果可以如此總結：睡眠短缺（在第一世界國家，是成年人很普遍的情形）會增加飢餓感和食慾，讓腦對衝動的控制減弱，增加食物的攝取（特別是高熱量食物），降低吃過東西後的滿足感，而且在節食時導致減重效果不佳。

☾ 生殖系統出差錯

如果你希望能生育成功，擁有強健體魄，甚至雄風大振，每晚睡飽飽可以讓你願望成真。達爾文如果有機會檢查我現在拿出來的證據，我確信他必然會大為贊同。

芝加哥大學一個研究團隊找來一群身材標準的二十多歲健康男性，限制他們每晚只能睡五小時，連續一週。之後對這些疲倦的人抽血採樣，檢查血液中的激素濃度，會發現與他們自己獲得充分睡眠時的基準比起來，睪固酮的濃度明顯下降，下降的效應非常大，相當於讓一個人的睪固酮生殖力老了十五歲。實驗結果也支持這項發現：有睡眠障礙的男性，特別是有伴隨著打鼾的睡眠呼吸中止症，他們體內睪固酮的濃度，比起同年齡、同樣背景卻沒有睡眠問題的人低了很多。

談論這類研究的結果，通常可以讓我在公開演講時偶爾遇到的那些愛高談闊論的「大男人」安靜下來。你可以想像，他們堅定的反睡眠立場，在這樣的訊息之前變得有點站不住腳。我會完全不帶惡意的繼續告訴他們，睡眠時間太短（或睡眠品質不良）的男人，比起睡眠品質良好而充足的人，精子數少了 29%，而且精子本身會有較多畸形的問題。

我通常也會出其不意的補加一句總結：比起睡眠充足的男性，睡眠不足的人睪丸顯著比較小。

暫且不管這種罕見的講台騷動，睪固酮太低是臨床議題，也是影響人生的大事。由於睪固酮具有讓頭腦專注的清醒作用，睪固酮太低的男性通常整天覺得疲倦勞累，難以專心工作。他們的性慾當然也較低落，因而較難擁有活躍、滿足而健康的性生活。的確，前述研究中的年輕男性，隨著睡眠剝奪的程度提高、睪固酮濃度的下降，自覺情緒與活力逐漸低落。再加上睪固酮可以維持骨質密度，以及增加肌肉與肌力，你就可以開始明白，為什麼每一晚的充分睡眠（以及睡眠帶來的天然「激素補充療法」）對於各年齡層男性在這方面的健康，以及擁有活躍的生活，是如此重要。

男女都可能出問題

由於缺乏睡眠而出現生殖方面問題的，不只是男性。習慣每晚睡不到六小時的女性，濾泡釋放激素降低了 20%，這種激素在女性生殖上非常重要，會在排卵前達到高峰，且在受孕上是必要的。

有一份報告結合了過去四十多年對超過十萬名職業婦女進行的研究，指出夜間不定時工作導致睡眠品質不佳的人，例如值夜班的護理師（在這些較早期研究進行時，護理師的工作幾乎完全由女性擔任），比起在白天固定時間工作的女性，月經週期不規律的比例提高了 33%。再者，工作時間不規律的女性，生育能力低下、懷孕能力降低的可能性高了 80%。

睡眠經常每晚不到八小時的懷孕婦女，相對於每晚睡足八小時或更多的孕婦，在懷孕前三個月的流產風險明顯較高。

把這些對生育健康有害的影響加起來，如果男女雙方都缺乏睡眠，就不難了解為什麼睡眠剝奪的普及，與不孕或生育能力低下有所關

聯；而且我們也不難想像，達爾文會覺得這對於未來的演化成功是有深遠意義的。

「美容覺」真的有用

值得一提的是，如果你問我在斯德哥爾摩大學的朋友兼同行桑德林（Tina Sundelin），你在睡眠不足時看起來有多吸引人（這相當於內在生物機能的外在表現，會影響你得到配偶並產生後代的機會），她會告訴你醜陋的真相。桑德林並非這場科學選美競賽的評審，她進行了一項漂亮的實驗，評審是一般大眾。

桑德林讓一群年齡從十八歲到三十一歲的健康男女拍兩次照片，兩次拍照都在一模一樣的室內光線條件下，同樣的時間（下午兩點半），頭髮自然放下，女性不化妝、男性鬍子刮乾淨。不同的地方，是這些人在拍照前能夠睡覺的時間。其中一次拍照前，他們只有五小時睡眠時間，另一次拍照前則有八小時睡眠時間。至於先進行哪一種拍照條件，每個人的順序都是隨機決定的。

她還把另一群人帶到實驗室中，作為獨立的評審。這些人並不知道實驗的真正目的，也不知道照片中的人在拍照前有不同的睡眠條件。這些評審觀看每一組照片（每一組兩張照片的順序也不一定），並要針對三個項目給予評分：健康狀況、疲勞程度、吸引力。

儘管不知道這項研究的前提，也就不知道睡眠條件的不同，這些評審給的分數卻毫不含糊。與經過整整八小時睡眠後比起來，同一個人經過一夜短眠後臉部照片的評分結果是：較不健康、比較疲倦、且明顯缺乏吸引力。桑德林揭露了睡眠缺失的素顏真面目，而且長久以來所謂的「美容覺」由此得到了應證。

從這個新興的研究領域，我們學到的是，無論男女，人類生殖系統的重要面向都受到睡眠影響。無論是生殖激素、生殖器官、以及會影

響生殖機會的外在吸引力，全都會受到睡眠短缺的負面影響。我們可以想像，希臘神話中自戀的納西瑟斯應該經常好好的睡足八、九個小時，或許下午還會小睡補眠，就在能映著他倒影的水塘旁邊。

免疫力低下，以及導致癌症

回想你上次得到流感的情況，很慘，很糟吧。流鼻涕、骨頭痠痛、喉嚨痛、嚴重咳嗽、全身無力。你可能只想躲在被窩睡覺，而這是對的。你的身體正試圖把自己睡到好。在睡眠和免疫系統之間，有非常密切的雙向關係。

睡眠會部署你免疫兵工廠裡的各種武器，保護你對抗感染和疾病。當你生病時，免疫系統主動刺激睡眠系統，要求更多臥床休息的時間，幫助加強戰力。只要一個晚上減少睡眠，這件帶有免疫抵抗力的隱形披風，就會從你身上被無情的剝除。

睡得愈少，愈可能感冒

睡眠研究中除了會透過肛門測量核心體溫，我那任職於加州大學舊金山分校的好同事普拉瑟（Aric Prather）還進行了就我知道恐怕是世界上最噁心的睡眠實驗。

他利用參與者手腕上的穿戴裝置測量超過一百五十名健康男女的睡眠，為期一週。然後他把這些人隔離，往他們鼻子裡噴了許多鼻病毒，也就是普通感冒病毒的活病毒培養物。我要注明的是，這些人事前已經明白會有這道程序，仍完全同意接受這種虐待鼻子的事情，令人吃驚。

當感冒病毒完滿的送入這些人的鼻腔後，普拉瑟把他們留在實驗室一週，嚴密監測。他不只時時採集血液和唾液樣本來評估免疫系統的反應程度，也採集了參與者幾乎所有的鼻涕。普拉瑟要參與者隨時擤鼻

涕，研究團隊把每一滴成果都裝袋、上標籤、秤重，經過非常仔細的觀察分析。利用血液和唾液中的免疫抗體，加上參與者擤出的鼻涕平均量等測量值，普拉瑟可以確認一個人是不是在客觀上得了感冒。

然後普拉瑟根據這些人在接受感冒病毒前那一週的睡眠量，把他們分為四組：少於五小時、五至六小時、六至七小時，七小時或更久。結果感染率呈現出清楚的線性關係：接觸到活躍感冒病毒前一週，睡得愈少的人，就愈可能感染到感冒。平均睡五小時的那組人，感染率將近50%。前一週每晚睡眠七小時以上的人，感染率只有 18%。

考慮到例如普通感冒、流感、肺炎等傳染病，是已開發國家的重大死亡原因，醫師和政府實在應該宣導流感季節充分睡眠的重要性。

從疫苗獲得更多免疫力

或許你很有責任感，每年都會注射流感疫苗，在增強自己抵抗力的同時，也為社會提升免疫力。然而，只有當你的身體確實產生抗體時，流感疫苗才能發揮效用。

2002 年有一項了不起的發現，證實睡眠非常深刻的影響人體對標準流感疫苗的反應。這個研究把健康年輕人分為兩組：一組連續六晚每晚只能睡四小時，另一組則每晚擁有七個半到八個半小時的睡眠時間。六天結束後，每個人都接受流感疫苗注射。接下來，研究者採集他們的血液樣本，以了解這些人產生抗體的反應程度，藉此得知疫苗是否成功作用。

接受流感疫苗前一週每晚可睡七到九小時的人，產生強而有力的抗體反應，顯現出強壯健康的免疫系統。相對的，睡眠限制組得到的反應很微弱，和睡眠充足組比起來，免疫反應低於 50%。後來有研究報告，A 型肝炎和 B 型肝炎疫苗也有睡眠太少導致的類似結果。

睡眠受到剝奪的人如果事後補眠，是否仍可以讓免疫反應提升？

這想法不錯，可惜答案是否定的。有人在一週睡眠短缺後，即使得到兩週甚至三週的補眠，仍無法從流感疫苗產生完全的免疫反應。事實上，只經過少量的睡眠限制之後，即使過了一年，還是能觀察到某些免疫細胞縮減的現象。就像睡眠剝奪對記憶的影響，一旦你錯過當下的睡眠益處（在此也就是對本季流感的免疫反應），就無法再透過更多睡眠來取回本來該有的好處。危害已然造成，而一年後仍能測量到部分危害的殘存蹤跡。

不管你現在處於哪種免疫狀態，如果你正準備接受疫苗來提高免疫力，或正在動員強大的適應性免疫反應來對抗病毒攻擊，那麼你需要睡覺，而且是整晚充分的睡眠，這是不容妥協的。

對付癌症的殺手細胞數量減少

不需要許多夜的睡眠不足，就能使身體的免疫力減弱，到了這種地步，癌症就變成切身的問題了。試著把我們免疫系統的自然殺手細胞想像成體內的祕密探員，就像 007 那樣的角色，它們的任務是辨認危險的外來物體並加以消滅。

自然殺手細胞對付的其中一類異物，是惡性腫瘤細胞（癌細胞）。自然殺手細胞會很有效率的在這些癌細胞的外表打洞，並注入可以摧毀這些惡性細胞的蛋白質。所以我們希望這些像詹姆士龐德一樣的免疫細胞，能隨時展現英雄般的表現。而當你睡得太少時，就會適得其反。

對此，加州大學洛杉磯分校的歐文（Michael Irwin）進行了意義重大的研究，顯示只要有短暫的睡眠缺失，對抗癌症的免疫細胞就會受到快速而全面的影響。歐文測試健康年輕男性，顯示了相對於一晚八小時睡眠，一晚四小時睡眠（例如凌晨三點上床，早上七點起床）會使免疫系統中循環的自然殺手細胞減少 70%。這樣的免疫缺損實在劇烈，而且發生速度之快，只要一個晚上「睡不好」就發生了。不難想像，如果連

續一週睡太少，會讓與癌症戰鬥的免疫裝備變得多虛弱，更不用說幾個月甚至幾年了。

不過，我們不用想像。有幾個有力的流行病學研究已經指出，值夜班以及由此對近日節律與睡眠造成的干擾，會使多種癌症的發展機會大為提升，目前已知的相關癌症，包含乳癌、攝護腺癌、子宮內膜癌，以及結腸癌。

由於有力證據愈來愈多，丹麥最近成為世界第一個國家，對於曾在政府公家單位從事夜班工作數年後罹患乳癌的女性（例如護理師和航空機組人員）進行職災賠償。儘管有科學的支持，其他國家的政府，例如英國，到目前為止仍抗拒類似的法律求償，拒絕賠償。

隨著每一年的研究進展，證實愈來愈多的惡性腫瘤與睡眠不足有關。歐洲有一項大型的研究，研究對象將近兩萬五千人，證實睡眠時間六小時以下的人，相較於每晚睡眠七小時以上的人，得到癌症的機率提升 40%。另一項追蹤超過七萬五千名女性長達十一年的研究，也發現相似的關聯。

癌症利用發炎和免疫細胞來壯大自己

至於睡眠短缺為何又如何造成癌症，現在也愈來愈清楚。部分的問題與前面提過的交感神經系統的激動狀態有關，因為缺乏睡眠會使交感神經系統過度活躍。身體交感神經系統的活躍程度升高，會引發免疫系統不必要的持續性發炎反應。

當身體面臨真正的威脅時，交感神經系統的短暫活化通常會刺激產生類似的發炎活動，這對可能傷害身體的潛在威脅是有用的（就像和野獸或敵對部落的人發生近身肉搏）。然而，發炎也有黑暗的一面。非專一性的慢性發炎如果一直啟動，而不回到平靜狀態，會導致許多健康問題，包括與癌症有關的問題。

我們已知癌症會為了自己而利用發炎反應。例如某些癌細胞會引誘發炎因子進入腫瘤，幫助血管增生，以供給腫瘤更多營養和氧。腫瘤也可利用發炎因子進一步破壞癌細胞中的 DNA，使 DNA 產生突變，增加腫瘤的能力。發炎因子或許也用來剪斷腫瘤與停駐地點的連結，幫助癌症起錨，散布到身體其他地方。這在醫學上稱為轉移，也就是指癌細胞由本來的組織逸出，開始出現在身體其他區域。

透過芝加哥大學的格札爾（David Gozal）最近的研究，現在我們已知，缺乏睡眠會鼓勵癌症的增長與擴散。研究中先讓小鼠注射惡性細胞，接下來四週追蹤腫瘤的發展。在這段期間內，半數小鼠允許在一般時間睡覺，另一半則受到部分干擾，降低整體的睡眠品質。

相對於有充分休息的小鼠，睡眠遭到剝奪的那一組在癌症發展的速度和大小上有 200% 的增長。雖然我自己不忍心看這些實驗照片，但常常會在公開演講時，把睡眠正常和睡眠受限的兩組小鼠腫瘤大小的比較圖放給觀眾看。這些照片總會引發聽眾的驚呼，手不由自主的掩住嘴巴，而有些人會把眼睛轉開，避而不看睡眠受限小鼠長出像山一樣的腫瘤的圖片。沒有一次例外。

然後我必須說明癌症故事中更糟的消息。當格札爾對小鼠進行解剖時，發現腫瘤在睡眠不足的小鼠身上更具侵略性。牠們的癌已經轉移，散布到周遭的器官、組織和骨頭上。現代醫學已經愈來愈熟於處理表現安分的癌，但當癌症開始轉移，醫學介入就變得無力，病人死亡率急遽上升；而在睡眠剝奪的狀態，會強力促進癌症的轉移。

在前述實驗之後幾年，格札爾揭開睡眠剝奪的更多黑幕，闡明導致這種惡性發展的機制。格札爾在幾項研究中顯示，有一類稱為腫瘤相關巨噬細胞的免疫細胞，是睡眠喪失帶來惡性影響的一個根本原因。他發現，睡眠剝奪會使一種稱為 M1 細胞的巨噬細胞數量減少，而 M1 細胞是有助於對抗癌症的細胞。睡眠剝奪又會使另一種稱為 M2 細胞的巨

噬細胞數量增加，而這種細胞會促進癌症的增生。這種組合可以解釋我們展現在睡眠受干擾的小鼠身上的可怕癌症。

因此，睡眠品質不良會提高罹癌的風險，而且如果癌症已經發生，也會助長它到處快速增生。在對抗癌症時如果沒有充分睡眠，就如火上添油。或許有人覺得這是危言聳聽，但睡眠干擾和癌症之間的連結已經有十分確鑿的科學證據，促使世界衛生組織正式把夜班工作歸類為「可能致癌因子」。

基因和 DNA 也難逃影響

如果得到阿茲海默症、癌症、糖尿病、憂鬱症、肥胖、高血壓和心血管疾病的風險提高，不夠令人憂心，長期睡眠不足還會侵蝕你的生命要素：遺傳密碼，以及裝載遺傳密碼的結構。

你身體中的每一個細胞內都有一個核心，那就是細胞核。細胞核中含有你絕大部分的遺傳物質，這些遺傳物質以去氧核糖核酸（DNA）的形式存在。DNA 分子會形成優美的雙螺旋結構，就像富豪宅邸中高聳的螺旋樓梯。這些螺旋的不同段落提供了特定的建築藍圖，指示你的細胞執行指定的功能，而這些特定的段落就稱為基因。有點像是在電腦上，用滑鼠連按兩下來打開一個文書文件，然後傳送給印表機的情形一般，當基因啟動，被細胞讀取時，就列印出某樣生物產物來，例如產生一個幫助消化的酵素，或產生幫助強化腦中記憶迴路的蛋白質。

任何讓基因穩定性動搖的事物，都會導致某種後果。讓基因錯誤的表現過度或不足，可能導致生物產物提高你患病的風險，包括失智症、癌症、心血管問題、免疫功能異常。而睡眠剝奪這種不安定的力量就要登場了。

腦中有成千上萬個基因的穩定調節，都要仰賴規律且充足的睡

眠。研究者發現，只要剝奪小鼠的睡眠一天，這些基因的活動就會掉落到三分之一以下。就像有個頑固的檔案拒絕被傳送到印表機一樣，如果你不讓 DNA 片段擁有足夠睡眠，這些 DNA 片段就不會把指令密碼翻譯成印表機的成果，提供腦與身體所需。

改變基因的活動和表現

英國薩里睡眠研究中心（Surrey Sleep Research Centre）的主持人戴克（Derk-Jan Dijk）讓我們看到睡眠不足對基因活動的影響，而這在人類身上和小鼠一樣驚人。戴克和他多產的團隊限制一群健康男女的睡眠，連續一週每晚只能睡六小時，然後檢驗他們的基因表現，整個過程都在監控下，依嚴格的實驗室條件進行。相較於同一群人在一週之間獲得充分的八個半小時睡眠，經過睡眠量稍微減少的一週後，多達七百一十一個基因的活動發生改變。

有趣的是，這種效應朝兩個方向發展：這七百一十一個基因中，大約一半在受到睡眠短缺的影響後，異常的加速表現，另一半則是表現衰退或甚至完全停擺。表現上升的基因，包括與慢性發炎、細胞壓力及許多造成心血管疾病的因子有關的基因；停擺的基因，則是幫助維持穩定代謝與最佳免疫反應的基因。

後續研究發現，睡眠太短也會干擾調節膽固醇的基因的活性。缺乏睡眠時，特別會造成高密度脂蛋白的下降，而這個備受囑目的蛋白質向來與心血管疾病有關。*

-----

* 除了單純的缺乏睡眠，戴克的研究團隊進一步顯示，不適當的睡覺時間（例如由於時差或工作值班時間造成），也可能對人類基因表現造成和睡眠缺乏同樣程度的影響。戴克對一群健康年輕人進行的實驗顯示，如果睡眠與清醒循環以每天幾小時的程度往後延，只要三天，就有約三分之一的基因轉錄活動受到影響，而且受到衝擊的基因控制了非常重要的生命過程，例如代謝的時機、體溫調節、免疫活動，以及心臟健康。

DNA 的保護裝置遭破壞

睡眠不充分，不僅會改變基因的活動和表現，還會直接破壞遺傳物質本身的結構。

DNA 螺旋在你的細胞核中漂浮，但會緊緊纏繞在一起，形成染色體，有點像是把一縷縷細線編織起來、形成一條堅固的鞋帶。也正如鞋帶一樣，染色體的末端需要用特殊結構保護起來，這種像鞋帶頭的保護結構稱為端粒。如果你染色體末端的端粒遭到破壞，DNA 螺旋就會暴露出來，使得脆弱的遺傳密碼無法正常運作，就像鞋帶頭磨損，導致鞋帶散開。

一個人睡得愈少，或睡眠品質愈差，染色體端粒的損壞就愈嚴重。這個發現來自世界各地近期的眾多研究，這些各自獨立的研究，對象包含數千名四十、五十及六十多歲的成人。*

這個關聯是否有因果關係，還有待研究。但關於睡眠短缺造成的端粒損害，其中有一項特點現在已經比較清楚了。這個現象似乎與老化或提早衰老類似。那就是，根據端粒的健康程度，兩個實際年齡一樣的人，生物年齡不見得一樣，如果其中一人每晚總是只睡五小時，另一個人總是睡七小時，後者會顯得比較「年輕」，前者則由於人為造成的老化，讓自己遠超過日曆上的年齡。

每晚改造自己的基因

動物的遺傳工程和基改食物，是很容易引發擔憂的議題，而且沾染了強烈的情緒。不論是自由派或保守派人士，在許多人心目中，DNA 具有超然而近乎神聖的地位。

....

* 關於睡眠短少和端粒受損的顯著關聯，甚至在把已知會對端粒有害的因素考慮進去後，依然存在；這些因子包括年齡、體重、憂鬱症及吸菸。

　　從這個基礎來說，我們應該對睡眠缺乏有同樣的厭惡與不舒服的感覺。因為睡眠不足（對一部分人來說是自願的選擇）會讓你的基因轉錄體）＊產生重大的改變，而**轉錄體**就是你的本質，或至少可說是由你的 DNA 來定義的生物本質。

　　你忽略睡眠，就相當於決定每一晚對自己進行基因改造，竄改細胞核中每日為你寫出健康故事的文字。你縱容家裡的小孩和青少年忽略睡眠，也等同於對他們施予類似基因工程的實驗。

....

＊　編注：轉錄體（transcriptome）是指由 DNA 轉錄出來的產物（RNA）的總和。

第三部

為什麼會做夢？

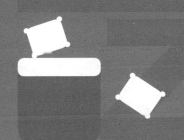

第 9 章

每一晚陷入精神錯亂

做夢時的全腦圖、讀夢術、夢的不科學解析

昨天晚上，你確實精神錯亂。今天晚上還會再發作。

以上是對你的診斷，你同意嗎？在反對之前，請先讓我告訴你五項確診的理由。第一，你昨晚做夢時，開始看到根本不在眼前的事物：你產生「幻覺」。第二，那些根本不可能的事，你卻信以為真：你發生「妄想」。第三，你對時間、地點、人物都覺得混亂：你有「定向力障礙」。第四，你的情緒極端震盪：有些精神科醫師稱這樣為「情緒不穩」。第五，你今天早上醒來後，就算不是忘掉全部，也已經忘掉絕大部分奇怪荒誕的夢中經驗（多麼棒啊！）：你根本已經算是「失憶」。

如果你在清醒的時候經歷上述任何一種症狀，會急著去看精神科醫師。不過，這種稱為快速動眼睡眠的大腦狀態，以及隨之發生的心智經驗，也就是做夢，卻是正常的生物與心理過程（背後的理由直到最近才變得清楚），也是非常重要的過程。

快速動眼睡眠並不是我們睡覺期間唯一會做夢的時段。如果你採用比較寬鬆的定義，把醒來剎那能說得出來的所有心智活動都算是做夢，例如「我想到了雨」，那麼從技術上來說，你睡眠時的所有階段都在做夢。如果我在你最深沉的非快速動眼睡眠階段把你弄醒，你有 0%

到 20% 的機會可以說得出這類平淡的念頭。不論你是進入或離開睡眠狀態，「如夢般的經驗」通常是以視覺或動作為主。

但是我們多數人認為的夢，也就是伴隨著如幻覺般、有動作感、包含情緒、有豐富情節的奇怪經歷，則來自快速動眼睡眠，而且許多睡眠研究者把真正的夢，定義為發生於快速動眼睡眠的夢。因此本章將把焦點放在快速動眼睡眠，以及這個階段當中產生的夢。然而我們也會探討睡眠其他階段所做的夢，那些夢也對做夢過程本身帶來重要的了解。

☾ 你做夢時，腦中發生了什麼事？

在 1950 和 60 年代，科學家透過放在頭皮上的電極測到的紀錄，獲得快速動眼睡眠相對應的腦波活動類型的大致圖像。但要等到 2000 年代初，由於腦部造影設備的進步，才讓我們可以重建快速動眼睡眠時腦部活動的精采立體影像。這份等待是值得的。

佛洛伊德把夢視為「願望的滿足」，這個非科學理論在精神病學與心理學成為主流，長達一世紀之久；而腦部顯影方法與成果所帶來的突破之一，正是破壞了佛洛伊德的假定。佛洛伊德的理論有其重要之處，我們會在後面討論，但其中有深層的系統性瑕疵，導致現代科學否定這個理論。

我們現在對快速動眼睡眠有了更充分的知識，也有神經科學上的解釋，因而帶來科學上可測試的理論，來解釋我們的夢是怎麼回事（如邏輯相對於非邏輯、視覺相對於非視覺、情緒相對於非情緒性的），我們又在夢些什麼（例如來自最近清醒生活經驗，或是全新的經驗），甚至給我們機會來探討睡眠科學中最引人入勝的問題，而且可能是所有科學文獻中最有意思的問題：我們到底為什麼做夢？或者說，快速動眼睡眠期的夢有何功能？

記錄腦部活動的科技

　　腦部掃描大大超越簡單的腦波圖紀錄，讓我們更加了解快速動眼睡眠與夢。為了說明這個進展的程度，讓我們回到第 3 章的運動場比喻。這個運動場上方中央垂掛了一隻麥克風，可以測量全部觀眾加起來的整體活動，但無法知道特定區域觀眾的活動。所以我們不知道是否有某一區的觀眾大聲吶喊，而隔壁區的觀眾卻喊得較小聲，甚至沒出聲。

　　利用電極貼在頭皮上來測量腦部活動，同樣無法知道特定區域發生了什麼事。然而，磁振造影掃描在量化腦部活動時，就沒有這種空間混淆的問題。

　　磁振造影掃描儀會把整個運動場（腦）切分成數千個明確區分的小空間，有點像螢幕上的一個個像素，然後測量特定像素中觀眾（腦細胞）的活動，和運動場中其他區域的像素明確劃分開來。再者，磁振造影掃描儀會以三維模式來記錄這些活動，涵蓋了腦內運動場的低、中、高所有樓層。

　　透過腦部掃描設備，我和許多科學家得以觀察人類進入快速動眼睡眠及開始做夢時，腦部活動發生什麼驚人的改變。隨著快速動眼睡眠及做夢的展開，本來隱藏於最深處的結構，現在也能鮮活呈現在我們眼前，這是史上第一遭。

描繪出做夢時的全腦圖

　　在無夢的深度非快速動眼睡眠，比起一個人醒著休息時，整體代謝活性顯示出些微的降低。然而，當一個人進入快速動眼睡眠並開始做夢時，發生很不一樣的變化。進入快速動眼睡眠時，腦中有許多區域在磁振造影掃描中「亮起來」，表示腦部活性急遽上升。事實上，腦部有四個區域在快速動眼睡眠中開始做夢時，活性大為提升：一、頭部後方的視覺空間區；二、運動皮質，也就是引發動作的區域；三、先前提過的

海馬迴及周遭區域，這個區域支援你的自傳式記憶；四、腦內深處的情緒中心，也就是杏仁體和扣帶迴皮質，都幫助產生並處理情緒；扣帶迴皮質是帶狀的組織，位於杏仁體上方，沿著大腦內層表面分布。腦中這些情緒區域在快速動眼睡眠時的活性，其實比我們清醒時還高了 30%！

既然快速動眼睡眠與夢中的活躍意識經驗有關，或許不難預期，快速動眼睡眠時也能觀察到腦部活性的提升。然而令人驚訝的是，有一些腦部區域卻很明顯處於「停止活躍」的狀態，特別是前額葉皮質最左和最右的外層區域。要找到這些區域，只需要把雙手放在你前額外側，大約眼角上方五公分的地方（試想在世界杯足球賽中，當球員射門失敗時，觀眾會把雙手按在頭上的那個位置）。在快速動眼睡眠狀態的腦部掃描影像中，這些區域變成冰冷的藍色區塊，告訴我們此處的神經區域明顯缺乏活動。

在第 7 章我們談過，前額葉皮質就像腦的執行長，特別是左右兩側，負責理性思考與邏輯決策，並「由上而下」的把指令送到腦部深處中心，即較原始的情緒區域。正是這個平時讓你有邏輯、有條理的腦中執行長，在每一次進入快速動眼睡眠的做夢階段時，就會暫時下臺。

因此，快速動眼睡眠狀態可說具有下列特徵：視覺、運動、情緒和自傳式記憶相關的腦區十分活躍，而控制理性思考的區域相對不活躍。感謝磁振造影，我們終於擁有了以科學為基礎的快速動眼睡眠全腦圖像。即使這項技術曾經粗糙簡陋，但我們總算進入探索自己為何做夢、如何做夢的新時代，不用再依賴過去夢境理論的特殊規則或晦澀解釋，例如佛洛伊德的理論。

從腦部活動預測夢的形式

我們開始可以進行簡單直接的科學預測，然後加以證實或反駁。舉例來說，我們測量一個人在快速動眼睡眠時的腦部活動後，可以把他

喚醒，請他報告這次做夢的經驗。不過，即使不透過當事人的報告，我們應也可以在讀過腦部掃描結果後，準確預測這個人這次夢境的本質。如果運動相關的腦部活動很少，而視覺和情緒的腦部活動很多，那麼這個夢裡應該沒什麼動作，卻有很多視覺內容，而且包含了強烈的情緒，反之亦然。

事實上我們已經進行了這樣的實驗，而且在做夢的人把夢中經驗告訴研究助理之前，我們已經有信心預測一個人夢境的「形式」：視覺的、動作的、是否充滿情緒、是否完全荒誕不理性等等。

打造出科學捕夢網

預測夢的「形式」（情緒的、視覺的、動作的……）看起來雖是革命性的進展，卻留下了一個沒有答案的更基本問題：我們能不能預測夢的「內容」？也就是說，我們是否能預測一個人夢到了什麼（好比車子、女人、食物），而不只是夢的性質（例如，是否以視覺為主）？

2013 年，在日本京都的國際電氣通信基礎技術研究所，神谷之康帶領研究團隊找到了一個巧妙的方法來處理這個問題。他們實質上首度破解了夢境的密碼，因而把我們帶到面臨倫理挑戰的處境。

參與實驗的人同意進行這項研究，稍後我們會看到這一點非常重要。實驗結果仍屬初步，因為實驗人數只有三人，但是結果十分重要。另外，研究者聚焦於人剛睡著時常發生的較短的夢，而不是快速動眼睡眠時的夢，不過同樣的方法很快就可以應用到快速動眼睡眠上。

這些科學家把每個參與者送進磁振造影掃描儀，在幾天之中掃描非常多次。一當這些人剛睡著時，研究者會等一小段時間記錄腦部活動，然後把這個人叫醒，請他報告夢的內容，然後讓這個人再度睡著並重複相同的過程。這樣的做法一直重複進行，直到累積了數百份夢境報告與相對應的腦部影像紀錄 。其中一份夢境報告如下：「我看到巨大的

銅像……在一個小山丘上，山丘下有房子、街道和樹。」

　　接著，神谷的研究團隊把這些夢境報告加以精煉，整理出最常出現在這些人夢中的二十項核心類別，例如書籍、車子、家具、電腦、男人、女人、食物等。再來需要建立的基本事實，是這些人實際上醒著看到這些視覺影像時，腦部活動模式是什麼樣子，因此研究者挑出了每個類別的真實照片（也就是車子、男人、女人、家具等等的照片），然後參與者再回到磁振造影掃描儀中，在清醒狀態下看這些照片，同時研究者也記錄他們的腦部活動。接下來，神谷以這些清醒時的腦部活動作為模板，與大量的睡眠時腦部活動資料進行模式比對。這個概念有點像犯罪現場的 DNA 比對：鑑識人員取得受害者 DNA 樣本作為模板，然後從無數可能的樣本中尋找匹配的樣本。

　　這些科學家在完全不知道夢境報告內容的情況下，能夠只以磁振造影的掃描結果，預測出參與者夢到的內容，正確率相當顯著。利用來自磁振造影的模板資料，科學家能夠分辨出你夢到的是男人還是女人，狗還是床，花或是刀。他們實質上達成了讀心術，或在此應該說是讀夢術。科學家把磁振造影機器變成高價版的捕夢網，捕夢網就是那種北美印地安文化中會拿來懸掛在床頭，以期捕捉夢的美麗手工製品；而這些科學家成功做到了。

　　這個方法距離完美還很遠，目前尚不能得知做夢者看到的是哪個男人、哪個女人或哪部車子。例如，我最近做了一個不好意思說出來的夢，夢裡出現了一部奧斯頓馬丁（Aston Martin）1960 年代的經典絕美車款 DB4，但如果我是這個實驗的參與者，你沒有辦法從磁振造影掃描結果知道這麼特定的細節，你只能知道找夢到了車子，而不是電腦或家具，但你不知道我夢到的是什麼車。

　　儘管如此，這已經是了不起的進展，未來只會更加進步，有一天科學家終能為夢解碼，把夢的內容具象化。現在我們已經可以開始了解

夢是如何建構出來的，而這或許可以幫助經常為夢所苦的精神病患者，例如被夢魘折磨的創傷後壓力症候群病人。

當讀夢術成真之後

褪去科學家的身分，作為一個人，我必須承認對這樣的想法有些莫名的不舒服感。曾經我們的夢只屬於自己，我們可以決定是否與別人分享，而如果願意，還能決定要分享哪些部分、保留哪些部分。雖然這些研究的參與者總是表示同意，但會不會有朝一日，這種方法超越了科學，進入哲學與倫理的範疇？

很可能在不是那麼遙遠的未來，我們便可以精確的「讀取」夢境，並從而掌握這種很少人能夠用意志加以控制的過程。* 當「讀夢」的能力終於實現時（而且我很確定這會發生），我們還會認為做夢者對自己所做的夢負有責任嗎？既然做夢者無法有意識的建構夢境，那麼去評論一個人所做的夢，是公平的嗎？但如果做夢者不負有責任，誰又有責任？這是個令人困擾又難以坦然面對的議題。

☾ 解析夢的意義和內涵

磁振造影研究幫助科學家更了解做夢的本質，並已做到夢的低解析度解碼。這些腦部掃描實驗的結果，也讓我們開始以科學方法解答人類最古老的問題，同時也是睡眠最古老的問題：夢是從哪裡來的？

在夢的新科學之前，以及在佛洛伊德以非系統性方式處理這個議題之前，夢有各式各樣的由來。古埃及人相信夢是由高高在上的天神送

---

* 我說「很少人」，因為的確有些人不僅能察覺自己正在做的夢，甚至還能控制自己做夢的內容和方式。這稱為清明夢（lucid dream），我們會在後面的章節討論到。

下來的。希臘人有類似的觀點，把夢視為眾神的視察，帶來神聖的訊息。然而，亞里斯多德明顯是個例外。他所著的《自然諸短篇》(*Parva Naturalia*) 七個主題中，有三個討論到睡眠狀態：〈論睡眠〉、〈論夢〉、〈論睡眠占〉。亞里斯多德一如以往的頭腦明晰，否定夢是來自天上的訊息，更傾向從人本身的經驗出發，相信夢源自於個人最近清醒時經歷的事件。

佛洛伊德開創夢的研究領域

不過，在我看來，在夢的研究領域中做出最大科學貢獻的人，是佛洛伊德。我認為現代神經科學家並沒有給他應有的榮耀。佛洛伊德在開創性的著作《夢的解析》中，認為夢發生的位置毫無疑問是在一個人的腦中（也就是心智，因為兩者在本體上可說並無不同）。現在看來，這可能很明顯，甚至無關緊要，但在他的時代並非如此，尤其考慮到先前的歷史時。佛洛伊德獨自把夢的所有權從天神手中奪下，把夢與解剖學上位置不明確的靈魂分離。

透過佛洛伊德，夢成為一個清晰的領域，後來才由此形成神經科學，也就是腦的疆土。夢來自腦的主張，是如此真確而具啟發性，也暗示了只有對腦進行有系統的研究，我們才能得到想要的答案。我們得感謝佛洛伊德帶來的典範轉移。

然而佛洛伊德雖對了 50%，卻也錯了 100%。事情從這裡開始急轉直下，他的理論發展成無法證明的泥淖。

簡單的說，佛洛伊德相信夢來自沒被滿足的無意識願望。根據他的理論，受壓抑的慾望（他稱為「隱夢」）力量非常強大而驚人，如果毫不偽裝的出現在夢中，會把做夢者驚醒。為了保護做夢者和睡眠，佛洛伊德相信心智中有一種審查員或過濾者。受壓抑的願望穿越這種審查，從另一邊以偽裝的形式出現。這種經過偽裝的願望和慾望被佛洛伊德描述

為「顯夢」,不會被做夢者認出來,因而不會有驚醒睡夢者的風險。

佛洛伊德相信自己了解這種審查的運作方式,並因此可以對偽裝的夢(顯夢)解密,並反向重建,揭露真正的意義(隱夢)。這有點像電子郵件的加密和解密過程,如果沒有解密的密鑰,就無法閱讀電子郵件的內容。佛洛伊德認為自己已經找出每個人夢境的解密密鑰,他為許多富裕的維也納病患提供去除偽裝、揭露夢中原始訊息的收費服務。

夢的精神分析詮釋並不科學

然而問題是,佛洛伊德的理論無法提供任何明確的預測。科學家無法設計實驗來測試他理論中的原則,以幫助進一步證實或否定。這是佛洛伊德的才智,同時也是敗筆。科學無法證明他是錯的,這是為什麼佛洛伊德的陰影一直籠罩著夢的研究,持續到今日。但正因同樣的理由,我們無法證明他的理論是對的。一個無法證實是真或假的理論,終究會被科學放棄,而這就是發生在佛洛伊德與他的精神分析的狀況。

舉一個具體的例子,考慮一種科學方法:碳定年法,這可以用來鑑定像是化石等有機物的年齡。為了驗證這個方法,科學家會利用幾具不同的碳定年儀器,在同樣的原理下,對同一件化石進行分析。如果這個方法在科學上是經得起考驗力的,這些各自獨立的儀器對化石年齡的判斷應該會得到同樣的結論。如果不行,表示這個方法有瑕疵,才會造成數據不精準且無法重複。

碳定年法透過這樣的過程,得到驗證。然而佛洛伊德對夢境的精神分析詮釋卻沒有同樣的結果。採用佛洛伊德精神分析法,不同研究者分析同一個人的同一個夢時,會有不同的詮釋。如果這個方法在科學上是可信賴的,讓治療師可以運用結構化的清楚原則與指標,那麼不同治療師對同一個夢的詮釋也應該是相同的,或至少他們結論的基本意涵應該有某種程度的相似性。然而,不同精神分析師對同一個夢給出的詮釋

差異相當大，完全沒有統計上顯著的相似性，缺乏一致。你無法授與佛洛伊德精神分析「品質管制」標章。

因此，有一種對佛洛伊德精神分析的譏諷看法，認為它犯的是「一般化的毛病」。有點像占星提供的一般化詮釋，可以符合所有狀況。舉例來說，在我的大學課堂中，講到佛洛伊德理論受到的批判之前，我常對學生做如下（或許顯得殘忍的）示範。

我先問在座學生中有沒有人願意分享自己的夢，我會立即免費給予詮釋。有幾個人舉手了。我指向其中一人，問他叫什麼名字。假設他叫凱爾，因此我請凱爾說出他的夢。他說：

我在一個地下停車場中奔跑，找我的車。我不知道自己為什麼要跑，但就是覺得必須趕快到車子那裡。我找到車，呃，那部車和我現實中的車不一樣，但在夢中我認為那是我的車。我試著發動車子，可是每次轉鑰匙，車子都發不動。然後我的手機大聲作響，我就醒來了。

我的反應則是專注且了解一切似的看著凱爾，在他描述的過程中還不斷點頭。我先停了一下，然後說：「凱爾，我完全了解你的夢是什麼意思。」他（和整個教室的學生）驚訝又佩服的等待我的答案，彷彿時間暫時停止。

再過一段更長的停頓後，我自信而明確的說：「凱爾，你的夢和時間有關，更準確的說，和你沒有時間做生命中真正想做的事有關。」凱爾臉上浮現出肯定的神情，幾乎有鬆了口氣的感覺，而課堂上其他學生似乎也信服了。

然後我招認。「凱爾，我必須向你承認，不管誰告訴我什麼樣的夢，我都同樣用這個籠統的一般化答案來回答，而且似乎每次都很管用。」幸好凱爾不太在意受到捉弄，坦率的和全班一起笑起來。我再次

向他道歉。然而重要的是,這個練習揭露了一種問題:一般化詮釋似乎能貼近個人經歷又很獨特,但卻沒有科學上的特定性。

這個例子好像顯出某種輕視的意味,我必須做一些澄清。我完全不認為回顧與他人分享自己的夢境,是在浪費時間。相反的,我認為這很有幫助,因為夢的確有功能,這我們會在下一章看到。的確,記錄清醒時的想法、感受與憂慮,已證實對心智健康有益,而對夢境做同樣的事似乎也是。一個心理上健康的有意義人生,正是時時反省的人生,蘇格拉底也常這麼主張。儘管如此,基植於佛洛伊德理論的精神分析法並不科學,也沒有可重複、可信賴或系統性的能力來解釋夢。大家必須要清楚這一點。

而實際上,佛洛伊德本人也明白這個局限。他有先知般的敏感性,認為科學的清算終有一天會來臨。這份感傷很巧妙的包裹在《夢的解析》裡他討論夢的起源時:「有朝一日,更深入的研究將會得到更透澈的了解,找出心智事件的生物基礎。」他知道,生物性(腦)的解釋終將告訴我們夢的真相,也是他的理論中缺乏的真相。

的確,佛洛伊德一開始曾嘗試為心智建立科學性的神經生物學解釋,記述於《科學心理學大綱》(*Project for a Scientific Psychology*)之中,這本書出版於 1895 年,就在他走入非科學的夢的精神分析理論之前四年。書中有佛洛伊德描繪出來的神經迴路與突觸的美麗插畫,試圖了解清醒和睡眠時的心智運作。可惜,當時神經科學仍在初始階段,科學還未能挑起解構夢境的任務,也因此非科學的臆測是無法避免的。我們不該苛責佛洛伊德,但我們也不該因此便接受夢的不科學解釋。

夢境不是我們日間生活的重播

腦部掃描方法正能夠為夢的來源提供第一個生物線索。由於在快速動眼睡眠時,包括海馬迴的自傳式記憶腦區十分活躍,我們應該預

期夢境會包含當事者最近經驗到的元素，因而或許能告訴我們夢的意義（如果夢真有意義的話）：佛洛伊德優雅的稱其為「日間遺思」。這是個能加以檢驗的明確預測，而我的老友兼同行，哈佛大學的史提高德優雅的證明了，這實際上是錯的……而且附帶了一個重要警告。

史提高德設計了一項實驗，用來確認夢在何種程度上是我們最近清醒時自傳式經驗的精確重播。他讓二十九名健康年輕人在整整兩週期間，詳細記錄白天的活動、參與的事件（例如上班、和誰見面、吃什麼東西、進行何種運動等等），以及當下的主要情緒狀態。這些人也要記錄自己的夢境，寫下早上醒來時所有記得的夢境內容。然後史提高德讓獨立的外部評審有系統的比較這些人清醒時的活動與夢境報告，把焦點放在清晰特徵的比較，例如地點、活動、物品、人物、主題、情緒等。

史提高德蒐集到為時十四天的兩百九十九份夢境報告中，先前清醒時的生活事件（日間遺思）的明確重播率只有 1% 到 2%。因此，夢並不是我們醒時生活的大量重播。我們並不是單純的把這天錄下的經驗倒帶，夜間在我們皮質的大螢幕上重播一次。如果真有所謂「日間遺思」，恐怕像是乾旱的夢之大地上少數幾滴降雨而已。

不過，史提高德的確在夜間夢境報告的訊息中，找到一個強烈且可預測的日間訊號：情緒。這些人在白天清醒時的情緒主題和情緒關注焦點，會有 35% 到 55% 出現在夜間做的夢，強烈而清晰。而這種共通性，做夢的人本身也很清楚。要求這些人比較夢境報告和清醒報告時，他們也很肯定的做出這樣的判斷。

如果從清醒生活到睡夢生活中有一貫的主題，那就是我們的情緒。和佛洛伊德的假定相反，史提高德顯示，並沒有所謂的審查、面紗，也沒有偽裝。夢的來源是透明的，清楚到任何人都可以辨認，不需要特定詮釋者的詮釋。

☾ 夢有功能嗎？

透過腦部活動的測量，加上有力的實驗測試，我們對人類的夢終於開啟了科學上的了解：形式、內容以及來源。不過，這裡還缺了什麼。

目前為止我提到的研究，都沒有證實夢有任何功能。快速動眼睡眠，也就是做夢的主要時期，確實有許多功能，正如之前已經提過的，而且之後也會繼續討論。但夢本身是否對我們有什麼功能，是超越快速動眼睡眠之上的？

就已知的科學事實來說，是的，夢有功能。

第 10 章

做夢是一種夜間治療

撫平傷痛、解讀表情，我們需要的生存能力

在快速動眼睡眠時出現的夢，長久以來都被視為一種偶然現象。為了說明偶然現象的概念，讓我們先來考慮燈泡。

我們用各種零件（空心玻璃球、裡面的燈絲、基部的螺旋接頭等）製作燈泡，是為了產生光線，這是燈泡的功能，也是我們設計燈泡的目的。然而燈泡也會產生熱，產熱並非燈泡的功能，也不是我們一開始設計燈泡的目的。只是以這種方式產生光時，也會產生熱，這是不經意產生的副產品，而非真正的功能。在這個例子中，熱就是偶然現象。

與此相似，演化或許花了很大功夫建構了腦中的神經迴路，來產生快速動眼睡眠及相關功能。然而，當（人）腦以這種方式產生快速動眼睡眠時，或許也產生了我們稱之為夢的東西。就像燈泡產生的熱，或許夢也沒有功能。夢或許是種偶然現象，既沒有用處也無關緊要，只是快速動眼睡眠不經意產生的副產品。

這種想法頗令人沮喪，不是嗎？我相信很多人覺得我們的夢是有意義的，也有一些用處。

為了處理這種困境，探索夢本身究竟是否有獨立於快速動眼睡眠的實質作用，科學家先下手尋找快速動眼睡眠的功能。一旦了解快速動

眼睡眠期間有哪些功能，接下來就可以檢驗同時間發生的夢（以及夢的特定內容）是不是那些功能的決定因素。如果夢對於快速動眼睡眠的好處沒有貢獻，就表示快速動眼睡眠本身即已足夠，夢是偶然現象。然而，如果我們既需要快速動眼睡眠、也需要夢到特定的事物，才能解釋完整功能，就表示快速動眼睡眠本身雖然必要，卻仍不足。快速動眼睡眠與做夢的特殊結合，甚至加上夢見特定的經驗，才能讓這些好處實現。如果能證明這一點，夢就不能被視為「只是」快速動眼睡眠的副產品。科學必須視夢為睡眠重要的一部分，也必須承認它提供更多適應上的優勢，超越快速動眼睡眠所提供的。

透過這樣的架構，我們已經找到快速動眼睡眠的兩個主要好處。這兩個功能上的好處都不只需要快速動眼睡眠，還需要夢，而且要夢見特定的事物。快速動眼睡眠是必要的，但快速動眼睡眠本身並不足夠。夢不是燈泡產生的熱，夢並不是副產品。

第一項功能和滋養我們的情緒與心理健康有關，本章將把焦點放在這裡。第二是解決問題的能力和創造力，有些人甚至試著透過控制自己的夢來增強這樣的能力，我們將在下一章討論。

☾ 夢，舒緩你的傷痛

俗話說「時間會治癒所有傷痛」，幾年前，我決定以科學方式檢驗這個古老的智慧，看看這份修復力是否真的存在。或許治癒所有傷痛的並不是時間，而是花在做夢的睡眠時間。

那時我正在發展一個理論，根據的是快速動眼睡眠時的腦部活動和腦神經化學的結合模式。這個理論會帶來一項特定的預測：快速動眼睡眠時的夢提供了某種形式的夜間治療。也就是說，對於你一天之中經驗到的痛苦，甚至具傷害性的情緒事件，夜裡快速動眼睡眠時做的夢會

把其中令人刺痛的部分剔除，於是第二天早上醒來時，情緒得到解緩。

這個理論的核心，是腦中化學組成在快速動眼睡眠時發生的驚人改變。有一種與壓力相關的重要化學物質：正腎上腺素（noradrenaline），在我們進入做夢狀態時會完全停止釋放。事實上，一天二十四小時中，只有在快速動眼睡眠時，我們腦中才完全沒有這種刺激焦慮的分子。正腎上腺素又稱為去甲基腎上腺素（norepinephrine），它之於腦，就相當於腎上腺素（adrenaline）之於身體，相信你也熟悉腎上腺素作用的感覺。

先前的磁振造影研究已經確認，在我們做夢的快速動眼睡眠期間，腦中與情緒和記憶相關的重要構造會重新活躍起來，包括杏仁體、皮質中與情緒相關的區域，以及主要的記憶中心：海馬迴。這不僅暗示做夢時可能進行情緒記憶處理過程，而且現在我們還了解到，情緒記憶的重新活躍，是發生在腦中重要壓力化學物質淨空的狀態下。

因此我猜想，在快速動眼睡眠時，腦是否在這種神經化學上的風平浪靜狀態（正腎上腺素濃度低），也就是「安全」的夢中環境理，重新處理令人不快的記憶經驗與主題。快速動眼睡眠的做夢狀態，會不會是設計完美的夜間舒緩藥膏，用來撫平我們每天生活中尖銳的情緒稜角？

從所有神經生物學和神經生理學的線索來看，似乎是如此。如此一來，我們醒來時，對於前一天或前幾天的不快事件，情緒應該會感到比較緩和。

以上就是夢的夜間治療理論。這個理論假定快速動眼睡眠時做的夢會達成兩個關鍵目標：一、睡眠會「記住」那些明顯而重要的經驗的細節，與既存知識整合，放入自傳式景觀中；二、睡眠也會「忘記」，或說是消除內心深處先前包裹在記憶外的痛苦情緒負荷。如果這種推論是正確的，則表示做夢狀態會支持一種內省式的生命回顧，達到療癒的最終效果。

　　回想你的童年，試著找出其中最強烈的記憶。你會發現，這類記憶在本質上幾乎都是與情緒相關的：或許是某次和雙親分離的恐懼，或在路上幾乎被車撞的可怕經驗。然而，你也會發現，在回想這些詳細記憶時，並沒有伴隨著與事件發生當時同樣程度的情緒。你沒有忘掉那些事件，但已經卸掉其中的情緒負荷，或至少卸掉了一大半。你可以精確的再訪那些記憶，但與事件發生當時同樣深刻的內心反應，並不會隨之再度湧現。*

　　這個理論主張：我們要感謝快速動眼睡眠時所做的夢，因為它把情緒從經驗中舒緩消解了。通過夢在夜間的治療工作，快速動眼睡眠展現了優雅的技巧，把情緒果皮從資訊豐富的果肉外剝除。因此我們可以學習、回想重要的生命事件，而不用被事件當初痛苦的情緒包袱所拖累。

　　確實，我的主張是，如果快速動眼睡眠沒有進行這樣的工作，我們全都會被困在自傳式記憶網路的長期焦慮中。每次我們回憶某個重要事件，不只會記起細節，還會重新經歷同樣充滿壓力的情緒負荷。基於獨特的腦部活動與神經化學成分，快速動眼睡眠的做夢時期幫助我們避免這種情況。

　　這是理論和預測；接下來則是實驗，實驗結果將踏出支持或否定理論和預測的第一步。

撫平傷痛的並不是時間，而是花在做夢的睡眠時間

　　我們召集了一群健康的年輕人，隨機分成兩組。兩組人都在磁振造影掃描儀裡觀看一系列帶有情緒的圖片，同時我們測量他們腦部的情緒反應。十二小時後，讓他們回到磁振造影掃描儀內，再次觀看同樣的情緒圖片，在他們重溫圖片時，我們再一次測量他們腦部的情緒反應。

....

* 　有一個例外是創傷後壓力症候群，我們會在本章稍後討論。

而在這兩次測量時，這些人要為自己對圖片感到的情緒強度給予評分。

然而，這兩組間重要的差異是，一半的人在早上先看圖片，到晚上再看一次圖片，兩次之間維持醒著的狀態。另一半的人則在晚上第一次觀看圖片，睡過一整晚後，第二天早上再看一次圖片。透過這個方法，無論中間是否穿插一夜睡眠，我們對兩組人都可以得到磁振造影掃描儀測量的客觀腦部活動，以及他們自己對同樣經驗的主觀感受。

在兩次觀看之間睡過一覺的人，認為自己再次觀看同樣圖片時，情緒強度明顯降低，而且磁振造影掃描儀獲得的結果，顯示杏仁體（也就是腦中產生痛苦感覺的情緒中心）的反應也有大幅度的顯著降低。尤有甚者，腦中理性的前額葉皮質在睡眠後也參與進來，為情緒反應提供煞車作用。

相對的，在一天之中維持清醒，沒有機會睡覺並消化那些感覺的人，再次測試時，沒有表現出情緒反應的緩解。與第一次觀看比起來，他們深層情緒腦區的反應會維持同樣強烈的負面程度（如果沒有更強的話），而主觀報告也顯示，再次觀看時的痛苦感覺，強烈程度差不多。

由於我們也記錄了這些人在兩次測試中間的睡眠，因此可以回答一個後續問題：一個人的睡眠類型或品質，是否有什麼特質可以預測他們第二天緩解情緒的效果有多成功？

如同理論的預測，快速動眼睡眠的做夢狀態，以及反應出夢中腦內壓力化學物質降低的特定電活動模式，決定了每個人夜間治療的成功程度。因此並非時間本身療癒了傷痛，而是花在做夢睡眠的時間提供了情緒修復。只要去睡覺，或許就會得到療癒。

特定內容的夢，才讓你從痛苦中解脫

睡眠，尤其是快速動眼睡眠，很顯然對於療癒情緒傷痛是必要的。但做夢呢？快速動眼睡眠期間所做的夢，甚至夢見情緒事件本

身，對於緩解甚至保持我們心智不受焦慮和憂鬱的危害，也是必要的嗎？對於這個問題，芝加哥拉許大學的卡特萊特（Rosalind Cartwright）對臨床病患進行一系列的研究，優雅的予以破解。

在夢的研究中，我認為卡特萊特是可和佛洛伊德相提並論的先驅。她決定研究夢的內容，對象是經歷過非常痛苦的情緒經驗而出現憂鬱跡象的人，例如經歷慘痛的分手或痛苦的離婚。她在這些人剛經歷情緒創傷時，就開始蒐集他們每晚的夢境報告，從裡面尋找與清醒生活相同情緒主題的明確訊號。然後卡特萊特進行追蹤評估，最長達一年，以確定病患因情緒創傷導致的憂鬱和焦慮是否已經解除，或仍持續之中。

她發表的一系列結果，我至今仍帶著尊敬的心情一讀再讀。卡特萊特證實，只有那些在事情發生之際，夢中明顯演示出自己痛苦經驗的人，後來才從絕望中解脫，在一年後精神狀態恢復，臨床上已可判定沒有憂鬱。有做夢，但沒夢到那些痛苦經驗的人，則無法從事件擺脫，仍然被持續存在的強烈憂鬱暗流糾纏。

卡特萊特顯示的是，單是快速動眼睡眠，甚至一般性的夢境，並不足以解除我們情緒的歷史包袱。她的病患需要快速動眼睡眠以及做夢，而且是非常特定的夢：很生動的夢見醒時創傷的情緒主題和情感。只有這種內容特定的夢，才能達到臨床上的緩解作用，為這些情緒劃下句點，讓他們的情緒上能夠邁向新的未來，不受創傷過往的奴役。

創傷後壓力症候群：無法把情緒從創傷記憶剝離

卡特萊特的研究讓我們生物學上的夜間治療理論得到心理學上的肯定，不過還需要一次在西雅圖天氣糟糕的週六研討會中的巧遇，才能讓我自己的基本研究和理論從實驗室轉譯到臨床應用，幫助創傷後壓力症候群病人得到解緩。

創傷後壓力症候群病人中，有很多人是上過戰場的退伍軍人，要

從恐怖的創傷經歷中恢復十分困難。他們時常經歷到日間發生恐怖記憶忽然在腦中逼真閃現的困擾，夜間又經常反覆做惡夢。我想知道，我們在健康人身上找到的快速動眼睡眠夜間治療機制，是否在創傷後壓力症候群病人身上發生故障，因此無法幫助他們有效處理創傷記憶。

舉例來說，某個退伍軍人因為聽到汽車排氣管的噴爆聲，刺激他瞬間重歷其境，再次經歷整個創傷經驗。這讓我推測，事件中的情緒並沒有在睡眠中適當的從創傷記憶中剝除。如果在診療室訪談創傷後壓力症候群病人，他們常會說自己就是無法「克服」那段經驗。從某部分來說，他們描述的是腦無法幫創傷記憶中的情緒「解毒」的情況，因此每次記憶重現時，未能有效去除的情緒也一併重現。

我們已經知道，創傷後壓力症候群病人有睡眠（特別是快速動眼睡眠）方面的困擾。有證據顯示，他們的神經系統會釋放比一般人更多的正腎上腺素。基於我們的快速動眼睡眠的夜間治療理論，加上有了新數據的支持，我繼續發展理論，把這個模式運用到創傷後壓力症候群。新理論提出，造成創傷後壓力症候群的一個機制，在於腦中正腎上腺素過多，阻擋患者進入與維持正常快速動眼睡眠夢境的能力。造成的結果是，由於他們的腦處於壓力化學物質太高的環境，以致於在夜間無法把情緒從創傷記憶剝離。

然而，最引起我注意的，是創傷後壓力症候群病人反覆的夢魘，這個症狀非常可靠，甚至成了診斷是否有此疾患的必要特徵之一。當腦無法在創傷事件發生後的第一晚把情緒和記憶分離時，理論推測，第二晚腦會再次試圖進行情緒記憶的剝離，因為與這個記憶相關的「情緒標記」強度依然太強。如果第一次又失敗，同樣的過程還會在第二晚重複，然後繼續下去，就像唱片跳針一般。而這似乎正是創傷後壓力症候群病人經歷反覆夢魘的情況。

於是在此浮現了一個可測試的預測：如果我可以降低創傷後壓力

症候群病人的腦在睡覺時的正腎上腺素濃度，藉此恢復睡眠時應有的化學條件，讓腦得以進行創傷治療工作，那麼就應該可以把快速動眼睡眠的品質修復到較為健康的狀態。而隨著快速動眼睡眠品質得到修復，臨床上的創傷後壓力症候群症狀應該也能得到改善。這是一個科學理論，還需要找到臨床證據。然後令人驚喜的意外發生了。

藥物副作用竟能治療夢魘

在那篇理論發表後不久，我遇到羅斯金德（Murray Raskind），他是任職於西雅圖退伍軍人醫院的傑出醫師。我們兩人在西雅圖的一場研討會上發表各自的研究發現，但在那時都沒有注意到彼此的新研究資料。羅斯金德是個眼神和藹的高個子，有種能讓人放鬆的幽默氣質，但他在臨床的敏銳才智不可小覷。他在創傷後壓力症候群和阿茲海默症領域都是非常突出的研究者。

研討會中，羅斯金德報告最近讓他感到困惑的發現。在他的創傷後壓力症候群門診中，羅斯金德給予從戰場退伍的軍人病患一種稱為普拉辛（prazosin）的學名藥，目的是控制他們的高血壓。在這種藥物多少能夠降低病人血壓的同時，羅斯金德還發現對於他們腦部產生了更為強大且完全出乎意料的好處：這些創傷後壓力症候群病人反覆發生的夢魘得到緩解。不出幾週，他的病人回診，困惑而高興的說：「醫師，這真是非常奇怪，我不再做那些恐怖記憶的夢了。我覺得比較好了，比較不怕晚上睡著了。」

原來，羅斯金德為了降血壓而開給他們的普拉辛，還有一個副作用：降低腦中的正腎上腺素。羅斯金德在不經意間輕鬆愉快的進行了我嘗試構想的實驗。他製造的正是快速動眼睡眠時腦內的神經化學條件，讓腦中異常高濃度的壓力相關正腎上腺素降低，創傷後壓力症候群病人已經長時間缺乏這種條件。普拉辛逐漸降低腦內高濃度的有害正腎上腺

素，給予這些病患較健康的快速動眼睡眠品質。隨著健康快速動眼睡眠而來的，是病患臨床症狀的減緩，且更重要的是，他們反覆夢魘的頻率降低了。

我們在那場研討會中繼續交換科學討論，隨後羅斯金德拜訪我在柏克萊大學的實驗室，連續數個月，我們不停討論我那夜間情緒治療的神經生物學模型，以及這個模型如何看似完美解釋他的普拉辛臨床發現；我們從白天談到晚上，晚餐時間也繼續聊。那是讓人興奮到頸後汗毛豎立的對談，很可能是我研究生涯中最令人興奮的對話。基礎科學理論不用再尋找臨床證明，就在西雅圖一個雨下不停的日子，兩者找到彼此。

由於我們彼此的研究互相支持、也由於羅斯金德研究具有高度說服力，後來有了幾項大規模的獨立臨床試驗，讓普拉辛成為由美國退伍軍人事務部正式認可用來治療重複創傷夢魘的藥物，這項用途也從此獲得美國食品藥物管理局的認證。

不過，仍有許多問題需要研究，包括同樣的發現還需要在其他類型創傷上有更多可重複的獨立研究，例如性侵或暴力下的創傷。這個藥物也不完美，在較高劑量時會有副作用，並且不是對每個人都有同樣的治療效果。但這至少是個開始。對於快速動眼睡眠及做夢過程的其中一項功能，我們現在有了科學支持的解釋，根據這份知識，我們已經踏出治療創傷後壓力症候群的第一步。對於其他與睡眠相關的心智疾病，包括憂鬱症，這也可能為治療方法開闢新的大道。

做夢，幫助你看穿臉部表情的訊息

就在我以為快速動眼睡眠已經顯現出對心理健康的貢獻，由快速動眼睡眠帶給情緒腦的第二項好處又浮出檯面了，而且這次或許是與生存更直接相關的好處。

能夠準確辨識臉部表情和情緒，是人類正常運作的必備條件，甚至對多數較高等靈長類也是如此。面部表情是我們生存環境中最重要的訊息之一，傳達了一個人的情緒狀態和意圖，而如果我們能正確解讀，這些表情會反過來影響我們的行為。我們腦中有一些區域專門解讀情緒訊息（尤其是臉）的價值和意義，而那些正是快速動眼睡眠在夜裡重新整理的各組腦區，或說網路。

對快速動眼睡眠扮演的這一個角色，我們可以把它想像成一名鋼琴調音大師，在夜裡把腦這具情緒樂器重新調整到完美的音準，所以第二天早上醒來後，你可以精準的辨別各種細微表情，不管是明顯的或隱微的。如果剝奪一個人的快速動眼做夢階段，腦的情緒校準能力會失去銳利的準確度。缺夢的腦無法準確解讀臉部表情，就像透過毛玻璃觀看圖像，或看著失焦的照片，那些表情都扭曲失真了。你會開始把朋友誤以為是敵人。

我們是透過以下方式發現這些情況的。先讓參與者到我的實驗室來睡一整晚。隔天早上，我們給他們看同一個人的一系列臉部照片。每張照片都不同，臉部表情逐漸改變，開始是友善的表情（微笑、平和的瞳孔、親切的模樣），逐漸變得嚴肅而具威脅性（嘴唇緊閉、皺眉、威嚇的眼神）。每張照片中的表情和兩側的比較起來，在情緒梯度上只有些許不同，從非常友善到極端不友善，用數十張照片一一呈現。

這些人以隨機的方式看這些臉部照片，並為照片的親切程度打分數，他們觀看的同時，我們以磁振造影機掃描他們的腦。磁振造影掃描讓我們可以測量這些人在經過一夜睡眠後，腦部如何詮釋並正確解析親切或威嚇的表情。所有人還要重複同樣的實驗，但這次我們剝奪了他們的睡眠，包括最關鍵的快速動眼階段。有一半的人先進行睡眠剝奪的試驗，再進行獲得睡眠的試驗；另一半則相反。兩次試驗採用不同人的照片，以避免因為重複而有記憶效應。

　　參與者在經過一夜睡眠（包含快速動眼睡眠）後，對臉部情緒展現出完美的辨認曲線，形狀有點像開口較大的 V 字型。在磁振造影掃描儀中觀看大量臉部表情照片時，他們的腦能夠輕鬆區分情緒階梯度上差異甚微的不同情緒，而他們自己的評分也顯示出相似的精準度。從容易親近到略不友善，甚至開始有威嚇性的表情，他們辨識情緒風向的改變時，一點也不費力。

　　在獲得整夜睡眠時，快速動眼睡眠的品質愈好的人，第二天腦部情緒解碼網路也就調得愈精確，這確認了做夢狀態有其重要性。透過這項白金等級的夜間服務，快速動眼睡眠的品質愈好，第二天對於社會互動的了解也就愈高超。

　　但當同樣的人被剝奪睡眠（包括重要的快速動眼睡眠），他們就不再能精確分辨不同情緒。腦的 V 字型辨認曲線改變了，底部被拉到和兩側一樣高，整條線變成平的，腦就好像整個處於過度敏感的狀態，沒有辦法區分外界情緒訊號的梯度，也就無法讀出他人臉上洩露的訊息。腦的情緒導航系統就像失去了磁石指北的方向性和敏銳度，而這本來是指引我們航向無數演化優勢的羅盤。

失去情緒敏銳度的後果

　　睡眠遭剝奪的人失去了通常由快速動眼睡眠重新校準的情緒敏銳度，陷入容易恐懼的預設狀態，他們連溫和甚至稍微友善的臉都看成是危險的。腦缺乏快速動眼睡眠時，外在世界變成充滿威脅且令人厭惡的地方，儘管實際上並非如此。在缺乏睡眠之腦的「眼」中，真實世界和它感受到的現實不再相符。移除快速動眼睡眠，我們就真的移除了「頭腦清醒」的解讀周遭社交互動的能力。

　　現在，想想某些會剝奪睡眠的職業，如警察、軍人、醫師、護理師、緊急救助人員，更不用說終極的看護工作：新生兒的父母。這些角

色的每一個人都必須精確解讀他人情緒，才能做出關鍵甚至性命攸關的決定，例如察覺需要使用武器的實質威脅、評估不舒服甚至痛苦的程度以作出適當診斷、決定緩和醫療處方藥物的多寡，或判斷何時要對孩子表現同理態度、何時不能讓步。

缺乏快速動眼睡眠及其校準腦中情緒羅盤的能力，同一個人會變得無法精確解讀周遭的社會與情緒互動，導致不適當的決策和行動，而可能帶來嚴重的後果。

青少年需要時間做夢

查看整個生命過程，我們發現快速動眼睡眠的重新校準服務的形成，是在剛要進入青春期之時。在那之前，兒童仍在父母就近照顧之下，許多重要的評估和決策是由父母決定的，快速動眼睡眠的校準功能帶來的好處較少。

然而，到了青少年初期，同時也是脫離父母獨立的轉折點，青少年必須自己在人際情緒世界中尋找方向，現在我們也看到年輕的腦盡情享用快速動眼睡眠提供的情緒重整好處。不過這並不是說兒童或嬰兒不需要快速動眼睡眠，因為這種睡眠仍支持我們已經討論過的其他功能（腦部發展），以及稍後會討論的功能（創造力）。不如說，在成年之前的這個特殊快速發展的階段，正因為快速動眼睡眠的此種功能，才能讓青少年的腦帶領自己，穿越複雜情緒世界的驚濤駭浪。

在第 15 章討論過早的上學時間對青少年造成危害時，我們會再次回到這個主題。最明顯的問題是，隨著日出而來的校車，剝奪了青少年在清晨的睡眠，而睡眠週期到了此時，正是他們發育中的腦最需要的快速動眼睡眠。

我們正在剝奪青少年做夢的機會，讓他們邁向夢破產的狀態，從許多方面來說都是如此。

第 11 章

夢見創意，以及控制你的夢

解決問題、譜出美妙歌曲、找出隱藏的規則，睡一覺再說

快速動眼睡眠和做夢除了可以保障你的精神平衡和情緒福祉，還有其他獨到的好處：智慧化訊息處理，而這可以啟發創造力、提升解決問題的能力。因此，有些人嘗試控制這個通常無法干預的過程，在做夢時引導自己的夢中經驗。

☾ 創意孵育箱

我們已經知道，深度非快速動眼睡眠可以加強人的記憶。然而快速動眼睡眠提供了更進一步的強大好處，以抽象且非常新穎的方式，把記憶的基本材料混合。在做夢的睡眠狀態，你的腦會深入探觸存在腦中的大量知識*，從中萃取出首要的規則和共通點，也就是「要旨」，於是我們醒來時會獲得新修訂版的「全腦資訊網」（Mide Wide Web），使先

....

* 其中一個例子，是語言學習及新文法規則的萃取。兒童就是這種例子的具體表現，他們在了解連接詞、時態、代名詞等文法規則前很久，就已開始使用這些規則。那是在他們睡覺時，腦子根據醒著時的經驗，在暗地裡把這些規則提煉出來，儘管兒童對這些規則沒有外顯的意識。

前無法解決的問題得到解答。

快速動眼睡眠時所做的夢，就是訊息的鍊金術。

宇宙等級的科學啟示

做夢的過程產生了人類歷史上最具革命性的躍升，我認為這種過程可以稱為「概念聯覺」（ideasthesia），也就是由概念引發出知覺。要顯示快速動眼睡眠的做夢狀態有多聰明，最好的例子莫過於把全世界所有東西加以整合的優美解決方案。

我不是在故弄玄虛，我說的是門得列夫（Dmitri Mendeleev）在 1869 年 2 月 17 日所做的夢，這個夢帶來了元素週期表：構成自然的所有已知基礎單元的莊嚴排列。

門得列夫是世間公認聰明絕頂的俄國化學家。他對一件事情非常狂熱，想要找出宇宙中已知元素間或許存在的一種有秩序邏輯，有些人比喻為「尋找上帝的算盤」。門得列夫的狂熱可從這個例子窺知：他自己製作了一套牌卡，每張卡片記載了一個元素，和它獨特的化學和物理性質。他會坐在自己的辦公室、家中或長途火車上，發狂似的把洗過的牌發到桌上，一次一張，試圖推理出所有規則之上的規則，解釋這個包羅萬象的拼圖如何能夠拼在一起。他花了多年思考這個自然的謎題，也失敗了多年沒有斬獲。

經過傳說中三天三夜沒睡覺的努力之後，門得列夫的沮喪達到頂點。儘管這種程度的睡眠剝奪應該是不太可能的，但可以確定的是，門得列夫一直無法破解元素的奧妙。筋疲力竭之際，那些拒絕統整的化學元素還在腦中盤旋，門得列夫倒下睡覺。

睡著後他做夢了，而他做夢的腦完成了清醒的腦沒能做到的事：這個夢捉住腦中盤旋的材料，在創造力靈光閃現的瞬間，把這些元素排列成神聖的表格，每一列（週期）及每一欄（族）都呈現出原子和電子

特徵逐漸變化的邏輯規律。用門得列夫自己的話來說：*

　　我在夢中看到一個表格，每個元素都按照要求，落在其中一格。醒來後，我立刻動手記在紙上。後來只有一個地方需要修改。

　　雖然有些人爭論這個夢中解答到底有多完整，不過沒有人否認門得列夫是由於夢的啟發而完成元素週期表。是他做夢的腦，而非清醒的腦，看出了所有已知化學元素的排列規則。構成整個已知宇宙的所有組成分該如何整合在一起，這個困難謎題是由快速動眼睡眠時做的夢來解開的，這真是宇宙等級的啟示。

　　我自己的神經科學領域也曾受惠於類似的夢境啟發。其中影響最深遠的例子，要算是神經科學家略威（Otto Loewi），他夢到一個利用兩隻青蛙的心臟的聰明實驗，最終證實了神經細胞如何透過釋放化學物質（神經傳導物質），由那些物質跨越隔開它們的小小空隙（突觸）而能相互溝通；神經細胞並不是藉由直接傳送電訊號來溝通，那只有在兩個神經細胞有實質相觸的狀況下才可能發生。這個透過夢境植入的發現意義如此重大，讓略威得到諾貝爾獎。

藝術文學的繆思

　　我們也知道有珍貴的藝術成就來自夢中的例子。例如保羅‧麥卡尼（Paul McCartney）創作的〈昨日〉（Yesterday）和〈隨它去〉（Let It Be）兩首歌，都是在睡覺時得來靈感。對於〈昨日〉，麥卡尼詳細描述了受

....

* 　引用自凱德洛夫（B. M. Kedrov）的論文："On the question of the psychology of scientific creativity (on the occassion of the discovery by D. I. Mendeleev of the periodic law)." *Soviet Psychology.* 1957, 3:91–113.

到夢境啟發的過程，當時是拍攝電影《救命！》期間，他待在倫敦溫坡街上家族房子的小閣樓中：

我醒來時，腦中有段美妙的曲調。我想：「這真不錯！這是什麼曲子？」我身旁就有一臺直立鋼琴，在床的右邊，靠近窗戶。我從床上起來，坐到鋼琴前面，先找到 G、再找到 F#m7 和弦，然後帶到 B 再到 Em 和弦，最後回到 E 和弦，這完全符合邏輯。我很喜歡這個旋律，但因為是夢到的，我不敢相信是自己寫的。我想：「不，我以前從來沒寫過這樣的東西。」但事實上就是如此，這是最神奇的一件事！

我本身在利物浦出生、成長，承認自己對披頭四的精采夢中靈感有所偏愛。

但是，滾石合唱團的基思・理查茲（Keith Richards）也不遑多讓，他從睡夢得到的啟發可說是這類故事中最傳奇的，這為他們帶來〈滿足〉（Satisfaction）一曲的前奏。查茲習慣把吉他和錄音機放在床邊，便於記錄夜間來訪的靈感。1965 年 5 月 7 日，在一場演出之後，理查茲回到他在佛羅里達州清水市（Clearwater）下榻的旅館房間，他描述當時的經驗如下：

我和平常一樣，帶著吉他上床睡覺。第二天早上醒來，發現錄音帶已經轉到底了。然後我想：「嗯，我什麼都沒做啊，可能睡覺時碰到按鍵吧。」所以我把帶子倒轉回開頭，按下播放鍵，然後就是〔〈滿足〉前奏的〕某種雛形，而且是完整的樂句。後面四十分鐘都是我的鼾聲。但是這首歌的雛形已經在那裡，而且還真是我夢出來的該死東西。

夢所帶來的繆思也引燃了數不清的文學構想和長篇巨作。以瑪

麗‧雪萊（Mary Shelley）為例，1816 年某個夏夜，她待在日內瓦湖附近的拜倫（George Gordon Byron）家中時，經歷了最駭人的夢境，她自己幾乎以為事情發生在現實中，而這場夢帶給雪萊的情境與敘事，造就了精采的哥德式小說《科學怪人》。

還有法國超現實詩人聖波爾‧卜（St. Paul Boux），他十分清楚夢境是才華的沃土，據說他每晚就寢前，會在臥室門外掛上一個牌子，上面寫著：「詩人工作中，請勿打擾。」*

這些軼事很有趣，但卻無法作為實驗數據。那麼，關於睡眠（特別是快速動眼睡眠和夢）提供了某種形式的聯想記憶處理，因而成為一種促進問題解決的方法，又有什麼樣的科學證據支持？快速動眼睡眠的神經生理學又有什麼獨特之處，可以解釋夢的創造性？

☾ 快速動眼睡眠的模糊邏輯

要在大腦睡著時加以測試，會遇到一個很明顯的挑戰就是……腦是睡著的。

睡著的人無法進行電腦測試，也無法做出有效反應，但認知科學家評估腦的作用時通常都採用這類方法。由於清明夢（本章最後將會討論）也不是那麼普遍，睡眠科學家一直找不到令人滿意的研究法。

我們無法讓睡著的人進行測驗，只好退而求其次，被動觀察睡眠時的腦部活動。應該說，我們測量睡覺前後清醒時的表現，再來看中間的睡眠或做夢階段是否能解釋第二天看到的任何效益。

....

* 對睡夢帶來創意養分的讚頌，也有人認為是法國象徵詩人波爾－皮耶‧魯（Paul-Pierre Roux）的故事。

半睡半醒之間的測驗

我和哈佛醫學院的同行史提高德針對這個問題設計了一個解決方法，不過這個方法是間接的，也不完美。我在第 7 章提過睡眠慣性，也就是腦從原先的睡眠狀態醒來後，還沒完全清醒的現象。我們猜想，這種短暫的睡眠慣性或許提供了一個窗口，可以讓我們進行實驗。我們並不是在早上把實驗對象叫醒加以測試，而是整個晚上在非快速動眼睡眠和快速動眼睡眠的不同階段，都把他們叫醒。

非快速動眼及快速動眼睡眠時腦部活動的大幅變換，以及神經化學濃度的潮起潮落，在你剛被吵醒時並不會立即逆轉。當時睡眠階段的神經和化學特性會延續存在，於是產生睡眠慣性時期，與睡眠結束真正醒來的狀態不同，而且慣性會維持幾分鐘。剛被刻意弄醒時，腦中的神經生理比較接近睡眠狀態，而隨著時間分秒過去，先前睡眠階段的濃度漸漸褪去，真正的清醒才會逐漸浮現。

我們把所有認知測驗都設計在九十秒之內，如此一來就可以把受試者弄醒，在他們處於轉換階段之時快速進行測試。透過這種方式，或許我們可以捕捉到受試者當時睡眠階段的某些功能特性；就像研究揮發性物質時，設法捕獲它們所散發的氣體，透過那些氣體的分析，來了解物質本身的特性。

答案就自己跳了出來

這個方法果真有效。我們把實際存在的英文單字的字母順序打亂，設計了一種字謎任務。每個字有五個字母，而打亂的字謎只有一個正確答案（例如，OSEOG 的解答是 GOOSE，意思是鵝）。參與者會在螢幕上看到字母順序亂掉的單字，一次一題，只出現幾秒鐘，他們如果想得出答案就要說出來，而時間到時下一題字謎又會出現在螢幕上。每場測試只有九十秒，我們記錄下受試者在這段睡眠慣性的短暫時間內答對

了幾題。然後他們便可繼續睡覺。

　　受試者在睡眠實驗室入睡之前，已經先聽過任務的講解，並把電極貼在頭上和臉上，因此我可以從隔壁房間的監視器上即時了解他們的睡眠情況。受試者在睡覺前也做了幾次測試，以便熟悉任務要求及進行方式。他們睡著之後，我會在一整晚裡叫醒他們四次，兩次是在非快速動眼睡眠，分別是夜間較早及較晚的時候，另外兩次則是快速動眼睡眠期，同樣也是夜間較早及較晚的時候。

　　這些人從非快速動眼睡眠期被喚醒時，顯得不太有創造力，只能回答出少數幾個字謎。但是當他們在快速動眼睡眠期，也就是做夢時期被叫醒，情況完全不一樣。整體來說，問題解決的能力一飛沖天，解答字謎的題數高了 15% 到 35%，而這不僅是相較於從非快速動眼睡眠被叫醒的情形，甚至比起白天清醒時仍然比較厲害！

　　更進一步來看，當他們從快速動眼睡眠醒來時，解決問題的方法和從非快速動眼睡眠醒來及白天清醒時不一樣。有一個人這麼告訴我，從快速動眼睡眠醒來時，答案就「自己跳了出來」，雖然當時他們並不自知先前是處於快速動眼睡眠。當腦還受著做夢效果的影響時，解答的出現似乎更加輕而易舉。根據反應時間來看，從快速動眼睡眠醒來時，答案也更快出現；相較起來，同一個人從非快速動眼睡眠醒來時，或者在白天清醒時，解答的出現似乎更費腦力。快速動眼睡眠似乎留下某種靈氣，提供了更為流暢、更發散、且「心態開放」的訊息處理狀態。

邏輯守門員不見了

　　史提高德使用同類型的實驗方法，進行了另一項聰明的測驗，再度驗證快速動眼睡眠做夢時的腦在創造性的記憶處理上，有多麼不同凡響。他檢驗我們的語意知識（semantic knowledge），也就是相關概念在夜晚的儲存方式。語意知識像是關聯性的族譜，形狀像個金字塔，依據關

聯性的強度，從上而下擴散開來。

圖 14 是一個關聯網路的例子，是我腦中從自己任教的「加州大學柏克萊分校」快速展開的關聯網路：

圖 14：記憶關聯網路的例子

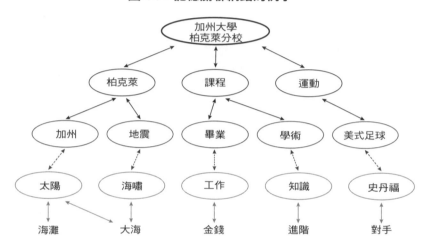

史提高德利用標準的電腦測試，測量從非快速動眼睡眠及快速動眼睡眠醒來後，這些訊息的關聯網路分別如何運作，也測量白天清醒時的基準表現。當你把腦子從非快速動眼期弄醒，或在白天時測量表現，腦的運作原則是很有邏輯的連結最接近的概念，如同圖 14 呈現的樣子。

然而，在快速動眼睡眠時把腦子叫醒，運作演算法就完全不同。階層性的邏輯關聯消失了。處於快速動眼睡眠時期正在做夢的腦，對於常識般一步一步來的平凡連結完全沒興趣。快速動眼睡眠的腦跳過明顯的連結，偏好關聯性非常遙遠的單元。邏輯守門員離開了快速動眼睡眠當中的腦，現在由不拘一格的狂人負責經營這個聯想記憶的瘋人院。在快速動眼睡眠的做夢階段，不管什麼事幾乎都行得通，而且研究結果還顯示愈離奇的愈好。

擴大視野，盡情探索各種可能性

解字謎和語意促發的兩個實驗顯示，相對於非快速動眼睡眠及清醒時的腦，做夢時的腦有完全不同的運作原則。當我們進入快速動眼睡眠，夢境成為主宰時，一種記憶調酒的靈感之光就開始發生了。我們不再受限於各個記憶單元之間最典型、最明顯的連結。相反的，腦開始偏好挑出各種訊息之間關聯最遠、最不明顯的連結。

這種記憶光圈的放大，很像把望遠鏡反過來看。如果我們想要的是變幻無窮的創意，當我們清醒時是錯用了用望遠鏡，太過專注於狹窄視野中的東西，目光短淺，而錯失了大腦中任我們盡情使用的整個訊息宇宙。清醒時，我們能看到的記憶彼此之間的關聯，只是所有可能性之中的小部分。然而當我們進入做夢狀態，開始從記憶探測望遠鏡的另一端觀看，這才對了。透過廣角的夢之望遠鏡，我們可以欣賞腦中訊息的整片繁星，以及各種各樣的可能組合，這些都是創造力的最佳來源。

記憶在夢的熔爐中融合

根據上述兩個實驗，加上聲稱夢可以啟發解答的主張（如門得列夫的例子），浮現出兩個科學上可加以測試的假說。

首先，如果我們在腦子清醒時給予解決某個問題的個別材料，然後再給予清醒狀態和快速動眼做夢狀態同樣的時間，那麼新的連結與解答應該更容易在快速動眼做夢狀態之後出現。

其次，人們解決問題能力的成功與否，應該取決於夢的內容，而不只是單純的快速動眼睡眠。正如前一章提過的快速動眼睡眠對情緒和心理健康的效應，我們應該也能證實快速動眼睡眠本身雖必要但還不夠充分。必須做夢，再加上與夢相關的內容，才能獲得創意上的成就。

這正是我們和其他研究者一再發現的狀況。舉例來說，讓我們假

設，我告訴你 A 和 B 兩物體之間有一個簡單的關係，例如 A 優先於
B（A＞B）。然後我告訴你另一組關係：B 優先於 C（B＞C）。這是兩個
各自分開的前提。

如果我把 A 和 C 同時放在你面前，問你應該選擇哪一個，你很可
能會捨 C 而選 A，因為你的腦做了推論上的跳躍。你取出兩項已經存在
的記憶（A＞B 和 B＞C），靈活的把它們聯繫起來（A＞B＞C），於是得
到了一個全新的答案（A＞C），可以回答之前沒遇過的問題。這就是關
聯記憶處理的力量，而這種力量在快速動眼睡眠時會快速升級。

我與哈佛同事艾倫伯根（Jeffrey Ellenbogen）共同進行一項研究，讓
一些人學習許多類似的個別前提，這些前提存在於一大串連鎖關係中。
然後我們測試參與者，不只評估他們對於每一對項目的知識，也評估他
們是否知道這些項目在整個連鎖關係中如何連結。只有睡過覺，而且獲
得早晨充滿夢境的快速動眼睡眠的人，才顯現出把這些記憶元素連結起
來（A＞B＞C＞D＞E＞F 等等）的證據，讓他們能夠做出非常遠端的連
結（例如 B＞E）。同樣的好處也出現在白天長達六十到九十分鐘，包含
了快速動眼睡眠的小睡。

訊息元素之間原本並不明顯的遙遠關聯，藉由睡眠建立了連結。
我們的測驗對象腦中帶著許多拼圖碎片上床睡覺，然後帶著完整的拼圖
醒來。這是知識（個別事實的記憶）和智慧（整合後對整體意義的了
解）之間的不同。或者，用更簡單的方式說，這也是學習相對於理解的
不同。快速動眼睡眠讓你的腦超越前者，真正掌握後者。

有些人或許認為這種把訊息串連成花環的過程不是很重要，不過
這可是區分人腦和電腦運作方式的關鍵差異。電腦可以精確儲存成千上
萬筆獨立檔案，但一般電腦沒有聰明到以各種充滿創意的方式把這些檔
案組合起來。電腦中的檔案就像一座座各自分離的孤島。相對的，我們
人類的記憶在關聯網路中高度互相連結，因此帶來具有彈性、可預想到

後果的能力。我們可以創造出別具新意的扎實成果，大多要歸功於我們
擁有快速動眼睡眠，而且能夠做夢。

☾ 破解密碼和解決問題

快速動眼睡眠的夢不只是用有創意的方式把訊息融合在一起，還
把事情往前推了一步。快速動眼睡眠能從許多筆訊息中，產生出抽象的
整體知識及上層概念。想像一名經驗老到的醫師，觀察到病患身上數十
種細微症狀後，似乎能夠靠直覺做出診斷。這種抽象技術雖然可以透過
多年認真辛苦累積經驗而得，但這也正是我們在快速動眼睡眠觀察到，
在一夜之間便能萃取出精髓的現象。

從嬰兒身上可以觀察到一個美妙的例子，他們會從自己必須學的
語言中，萃取出複雜的文法規則。甚至是只有十八個月大的寶寶，已經
顯現出可以從新聽到的語言推理出高階文法結構的能力，不過這只發生
在他們聽到新語言之後睡過覺的情況。你可能還記得，快速動眼睡眠在
生命早期特別豐富，而我們相信，快速動眼睡眠在語言發展上扮演了關
鍵角色。不過，這個好處可以延伸到嬰兒期以外，在成人學習新語言和
文法結構時，也發現類似的結果。

有關夢的啟發，最令人印象深刻的證據，或許要算是德國呂貝克
大學的華格納（Ullrich Wagner）的研究了。這也是我最常在新創公司、
科技公司和創新企業公司的演講中提出，用來鼓勵他們重視員工睡眠的
例子。

相信我，你真的不會想參加這項實驗。並不是因為必須忍受好幾
天的睡眠剝奪，而是因為你必須做一大堆有一長串數字的問題，悲慘又
辛苦，簡直像做一小時以上的長除法。事實上，說「辛苦」還得太客氣
了。坐下來做這些計算時，有人可能真的會想去死。我很清楚，因為我

參加了這個測驗。

他們會告訴你,你處理這些問題時,可以採用實驗一開始時提供的特殊規則。很狡猾的是,研究者並不告訴你實際上還存有隱藏的規則,或說捷徑,可以應付所有題目。如果你找出這個隱藏的規則,就能夠以快很多的速度解答更多題目。等一下我會告訴你是什麼捷徑。實驗先讓你計算幾百道這樣的問題,隔十二小時之後回來,再計算數百題這種殺死腦細胞的問題。然而,在第二回合的末尾,研究者會問你是否發現隱藏的規則。有些人的十二小時間隔是處於白天清醒狀態,而另一些人的十二小時則包含了夜間八小時的充足睡眠。

那些維持清醒的人,儘管有機會盡情思考問題,但只有 20% 的人能夠找出隱藏的規則。另一組人的情況則非常不同。在中間經歷整夜睡眠,也擁有早晨快速動眼睡眠的人,將近 60% 經歷了「啊哈!」時刻,看穿了隱藏的規則。睡眠帶來的創意解題啟發,足足是三倍之多!

也難怪,英文會用「睡一覺再說」(sleep on it)來表示「多花點時間再做決定」,卻不會說「保持清醒再來解決問題」。有趣的是,許多語言都有類似的說法(從法文的 dormir sur un problem,到非洲斯瓦希里語的 kulala juu ya tatizo),足見「睡夢有助於解決問題」這件事到處可見,放諸四海皆準。

☾ 形式決定功能:夢的內容很重要

作家史坦貝克(John Steinbeck)曾經寫道:「睡前的難題,經過睡眠委員會的處理之後,會在早晨解決。」他是否應該把「睡眠委員會」改為「夢」?似乎應該如此。

不僅是做夢或睡覺本身,而是夢的內容,才是決定能否成功解決問題的關鍵。雖然這樣的主張早就存在了,卻要等到虛擬實境科技的進

步，我們才能夠加以證明，而且在證明的過程中，門得列夫、略威及許許多多夜間問題終結者的經驗也得到了支持。

在此登場的是我的合作夥伴史提高德，他設計了一個聰明的實驗，讓人在電腦化的虛擬實境迷宮中探索。在一開始的學習階段，他讓這些探索的人隨機從虛擬迷宮的任一地點開始，請他們透過嘗試錯誤的方法找到出去的路。為了幫助學習，史提高德在虛擬迷宮中放了特殊物體，例如耶誕樹，可以輔助辨認方位，或作為地標之用。

在最初的學習階段，探索迷宮的人數將近有一百人。之後，其中半數人小睡九十分鐘，另一半則觀看一段影片保持清醒，所有人的頭上和臉上都貼著電極接受監測。在這九十分鐘期間，史提高德偶爾會叫醒小睡組的人，問他們是否夢到任何東西，也會問清醒組的人當時腦中正在想什麼。九十分鐘過後，再等一小時左右，待小睡組的睡眠慣性完全消除，讓每個人都回到虛擬迷宮中，再次進行測試，看看他們的表現是否比初次學習時要好。

現在我們對結果應該不會感到意外：小睡過的人在迷宮任務中展現出卓越的記憶表埌。他們輕鬆來到方位線索、找到出口離開迷宮的速度也比沒睡的人快得多。然而，有一項新發現卻是，夢境會造成差異。小睡組之中，說自己夢到迷宮相關元素以及夢到與此經驗明顯相關的主題的參與者，任務表現的進步幾乎是有做夢但沒夢到迷宮相關經驗的人的十倍。

正如史提高德之前的研究，他發現這些超級探索家的夢，並不是當初清醒時學習經驗的精確重播。例如其中一人在夢境報告中說：「我正在思考那個迷宮，好像有一些人曾進行路檢，然後讓找想到幾年前有一次旅行時去看蝙蝠洞，那些洞和這迷宮有點像。」史提高德的虛擬迷宮中並沒有蝙蝠，也沒有其他人和檢查站。顯然，做夢的腦並不是單純把迷宮中發生的事變成重點提要播出，或精確重播。夢的演算法是精選

先前學習經驗的重要片段，然後嘗試把這些新的經驗放到過去已經存在的知識之間。

夢採用的方法就像一個有見解的訪談者，是質問自我最近的自傳式經驗，然後很有技巧的把得到的資訊放到過去經驗和成就的脈絡之中，構築出豐富的意涵。「我如何了解最近學得的事物，並和過去的知識連結起來，連結時又找到有意義的新關聯和啟示？」更進一步，「我過去有什麼經驗，可能解決眼前新經驗到的問題？」我們現在已知記憶鞏固是非快速動眼睡眠的工作，而快速動眼睡眠和做夢則與此不同，會試圖把我們在某個經驗中學到的東西與其他庫存記憶結合應用。

天才的小睡

我在公開演講中討論這些科學發現時，有些人會提出歷史上據稱睡眠時間很短，而仍擁有偉大創造力的傳奇人物，來質問上述發現的正確性。有一個常被提出來的名字，是發明家愛迪生（Thomas Edison）。

我們無法確知愛迪生是否睡得真如自己所說的那麼少，然而我們知道的是，他有白天小睡的習慣。他了解夢境帶來的豐富創造力，並作為工具徹底利用，還稱之為「天才之隙」（the genius gap）。

據說愛迪生會在書桌旁邊放一張有扶手的椅子，在桌面上擺著一疊紙和一支筆，然後拿一個長柄金屬鍋，倒扣過來，仔細放置在椅子右側扶手正下方的地板上。更怪的是，他還會用右手拿著兩三顆金屬球。最後，他在椅子上坐下來，拿著金屬球的右手放在扶手上。一切準備就緒，他便會放鬆，讓自己完全進入睡夢中。當他開始做夢時，肌肉放鬆，手上的球就會掉下去，砸在下方的鍋子上，把自己吵醒。然後他就會把夢中湧現的所有創意點子寫下來。

愛迪生真是天才，你不覺得嗎？

☾ 控制夢境：清明夢

　　任何有關做夢的章節，都不能不提到清明夢（lucid dream）。當一個人意識到自己正在做夢時，就是在做清明夢。不過在口語中，這個詞更常用來描述一個人可以用意志控制夢的內容、決定要發生什麼事，例如飛翔，或甚至可以決定夢的功能，例如解決問題。

　　清明夢的概念一度被認為是假的，科學家曾經爭論這樣的夢到底存不存在。不難了解他們會有這種懷疑。首先，夢本身常含有荒謬的情節，多數人無法用意志影響內容，也難怪堅稱可以刻意控制夢境，會引來更多嘲笑。其次，既然做夢的人正處於睡眠狀態，我們又要如何客觀證明這種主觀聲明？

　　四年前，有一個非常聰明的實驗消除了這種懷疑。科學家把能做清明夢的人送進磁振造影掃描儀內。在還沒睡著前，這些人先握緊左手，然後握緊右手，如此反覆。研究者記錄他們的腦部活動，以確認這些人控制自己左手和右手時使用的腦區。

　　接下來這些人在磁振造影掃描儀內睡去，進入做夢的快速動眼睡眠。由於在快速動眼睡眠期間，所有隨意肌都是癱瘓的，睡夢中的人不會把夢中的行動表現於外。不過，控制眼睛的肌肉並沒有癱瘓，這個睡眠階段也因眼睛的運動而得名。做清明夢的人能夠運用這個眼部能自由運動的優勢，來和研究者溝通。利用事先約定好的眼部運動方式，就可以讓研究者知道那個清明夢的性質（例如，當做夢者進入可控制的夢境時，會刻意把眼球往左移三次，又或者他們在握緊右手前，眼球刻意往右移兩次等等）。無法做清明夢的人會覺得難以置信，竟然要人在睡夢中刻意移動眼球，但實際看著能做清明夢的人操作幾次，事情就變得無可否認了。

　　當這些人打信號表示自己已進入清明夢的狀態時，科學家就開始

以磁振造影機記錄他們的腦部活動。不久，這些睡夢中的人用信號表示自己要在夢中握緊左手，然後是右手，左右輪流交替，與清醒時所做的一樣。由於快速動眼睡眠期的癱瘓作用，他們的手實際上並沒有活動，但在夢中是有所動作的。

至少這些人醒來後的主觀聲明是如此。然而磁振造影掃描的結果，也證明他們沒有說謊。這些人醒著時自主握緊右手和左手時活躍的腦區，與在清明夢中打信號表示要握緊哪一隻手後，相對應腦區亮起來的情形是吻合的！

於是懷疑解除了。科學家已經得到以腦部活動為基礎的客觀證明，說明清明夢的做夢者可以在睡夢中控制自己何時做什麼事情。其他研究也利用類似的眼部運動溝通法，更進一步顯示做夢的人可以刻意讓自己在清明夢中於特定時間達到性高潮，特別是在男性參與者身上，這種方法讓（勇敢的）科學家可以透過生理現象來達成客觀確認。

不過，目前還不清楚清明夢究竟是好是壞，畢竟超過 80% 的人口並沒有天生能做清明夢的能力。如果夢境的意志控制十分有用，自然之母應會讓大部分人都擁有這種能力。

不過，這項論證又犯了一種錯誤，就是假定我們的演化已經停止。或許，能夠做清明夢的人，呈現的是人類下一階段的演化。做清明夢的人是否會基於這種不尋常的能力，在未來更加受到天擇的偏好？也許這種能力讓他們更能把創意十足的夢境問題解決方法，應用在自己或人類醒時面對的挑戰，並刻意讓這種優勢發揮更大的力量。

第四部

從安眠藥到翻轉社會

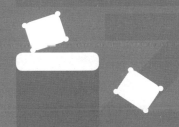

第 12 章

不安的夜晚

睡眠障礙到無法入睡的悲慘結局

　　和睡眠有關的種種障礙既駭人又怪異，少有其他醫學領域的問題可及。這種說法不可不謂大膽，只要想想其他領域可能有多麼悲慘的奇特疾病。不過，如果再回頭想想和睡眠有關的古怪病症，例如猝睡症與身體麻痹、夢遊殺人、夢境行為展現、自覺外星人綁架等，那麼上述說法就不是那麼難接受了。其中最嚇人的障礙，或許是一種很少見的失眠症，患者會在幾個月之間死亡，動物研究也支持，在睡眠完全剝奪的極端情形下，會導致生命毀滅的結果。

　　目前已知的睡眠障礙超過一百種，這一章自然無法涵蓋全部。這裡也不試圖提供任何睡眠障礙的醫療指南，因為我是睡眠科學家，但不是經過認證的睡眠醫學專科醫師。如果你有睡眠障礙，想要尋求協助，我建議你到醫院的睡眠中心求診，或瀏覽美國國家睡眠基金會（National Sleep Foundation）的網站。*

　　與其洋洋灑灑列出好幾十項已知的睡眠障礙，我選擇只聚焦在少數幾項，包括夢遊、失眠、猝睡症，以及致死性家族失眠症。我會從科

----

* https://sleepfoundation.org

學的視角來介紹這些障礙，以及與這些科學能夠揭開睡眠和做夢的哪些謎團，教導我們重要的相關知識。

🌙 夢遊：腦子睡著了，身體卻醒著

夢遊（somnambulism）一詞的意思，是指一種睡眠（somnus）障礙，而這種障礙涉及某種形式的運動（ambulation），包含的狀況有睡眠中走路、睡眠中說話、睡眠中飲食、睡眠中傳簡訊、睡眠中性行為，以及十分罕見的睡眠中殺人。

不難理解，多數人會以為這些情況發生在快速動眼睡眠階段，也就是當事人做夢的時候，把夢中正在進行的活動表現於外。然而實際上，上述所有情況都發生於最深沉的非快速動眼睡眠階段，而不是快速動眼睡眠。如果你把一個正在夢遊的人喚醒，問他剛才腦海裡是否發生了什麼事，答案多半是沒有。既沒有夢，也沒有心智經驗。

雖然我們尚未完全了解夢遊的原因，但證據顯示，深睡時神經系統活動突發的高峰可能是促發因子。這種電位振盪迫使腦從深度非快速動眼睡眠地基往清醒的屋頂衝去，卻又卡在中間某處（例如十三樓，打個比方），於是讓人陷於深睡和清醒之間，處於混合的意識狀態，既非清醒又非睡著。大腦在這種混亂的狀況下，展現出平日熟悉的基本行為，例如走去打開衣櫥的門，把一杯水拿到嘴邊，或說出幾個字或幾句話。

要完整診斷夢遊症，病人需要在臨床睡眠實驗室待上一兩晚。他們頭上和身上會貼著電極以測量睡眠階段，天花板上設有紅外線攝影機，就像夜視鏡般，用來記錄夜間發生的事件。一旦夢遊發生時，攝影機得到的錄像和腦波讀數就不再一致，彷彿其中有一項在說謊。錄像中的病人看起來就像「醒著」般活動。有人可能起身坐在床沿，開始說話。有人或許會試圖穿上衣服、走出房間。然而觀看病人的腦波活動，

你會發現這些人,或起碼他們的腦,正處於深度睡眠。那很明顯是深度非快速動眼睡眠的慢波,一點都不像快速狂亂的清醒腦波活動。

大體而言,睡眠中行走或說話並不是什麼病症,在成年人當中還算普遍,兒童更為常見。目前並不清楚為什麼兒童比成人更常發生夢遊,也不清楚為什麼有些人長大後情況就消失,而有些人會一輩子持續發生。前者的一項解釋是,我們小時候有大量的深度非快速動眼睡眠,因此單純從機率上來看,夢遊發生的機會也就比較高。

罕見的殺人事件

多數夢遊發作的狀況是無害的。然而,成年人的夢遊偶爾會導致極端行為,例如 1987 年發生在帕克斯(Kenneth Parks)身上的事件。

帕克斯當時二十三歲,與妻子和五個月大的女兒住在加拿大多倫多。他當時由於失業與賭債的壓力,正經歷嚴重的失眠。帕克斯無論從哪方面來說都不是個暴力的人。岳母和他關係很好,稱他是「溫和的大個子」,因為他雖然長得很高大魁梧(身高超過一百九十公分,體重超過一百公斤),個性卻十分溫馴。然後事情在 5 月 23 日發生。

帕克斯看著電視,約凌晨一點半在沙發上睡著。之後他起身,沒穿鞋子,坐進自己的車。根據可能路線估計,帕克斯開了約二十二公里的車,來到岳父母家。他進屋、上樓,用一把從廚房取得的菜刀刺死了岳母,並用剁刀以類似的手法攻擊岳父後,把岳父揍到昏迷(岳父沒死)。然後帕克斯回到自己的車子,在某個時候恢復清醒,把車子開到警察局說:「我想我殺了人……我的手……」直到那時他才發現,原來沿著手臂流下來的血,是因為他用菜刀切斷了自己的屈肌腱造成的。

由於他對殺人事件只有片段的模糊印象(如岳母臉上「救救我」的表情一閃而過),而且沒有殺人動機,又一直有夢遊的病史(他家族中其他成員也有),辯護專家團隊的結論是,帕克斯犯下這起凶殺時正在

睡覺，這是一次嚴重的夢遊症發作。他們主張帕克斯對自己的行為沒有意識，因此不該有罪。1988 年 5 月 25 日，陪審團達成無罪判決。後來也有幾起類似的案件，試圖採用同樣的方式辯護，但多數沒有成功。

帕克斯的故事是極端悲劇，我們也可想見他直到今天仍遭受罪惡感的折磨。我提出這個案例，並不是要嚇唬讀者，也不是要刻意渲染這宗發生在 1987 年 5 月深夜的慘案。我想指出的是，睡眠及睡眠障礙中發生的非自主意志行為，有可能對法律、個人與社會造成深切的影響，而且需要科學家與醫師一起努力維護適切的法律正義。

讀到這一章的夢遊者或許會有些憂心，但對此我也要說明，多數夢遊發作（例如行走、說話）是無害的，並不需要醫療介入。只有在受折磨的當事人或者照護者、伴侶、父母（如果病患是兒童）認為情況影響到健康或可能帶來危險時，醫師才會採取治療。夢遊是有方法可以有效治療的，只可惜這些治療來不及在 5 月的那個悲慘夜晚發生之前，在帕克斯身上發揮效用。

☾ 失眠：夜未央，人未眠

英國作家塞爾夫（Will Self）感嘆，那些至理名言正渾身發著抖，回家去翻找「一夜好眠」這句話；這也是現今許多人的寫照。他的牢騷來源是失眠，這是最常見的睡眠障礙。

許多人深受失眠之苦，但也有許多人並沒有失眠症，卻認為自己患了失眠。我稍後會描述失眠症的特徵和原因（下一章會談及可能的治療選項），但讓我先說明什麼情況不算失眠症，然後藉此了解什麼才是失眠症。

睡眠受到剝奪，並非失眠。在醫學領域，睡眠剝奪是指：一、有適當的睡眠能力；二、沒有給自己適當的睡眠機會。也就是說，只要給

予適當的時間，睡眠受到剝奪的人是能夠睡覺。

失眠症則正好相反，失眠是：一、缺乏適當的睡眠能力，二、有適當的睡眠機會。也就是說，失眠的人即使給自己足夠的時間（七到九小時），也無法產生足夠的睡眠量和睡眠品質。

繼續往下介紹之前，我們有必要先來談談「矛盾性失眠」，這是一種對睡眠狀態發生誤解的狀況。病人會抱怨整夜睡得不好，甚至完全沒睡。然而，運用電極或其他精確的睡眠監測設備客觀監測這些人的睡眠時，結果卻和他們的說法並不相符。睡眠紀錄顯示，這些人睡得比他們自己認為的要好得多，有些案例甚至呈現出一整夜完整而健康的睡眠。也就是說，有矛盾性失眠的人是對自己的睡眠產生錯覺或誤解，實際上他們睡得不差，因此這些人會被當作疑病症來處理。儘管乍聽之下好像有點輕視的意味，睡眠醫學專科醫師對這種情況是非常認真看待的，在病人確診之後，也有心理治療可以協助。

怎樣才是醫學上的失眠？

回到真正的失眠症，其中有幾種不同亞型，打比方來說，就好像癌症有不同的形式。

有一種區分法把失眠分成兩型。第一型是「入眠困難型失眠」，也就是難以入睡。第二型是「睡眠維持困難型失眠」，難以維持睡眠狀態。就像喜劇演員比利・克里斯托（Billy Crystal）如此描述自己與失眠的戰爭：「我睡得像個嬰兒，每個小時都醒來。」

入眠困難型和睡眠維持困難型失眠並不互相排斥，一個人可能有其中一型，或兩型都有。不管是何種睡眠問題，在睡眠醫學上都有非常特定的臨床特徵，一個人的每一項條件都需要檢查過，才會被診斷為失眠症。目前這些條件如下：

◆ 對睡眠量或睡眠品質不滿意（例如難以入眠、難以維持睡眠、
　過早醒來）

◆ 感到明顯的困擾，或造成白天時的障礙

◆ 連續三個月以上，每週至少有三晚失眠

◆ 沒有其他會造成類似失眠症狀的精神障礙或病症

　　因此，與失眠症對抗的人，實際上會長期發生這些狀況：很難睡著，半夜醒來，早上過早醒來，醒來後很難再度入睡，而且整天覺得精神不濟。如果你覺得以上任何一種情況很熟悉，而且已經出現了好幾個月，我建議你考慮去看睡眠醫學專科醫師。請注意，是睡眠醫學的專門醫師，而不是家庭醫師；家庭醫師儘管對許多病症都很了解，但在求學和執業期間接受到的睡眠相關訓練比較少。不難理解的是，家庭醫師傾向開安眠藥處方給病人，而這通常不是正確的解決方法，我們會在下一章加以討論。

　　強調睡眠問題發生的持續時間（連續三個月以上，一週至少三次）是很重要的。我們每個人都會偶爾睡不好，但可能只會持續一晚或幾晚。這是正常的，而且通常會有明顯的原因，例如工作壓力、人際關係或親密關係發生摩擦等。一旦這些原因解除，睡眠困難的情況往往會消失。這種短暫的睡眠問題一般不會被視為慢性失眠，要持續長時間的睡眠困難，好比連續一週復一週又一週，才會被認為是臨床上的失眠症。

比我們想像得還普遍

　　不過，即使在嚴格的定義之下，慢性失眠症仍超乎想像的普遍。在美國，你在街上遇到的行人之中，每九人就有一人符合嚴格臨床條件下的失眠症，這意味著每一夜都有超過四千萬名美國人輾轉難眠。女性失眠人數幾乎是男性的兩倍，原因目前仍不清楚。單是男性較不願承

認自己有睡眠問題，並不足以夠構成如此大的性別差距。種族和族裔也有明顯不同，非裔美國人和拉丁美洲裔美國人的失眠率也比美國白人要高；由於某些族群的健康問題明顯較高，例如糖尿病、肥胖、心血管疾病等病症都已知和睡眠缺乏有關，這項現象的發現別具意義。

事實上，失眠很可能比這些可觀數字呈現的還要普遍和嚴重。如果你把嚴格的臨床診斷標準放寬，只用流行病學的數據作為指引，則本書的讀者之中，可能每三人就有兩人經常難以入眠或不易維持睡眠，每週至少一次。

直接的說，失眠症是現代社會最急迫而普遍的醫療問題之一，然而很少人以這種角度正視這項負擔，或覺得需要採取行動。在美國，包含處方藥和非處方藥的「助眠」產業，每年的產值達三百億美元，十分驚人；要了解睡眠問題有多嚴重，或許單看這個數字就夠了。幾百萬絕望的美國人願意花這麼多錢，以求得一夜好眠。

造成失眠的真正原因

但這麼高的美元金額並沒有反映出更重要的議題：造成失眠症的原因是什麼。遺傳扮演了部分角色，但不是完整答案。失眠有某種程度的遺傳性，估計親子間的遺傳率約為 28% 到 45%。這個數字顯示，大部分失眠的原因並非遺傳，甚至不是基因和環境（先天和後天）的互動。

目前為止，我們已經找到許多引起睡眠困難的理由，包括心理、生理、醫療及環境因子（老化也是另一個原因，我們在前面的章節討論過）。造成睡眠不佳的外在因子，例如夜間過度明亮的燈光、不對的環境室溫、咖啡因、吸菸和飲酒（這些在下一章都會詳加討論），都可能偽裝成失眠的面貌出現。然而，這些因子的來源都不在於你，因此這並非「你的」睡眠障礙。這些影響來自外界，一旦得到處理，當事者不用自我改變，就可以睡得更好。

不過，也有一些造成睡眠困難的因子來自個人本身，是原有的生物肇因。還記得前面提過的失眠症診斷標準中，說到那些因子不能是某種疾病的症狀（例如帕金森氏症），或某種藥物的副作用（例如氣喘藥）。造成睡眠問題的原因必須是獨立的，你才算是真正有失眠問題。

促成慢性失眠症的兩個最常見原因，都是心理方面的：一是情緒上的憂慮，或說擔心；另一個原因一是情緒上的苦惱，或說焦慮。現代社會步調快速、訊息過載，我們只有少數時間能夠停止資訊持續湧入、開始反思內心，那就是把頭放在枕頭上的時候。然而想要自我反省，這正是最糟的時候。情緒齒輪開始運轉，焦慮的想著我們今天做過的事、忘記做的事、過幾天必須面對的事，甚至擔心遙遠未來還沒發生的事，難怪入睡或維持睡眠變得這麼不容易。這絕對不是招來平靜腦波，讓自己平和進入一夜安穩夢鄉的方法。

罪魁禍首：交感神經系統過度活躍

既然心理上的痛苦是失眠症的始作俑者，研究者便著手調查那些情緒折磨背後的生物因子。於是有一個常見的罪魁禍首浮上臺面：交感神經系統過度活躍，我們在前面的章節討論過，這樣一來，身體的戰或逃機制會變得太激動。

在面對威脅和急性壓力時，交感神經系統會開啟，才能動員適當的戰或逃反應，這在我們演化歷史中是必要的。造成的生理後果是心跳、血流、代謝加速，也提升了皮質醇等壓力激素的釋放、提高腦的活動，這些對於真正的威脅或危險的緊急瞬間都有實質的好處。

然而，戰或逃反應不該長久停留在啟動狀態。如同我們在前面的章節已討論過的，戰或逃神經系統長期啟動，會帶來各式各樣的健康問題，其中目前得到確認的一項正是失眠。

為什麼過度活躍的戰或逃神經系統會妨礙一夜好眠，可以透過幾

個主題來解釋，有的已討論過了，有的則還沒。首先，戰或逃反應使代謝提高，會導致核心體溫提高。你或許還記得，我們在第 2 章說過，要讓睡眠開始，需要降低核心體溫；而那些為失眠所苦的病患，因為代謝率提高導致核心體溫升高，腦部溫度也較高，於是較難啟動睡眠。

其次，皮質醇濃度會提升，這是增進警覺性的激素，且相關的神經化學物質腎上腺素和正腎上腺素也增加。這三種化學物質都會使心跳速率加快。當我們從白天轉換到黑夜，從淺眠進入深度睡眠時，通常心血管系統會舒緩下來。較活躍的心臟，會讓這種轉換變得困難。這三種化學物質都會提高代謝率，更提高了核心體溫，使得前述第一項問題更為嚴重。

第三點也與這些化學物質有關，是與身體的交感神經系統相關聯的腦部活動。研究者把擁有健康睡眠的人和患有失眠症的人送入腦部掃描儀中，在兩組人嘗試入睡時測量腦部活動模式的改變。擁有健康睡眠的人進入睡眠時，腦中煽動情緒的區域（杏仁體）以及與回憶有關的區域（海馬迴）很快降低活性，腦幹中基本的警覺區域也是。然而失眠症患者則不同，他們產生情緒的腦區和回憶中心都維持活躍，腦幹中基本的警覺中心也是這樣，頑強持續著警醒的守備工作。作為各種感覺訊號閘門的視丘原本應該要停止活動，才能讓睡眠開始，而失眠症患者的視丘卻依然保持活躍，照常工作。

簡而言之，失眠症患者無法擺脫腦中的警覺、擔憂、思索活動。想像你把筆記型電腦闔上，想讓它進入睡眠模式，但過一會兒回來時，卻發現螢幕依然亮著，風扇仍在運作，整部電腦還在運轉，儘管電腦本身已經闔上。通常這是因為程式仍在運轉，電腦無法轉換到睡眠模式。

根據腦影像的研究，失眠症患者也發生類似的問題。情緒程式一再反覆運作，加上回溯性記憶和前瞻性記憶持續在腦中循環播放，妨礙腦部關機、進入睡眠模式。戰或逃神經系統與腦部這些情緒、記憶、警

覺性相關的區域之間，有直接的因果關係連結，實在不容忽視。身體和腦部的雙向溝通，共同造成了停不下來的惡性循環，不斷阻撓睡眠。

最後，當失眠症患者總算睡著時，從他們的睡眠品質上還可以觀察到第四項不同之處。問題似乎再度源自過度活躍的交感神經系統。失眠症患者的睡眠品質較差，反映在深度非快速動眼睡眠時的腦波較淺也較弱。他們的快速動眼睡眠也較為片段，間隔散布著短暫的清醒，有時候連本人都不一定察覺得到，但仍造成做夢階段的睡眠品質下降。

這些都意味著失眠症患者醒來時不會覺得神清氣爽。也因此他們在一天之間，不管在認知方面或情緒上，表現都較為低落。從這個角度來說，失眠症實在是二十四小時全天候的障礙，不管白天或晚上都處於障礙狀態。

安眠藥之外，還有其他解決方法

你現在可以了解失眠症在生理學方面的內情有多麼複雜。難怪安眠藥這種粗糙的工具沒什麼用，只是單純讓你較高階層的腦（也就是皮質）鎮靜下來而已，而美國醫學會已經不再把安眠藥列入失眠症的第一線治療方法中了。

幸好，現在已經發展出一種失眠症的非藥物治療法，我們會在下一章詳細討論。這種方式漂亮的針對前述與失眠有關的各項生理學因子，更有力的為失眠症患者修復自然睡眠能力。這類嶄新的非藥物治療方式具有真正樂觀的前景，我非常鼓勵失眠症患者多加了解這類治療方式。

☾ 猝睡症：情緒激動之後突然睡著

你生命所有真正重要的活動，應該都是由兩個非常簡單的原則所掌握：遠離感覺不好的事物，或嘗試達成感覺很好的事物。人類和動物

出生之後的大部分行為，都由這種趨避原則所主宰。

落實這種原則的力量，就是正面和負面情緒。情緒促使我們行動，emotion 這個字本身即含有這樣的暗示（把第一個字母拿掉，就成了 motion，意即「動作」、「行動」）。情緒推動我們達到高度成就，失敗時激勵我們再次嘗試，讓我們避免潛在的危險，促使我們達成令人滿足的有益結果，也驅使我們培養人際關係和親密關係。簡而言之，情緒分量適當時，讓生命的存在充滿價值，從心理和生物方面來說，情緒都提供了健康而重要的存在狀態。把情緒抽走，我們面對的存在就像是沒有高低起伏的乏味狀態。缺乏情緒，我們就只是存在，而不像活著。悲慘的是，這正是許多猝睡症患者被迫適應的情況，我們接下來會討論其中的原因。

醫學上，猝睡症被視為神經障礙，起源於中樞神經系統，特別是腦。這種病症通常在十歲到二十歲之間出現。猝睡症有部分基因上的基礎，但並非遺傳自父母，而是來自突變。然而，至少以我們目前的了解，基因突變也無法完全解釋所有猝睡症的發生，應該還有尚未找出的其他促發因子。猝睡症不僅限於人類，許多哺乳類也有這種病症。

猝睡症至少有三個核心症狀：一、白天異常想睡；二、睡眠麻痺；三、猝倒。

症狀一：白天異常想睡

對猝睡症病人來說，日間異常想睡通常是干擾最嚴重、對日常生活品質影響最大的症狀。有時病人會在白天忽然睡著，即使很想維持清醒，也無法抵擋睡意，這有可能發生在辦公桌前、開車時或和家人朋友一起吃飯的時候。

讀到這裡，我猜有不少人會想：「我的天，我有猝睡症！」但這種可能性很低，更可能的情況是你的睡眠長期遭到剝奪。猝睡症的發生率

大約是每兩千人中有一人，和多發性硬化症差不多。通常最先顯現的症狀，是因為非常想睡以致於在日間突然睡著。這樣的描述或許能幫助你想像那種感覺：那種想睡的程度，就像是連續三四晚沒睡一樣。

症狀二：睡眠麻痺

　　第二個症狀是睡眠麻痺：剛醒來時，全身無法動彈也無法說話。基本上，你等於是暫時被鎖在自己身體裡。*

　　多數時候，這種情況發生在快速動眼睡眠時期。你或許記得，在快速動眼睡眠期間，腦讓身體癱瘓，才不會把夢中活動表現於外。一般而言，當我們從夢中醒來，腦會讓身體從癱瘓狀態釋放，與意識恢復的瞬間完美同步。然而，偶爾可能發生快速動眼癱瘓狀態延長的情況，儘管腦已經結束睡眠狀態，這有點像派對已經結束，最後一名客人卻不想接受也不願離去般。因此你雖然逐漸醒來，眼皮卻無法打開、不能翻身、不能叫喊、不能控制肌肉移動手腳。這種快速動眼睡眠的麻痺狀態會漸漸褪去，你便能重新控制身體，包括眼皮、嘴巴和手腳。

　　如果你人生中曾經歷過睡眠麻痺，不用擔心，這不是猝睡症獨有的狀態。健康人當中，大約每四人有一人會經歷睡眠麻痺，差不多和打嗝一樣普遍。我自己有過幾次睡眠麻痺，但我並沒有猝睡症。然而，猝睡症病人的睡眠麻痺頻率比健康人高很多，情形也更嚴重。這表示睡眠麻痺雖是猝睡症的症狀，只是不限於猝睡症病人身上。

　　在此稍微岔題一下，談談某種「超自然現象」。當一個人經歷睡眠麻痺時，常常同時伴隨著恐怖感，以及有別人在房間裡的感覺。這種恐懼感源自於感到威脅，身體卻不能動彈，例如不能叫喊、起身離開房間或自我防禦。現在我們相信，睡眠麻痺的這整套特徵，能夠用來解釋主

---

* 編注：這種情形就是我們俗稱的「鬼壓床」。

張自己被外星人綁架的多數案例。我們幾乎沒聽過，有目擊者能夠作證的光天化日之下，有人因外星人綁架而全身動彈不得的例子。相反的，多數外星人綁架傳說都發生在夜晚；例如「第三類接觸」或「E. T. 外星人」等好萊塢電影中的經典外星人來訪情節也多發生在夜間。此外，自稱受到外星人綁架的人常常提及，感覺還有別人（外星人）在現場。最後一點，同時也是破解真相的關鍵：宣稱受害的人往往描述自己被注射了某種「麻痹藥劑」，因此他們想要反抗、逃走或呼救，卻無法如願。真正的原因當然不是外星人，而是快速動眼睡眠的癱瘓作用在醒來時持續進行。

症狀三：猝倒

猝睡症的第三個症狀，也是最驚人的症狀，稱為猝倒。猝倒的原文是 cataplexy，這個字來自希臘文的 kata（意思是「低下」），以及 plexis（意思是「癲癇」或「發作」），也就是指一種突然倒下的症狀。然而和癲癇完全不同，猝倒症發生時，比較像是突然喪失肌肉控制力，這可能包括肌肉力量稍微減弱，導致頭部下垂、臉部肌肉鬆弛、下巴放鬆、說話變得模糊、雙膝無力等，也可能是忽然間全身肌肉失去張力，導致當事人當場倒下。

你的年紀如果夠大的話，或許還記得一種玩具，有一隻動物（通常是驢子）站在約手掌心大小的基座上，基座底下有一個可以往上推的按鈕。這種玩具有點像懸絲木偶，只不過這些細線並不是從外面連接到四肢，而是從玩具驢子的內部穿過，連接到按鈕。把按鈕往上推，連接玩具內部的細線會放鬆，於是驢子就攤成一堆。放開按鈕後，細線又會拉緊，於是驢子又會起身，穩穩站好。最嚴重的猝倒發作時，肌肉張力消失，導致整個人倒下，情形就像按下這種玩具的按鈕一樣，但造成的結果卻不是開玩笑的。

如果上述情況還不夠怪異，這種症狀還有更惡毒的一面，會徹底破壞病患的生命品質。猝倒症的發作並不是隨機的，而是受到中等或強烈程度的情緒所刺激，不管這種情緒是正面或負面的。如果你對有猝睡症的人說一個很好笑的笑話，他們有可能真的在你面前笑到翻過去。如果你走進某個房間時嚇到有猝睡症的人，萬一他們正在用鋒利的菜刀切菜，倒下時就有傷害到自己的危險了。有時他們甚至只是在舒服的沖個熱水澡，洗得太愉快了，猝倒症發作造成的肌力喪失，讓他們突然腿軟了一下，就有可能跌倒，發生危險。

現在更進一步推想，考慮到開車時突然被喇叭聲嚇一跳，可能造成的危險情況。或者和自己的孩子玩遊戲玩得正高興的時候，或孩子跳到你身上騷你癢的時候，或者在孩子的音樂課發表會上為他們的表現感動到流淚時，對於會猝倒的猝睡症病患來說，這些情形都可能導致他們倒下，身體動彈不得。再試想，要和有猝睡症的伴侶擁有激情歡愉的性關係，會是多麼困難的一件事。如果把種種可能會發生的悲慘後果列成清單，會沒完沒了。

除非患者願意接受猝倒的發作（事實上也別無選擇），不然他們就要放棄情緒充實的人生。猝睡症患者被放逐到个能擁有情緒起伏的單調世界裡，必須放棄一般人隨時獲得的情感滋潤。這就好像每天都只能吃不冷不熱、毫無調味的白稀飯度日。你可以想像，這樣的生命有多令人失去胃口。

如果你目睹一個人因猝倒症而倒下的情景，可能會以為他們完全失去意識，或進入深睡狀態。事情並非如此。病患是清醒的，而且能持續接收到周圍的訊息。強烈情緒所啟動了快速動眼睡眠的全身癱瘓（有時是部分癱瘓）狀態，但並沒有產生快速動眼睡眠。因此，猝倒症是腦中快速動眼睡眠迴路的不正常運作，讓原本應該在睡眠和做夢時發生的肌肉鬆弛，錯誤表現於患者清醒活動時。

對於成年病患，我們當然可以做這些解釋，降低他們在發作時的焦慮，並幫助他們節制情緒或避免情緒過度起伏，以減少猝倒症的發作。然而，對十歲的小孩，這可非常不容易。你要如何對患有猝睡症的兒童解釋這種無情的症狀？情緒的雲霄飛車是生命成長過程和腦部發育階段中自然且不可分割的一部分，你又要如何避免他們享受這些情緒起伏？這等於是說，你要如何防止一個小孩的行為像個小孩？這些問題都沒有簡單的答案。

腦中睡眠與清醒的開關不明確

不過，我們已開始找了解猝睡症的神經學基礎，也因而對健康睡眠有更多的了解。在第 3 章，我談過腦中維持正常清醒狀態的區域：警覺且活躍的腦幹，以及各種感覺的閘門視丘；視丘位於腦幹之上，這種組合看起來有點像一球冰淇淋（視丘）放在甜筒（腦幹）上面。腦幹在夜間關機，解除對視丘的影響，感覺閘門關閉，我們也不再接受外界訊息，因此可以入睡。

我之前沒有談到的，是腦幹如何知道「關起來」的時候到了，把清醒能力調降、開始睡眠。必須有某種東西把腦幹的活躍影響力關掉，藉此讓睡眠開啟。這個睡眠或清醒的開關位於腦的中心，就在視丘下方，稱為下視丘（hypothalamus）。這個腦區也是二十四小時生物時鐘所在地，或許並不令人意外。

位於下視丘的睡眠或清醒開關，與腦幹之間有一條溝通專線，就像電燈開關一樣，它可以在開（醒）或關（睡）之間切換。下視丘中的這個開關會釋放一種神經傳導物質，稱為食慾激素（orexin）。你可以把食慾激素想像成把開關切換到「開」（清醒）的化學手指。當食慾激素釋放到腦幹時，開關就會明確的切換到「開」的位置，讓腦幹的喚醒中心開始運作。腦幹一旦啟動，會把視丘的感覺閘門打開，讓感知到外界

湧入腦中，使你切換到完全清醒的穩定狀態。

到了夜晚，則發生相反的過程。睡眠清醒開關停止釋放食慾激素到腦幹，於是那根化學手指把開關切換到「關」的位置，關掉了腦幹發電廠的清醒影響力。視丘也把感覺閘門關閉，感覺處理也就停擺。我們失去對外在世界的感知能力，進入睡眠。關、開、關、開……這是下視丘的睡眠清醒開關擔任的神經生物學工作，透過食慾激素的控制來完成。

如果你問工程師，基本的電路開關最重要的特性是什麼，他們會說這個開關必須很明確，必須是全開或全關的二元狀態，不能有介於開和關之間的不明確地帶，否則這個電路系統會不穩定或無法預測。不幸的是，這正是發生在猝睡症的情況，由於食慾激素的不正常，導致睡眠與清醒開關的不明確。

科學家對已經過世的猝睡症病患做了非常詳盡的腦部解剖研究。他們發現，患者產生食慾激素的細胞少了將近 90%。更糟的是，食慾激素的接受端，也就是覆蓋在腦幹發電廠表面的食慾激素受體數量，比正常人少了非常多。

由於缺少食慾激素，再加上食慾激素受體減少，更難捕捉量已經很少的食慾激素，有猝睡症的腦中，睡眠與清醒狀態變得不穩定，就像開關故障。猝睡症患者的腦缺乏明確的開或關狀態，在不明確的中間狀態搖擺，在睡眠和清醒之間步履蹣跚。

猝睡症的頭號症狀睡眠是白天非常想睡，以及在任何時候都可能意外睡著，而主要原因就是清醒系統的食慾激素處於匱乏狀態。猝睡症病人缺乏強壯的食慾激素手指來把開關決斷的推到「開」的位置，他們無法堅定的維持　整天的清醒。同樣的道理，猝睡症病人的夜間睡眠也很差，睡睡醒醒，呈現片段的睡眠。就像故障的開關，無論白天或夜晚都要開不開、要關不關的，因此猝睡症病人在一天二十四小時之間都經歷著不穩定的睡與醒狀態。

目前使用的藥物效果有限

　　儘管睡眠研究者做了許多精采研究，目前為止對於猝睡症的治療，卻讓睡眠研究嘗到敗績。儘管對於其他睡眠障礙，如失眠症或睡眠呼吸中止症，我們已經找到有效的介入方法，但對猝睡症的治療確實大為落後。有部分原因在於這種病症很稀少，對藥廠來說，投入研究並無利可圖，而這通常是影響著醫療能否快速進展的驅動力。

　　對於猝睡症的第一種症狀，也就是白天異常想睡，過去唯一的處理方式是使用高劑量的促進清醒藥物：安非他命。但是安非他命非常容易上癮，而且是所謂的「髒藥」，代表這種藥的作用混雜，會影響腦和身體許多化學系統，導致糟糕的副作用。現在有一種較新且較「乾淨」的藥物：普衛醒（Provigil），用來幫助猝睡症患者在白天保持較穩定的清醒狀態，且副作用較少，然而它的效果有限。

　　針對第二和第三種症狀，也就是睡眠麻痺和猝倒症，通常會開給抗憂鬱劑，因為抗憂鬱劑會壓抑快速動眼睡眠，而這兩個症狀源於快速動眼睡眠的癱瘓效果。不過抗憂鬱劑只能降低發生率，不能根除症狀。

　　整體來說，目前對猝睡症病人而言，治療的前景顯得黯淡，也還沒有治癒的可能。猝睡症患者和家人在治療方面的命運，目前多仰賴進展較緩的學術研究，而非大製藥廠較快速的進展。當前，病患只能嘗試與疾病共存，盡力讓生活過得更好。

獲得開發新型安眠藥的靈感

　　有一些讀者可能也察覺到某些藥廠的發現：當我們得知猝睡症患者的食慾激素和睡眠清醒開關的關係時，相對於加強猝睡症病人的食慾激素，以促進白天較為穩定的清醒狀態，是否有可能反向操作，嘗試為失眠症患者關掉食慾激素，由此提供他們促進睡眠的新方法？

　　製藥公司確實正在嘗試發展藥物，這種藥物能在晚間阻擋食慾激素，強迫開關轉換到「關」的位置。相較於目前安眠藥不甚健康的鎮靜效果，這種做法有潛力促進較為自然的睡眠。不幸的是，這類藥物中第一個開發出來的 suvorexant（商品名 Belsomra），並沒有原先期待的神奇效果。美國食品藥物管理局監督的臨床試驗中，病人入睡的時間只比安慰劑快六分鐘。未來的劑型改進或許能提高效果，但非藥物治療方法（下一章將會介紹）仍是更加有效的失眠症治療選項。

致死性家族失眠症：無法入睡的人

　　寇克（Michael Corke）變成完全無法睡覺的人，最後為此喪命。他在失眠之前，擁有活躍的專業生活，也是盡責的丈夫，在芝加哥南邊新雷納克斯（New Lenox）的一所中學教音樂。四十歲時，他開始為睡眠問題所苦。一開始，他認為是妻子佩妮打鼾造成的問題，於是佩妮決定接下來十天都睡在沙發上。然而寇克的失眠情況並沒有緩和，反而變本加厲。如此過了幾個月後，寇克認為他的失眠應該有別的原因，決定尋求醫師協助。幾位醫師都檢查不出他失眠的原因，有些醫師認為他患有與睡眠無關的病症，例如多發性硬化症。

　　寇克的失眠最終發展為完全無法睡覺，連眼皮闔一下子都不行。溫和的安眠藥和強力的鎮靜劑也無法讓他的腦從永久的清醒中放手。如果你有機會看到此時的寇克，會明白他是如何迫切的想要入睡。注視他的眼睛，會讓你覺得自己眼睛痠痛。他眨眼眨得相當緩慢，到了痛苦的程度，彷彿眼皮希望在眨眼過程中能夠就此闔上，過好幾天再重新睜開。這對眼睛顯現出對睡眠的飢渴，恐怕是一般人無從想像的。

　　連續八週完全沒睡之後，寇克的心智能力很快衰退。身體狀況也迅速惡化，和認知衰退的速度相同。他的動作技能衰退到連走路都變得

困難。有一天晚上，寇克必須擔任學校交響樂團表演的指揮。他花了痛苦的幾分鐘，但是英雄般的走上指揮臺，整個過程都必須借助枴杖。

當寇克失去睡眠將近六個月時，已經臥病不起，趨近死亡。儘管他還是壯年，神經狀況近似失智症末期的老人。他無法自己洗澡或穿衣，幻覺和妄想橫生，語言能力喪失，他只能用最基本的頭部動作來溝通，偶爾有精力時才發出模糊的語音。再過幾個月沒有睡眠的日子，寇克的身體和心智機能全都喪失。滿四十二歲後不久，寇克死於這種非常罕見的遺傳疾病，稱為致死性家族失眠症（fatal familial insomnia）。這種疾病沒有辦法治療，也無法痊癒。診斷出這種疾病的人，通常在十個月內就死亡，有些更快。這是醫學史上最神祕的疾病之一，也教給我們驚人的一課：不睡覺，會讓人死掉。

由於基因異常造成

造成致死性家族失眠症的原因，現在已經愈來愈清楚，而且建立於我們先前討論過的睡眠產生機制。致死性家族失眠症的罪魁禍首是由於 *PrNP* 基因發生異常，這個名字來自普里昂蛋白（又稱傳染性蛋白顆粒）的英文 prion protein。我們每個人腦中都有這種蛋白質，扮演很有用的功能。然而，這個基因的缺損使蛋白質變成異常版本，會像病毒一樣擴散。* 這種扭曲形式的蛋白質開始攻擊並摧毀腦的某些部位，隨著蛋白質的擴散，造成腦部加速退化。

這種不正常蛋白質猛烈攻擊的區域之一是視丘，也就是腦中的感覺閘門，這扇閘門必須關閉，才能讓清醒終結、睡眠開始。科學家對早期致死性家族失眠症患者進行解剖時，發現他們的視丘到處都是空洞，

---

* 致死性家族失眠症屬於普里昂蛋白疾病，這類疾病還包括庫賈氏症（Creutzfeldt-Jakob disease），也就是人類的狂牛症，不過庫賈氏症破壞的腦區和睡眠沒有那麼強的關聯。

簡直像瑞士起司。普里昂蛋白在視丘中穿孔，徹底破壞視丘結構的完整性。這在視丘外層更加嚴重，每晚必須關閉的感覺閘門就是位在那裡。

由於普里昂蛋白的穿刺破壞，視丘的感覺閘門永遠卡在開啟狀態。病患無法把來自外界的意識感知關上，因此無法進入他們亟需的美妙睡眠。沒有安眠藥或其他藥物可以把感覺閘門關上。再者，從腦傳送到身體，幫助我們準備睡覺的訊號，包括讓體溫、血壓、代謝、核心體溫降低的訊號，都必須由視丘經過脊髓，再傳送到身體的各個組織和器官。但受損的視丘讓這些訊號受到阻撓，使得病患更加不可能睡著。

目前的治療選擇很少。有一種名為去氧羥四環素的抗生素受到關注，似乎能減緩這種惡劣蛋白質在別種疾病的累積，例如庫賈氏症（俗稱人類的狂牛症）。這種有潛力的治療法正在開始進行臨床試驗。

你想提早知道自己的命運嗎？

在治療方法與時間賽跑的同時，有一個相關的倫理問題浮上臺面。由於致死性家族失眠症是遺傳疾病，我們因此得以回溯它的部分歷史。這個遺傳譜系可以追溯到義大利，那裡曾有幾個受此病症折磨的家族。再經過仔細推敲，順著這條遺傳時間線回推上去，可以找到一位十八世紀後期的威尼斯醫師應該有這種疾病。當然，這個基因應該比這個人更早就存在了。

然而，比起回溯疾病的過去，更重要的是對未來的預測。這種遺傳上的確定性，引起優生學上的難題：如果你的家族基因顯示你有一天將會被致死的失眠症擊倒，你會希望被提早告知這個命運嗎？更進一步，如果你知道這種命運時還沒有小孩，也明瞭自己有可能避免這個疾病的進一步傳遞下去，你是否會改變自己要不要小孩的決定？

這些問題都沒有簡單的答案，這些答案也不是科學能夠（或應該）提供的，為這個問題重重的疾病，再增添殘酷的糾纏。

☾ 睡眠剝奪的死因是⋯⋯

人不睡覺會死，致死性家族失眠症目前是最有力的證據。然而，在科學上這或許仍未提供最終結論，因為和病症相關的其他過程可能會導致死亡，而且很難和睡眠缺乏相互釐清。

的確有一些個案報導，顯示人因為長時間睡眠完全剝奪而死。據說中國的蔣小山為了收看 2012 年的歐洲足球錦標賽，連續十一晚沒睡，每天仍繼續上班。第十二天，蔣小山被母親發現死在自己的公寓中，顯然是因為沒睡覺的緣故。然後還有美國銀行的實習生厄哈德（Moritz Erhardt）的悲慘故事，他因為工作過量，睡眠受到嚴重剝奪之後，癲癇發作致死，而在銀行業，特別是在他的職位，這種程度的工作過量是普遍且眾所皆知的。儘管如此，這些都是個案報導，很難確認事實，並在事後用科學加以驗證。

不過，動物研究提供了肯定的證據，說明在完全沒有其他疾病的情況下，睡眠完全剝奪的確會致死。其中最驚人且駭人，並挑戰我們道德觀的一份研究來自芝加哥大學的研究團隊，發表於 1983 年。他們的問題很簡單：睡眠對於活著是必要的嗎？他們連續幾週阻止大鼠睡覺，直到這種恐怖的磨難終結，最後得到非常明確的答案：平均而言，連續十五天不睡覺的話，大鼠會死掉。

隨後還有兩個附加結果很快浮現。首先，死亡隨著完全剝奪睡眠而來的速度，和完全剝奪食物的速度一樣。其次，大鼠死亡的速度，如果只剝奪快速動眼睡眠時，和完全剝奪睡眠時是一樣的。不過，完全剝奪非快速動眼睡眠也是致命的，只是要花比較長的時間才會死亡，平均為四十五天。

但是，這有一個問題。飢餓的死因很容易鑑定，然而不睡為何致死，儘管死亡來得很快，研究者卻無法確定原因。研究期間的紀錄及後

來的解剖之中，出現了一些線索。

　　首先，這些睡眠遭到剝奪的大鼠雖然吃得比有睡覺的對照組多很多，但在研究過程中體重卻開始減少。其次，這些大鼠無法調節核心體溫。不管環境溫度如何，睡眠剝奪愈嚴重，身體變得愈冷，這是非常危險的狀態。所有哺乳類（包含人類），都生活在溫度懸崖邊緣。哺乳類體內的生理過程只能在很狹窄的溫度範圍內運作，溫度過高或過低，都會快速導向死亡。

　　代謝和體溫的問題同時發生，並非偶然。當核心體溫下降，哺乳類會以提高代謝來反應。燃燒能量會釋放熱，可以暖和腦與身體，回到溫度閾值之上。然而在沒睡覺的大鼠身上，這種努力徒勞無功，就像燒木柴的老式火爐，當頂部通氣孔大開，不管添加多少柴火，產生的熱只會從頂部散失。這些大鼠對失溫的反應，等於是把自己燃燒代謝殆盡。

　　睡眠喪失的第三個結果，可能也是最容易看到的，是睡眠受剝奪的大鼠體表開始損傷，皮膚各處長瘡，腳掌和尾巴出現傷口。所以不只代謝系統，免疫系統也開始崩潰。* 這些大鼠無法防禦表皮上最一般的感染，而且我們將會看到，皮膚底下也是一樣。

　　如果這些外顯的健康退化跡象還不夠嚇人，死後解剖發現的損害也同樣恐怖。等待著病理學家的，是一片生理災難的景象。併發症包括肺積水、內出血、穿透胃黏膜的潰瘍。肝、脾、腎等一些器官都變小、變輕，而對感染和壓力會有反應的腎上腺明顯變大。由腎上腺分

---

*　在發表這些研究結果之後，進行研究的資深科學家瑞赫夏芬（Allan Rechtschaffen）有一次接到某知名女性時尚雜誌的聯繫。對方為了撰寫文稿，想知道完全的睡眠剝奪是否可能提供想要減重的女性一些令人振奮又有效的新方法。這個大膽提問超乎瑞赫夏芬的理解，不過他試圖回應。他先承認，強迫大鼠完全失去睡眠，的確會造成體重下降，所以沒錯，短暫剝奪幾天睡眠，的確能導致體重減輕。採訪者原本很高興如願得到他們想要的報導。不過，瑞赫夏芬又補充說：和體重大幅減少同時發生的，還有淌著淋巴液的皮膚創傷、生瘡的腳、加速老化的外貌，以及內臟和免疫系統災難性的（最終會致死的）崩盤，「要是你們的讀者也在意外表和壽命的話」。顯然這場訪談很快就結束了。

泌的壓力相關激素皮質酮（corticosterone），在無眠大鼠體內的濃度急遽高升。

那麼，死因到底是什麼？這就是問題所在：科學家沒有答案。並非所有的大鼠都有相同的病理特徵。所有大鼠的唯一共通點，就是死亡（或說是死亡的高度可能性，因為到了這種地步時，研究者就讓這些動物安樂死了）。

接下來幾年的後續實驗，也是同類型實驗的最後，科學家對於實驗導致的結果感到道德上的不安（我個人認為這種感覺是正確的），但揭開了謎底。導致死亡的最後一根稻草是敗血症，也就是有毒的全身性細菌感染，在大鼠的血流中橫行，摧殘整個身軀直到死亡。但這致命感染並非來自外界，而是來自大鼠本身的腸道；對健康的免疫系統來說，只要得到睡眠的強化，本應輕而易舉加以敉平。

其實一個世紀之前，俄國科學家瑪納西娜（Marie de Manacéïne）就在醫學文獻中報告持續剝奪睡眠的致命結果。她指出，讓小狗連續幾天不能睡覺後，這些狗會死亡（我承認，這些研究資料對我來說不是那麼容易讀下去）。在瑪納西娜的研究之後幾年，義大利研究者也描述了睡眠完全剝奪對狗的致命影響，並增加了死後的解剖觀察，發現牠們的腦和脊髓神經出現退化。

在瑪納西娜的實驗之後，還要再等一百年，實驗室的評估能力才進展到足夠精準的程度，讓芝加哥大學的科學家找出不睡覺為何會這麼快致死的理由。或許你曾在極端危險的工作環境裡看過一種裝在牆上的紅色塑膠小盒子，上面寫著：「緊急狀況時請打破玻璃。」如果你強迫一個生物完全失去睡眠，不管是大鼠或是人，的確會成為緊急狀況，然後你會發現生物學上的破碎玻璃遍布腦和全身，造成致命效果。現在我們總算明白這件事了。

🌙 每天只要睡 6.75 小時就足夠！真的嗎？

對這些長期（慢性）和短期（急性）睡眠剝奪的致命結果做過省思之後，讓我們來討論最近發生在睡眠研究領域的一項爭議，許多報章雜誌，甚至一些科學家，對這件事有錯誤的理解。

這項研究由美國加州大學洛杉磯分校的研究者進行，調查幾個特定的前工業部落的睡眠習慣。他們使用戴在手腕上的穿戴式活動追蹤裝置，來追蹤三個狩獵採集部落，這些部落中的人大多未接觸過工業化的現代社會，分別是：南美洲的提斯曼人（Tsimané），以及非洲的閃族和哈扎人部落；後面兩個部落我們先前曾討論過。連續幾個月評估他們的睡眠和清醒時間後，發現如下：這些族人在夏天平均睡眠時間只有 6 小時，冬天為 7.2 小時。

一些具公信力的媒體也吹捧這些發現，當作人類其實不需八小時睡眠的證據，還有些人因此認為我們只需要睡六小時或更少。例如，美國某大報下了這樣的新聞標題：〈對現代狩獵採集者進行的睡眠研究，破除我們天生需要一天睡八小時的說法〉。

甚至有其他報導一開始就引用錯誤的假定，以為現代社會只需要七小時睡眠，然後質問：〈我們真需要每天睡七小時嗎？〉

為何信譽卓著且備受尊重的媒體會得到這些結論，特別是我在這一章提過的科學知識早就存在了？讓我們重新審慎評估那些發現，然後看看是否還會得到同樣的結論。

首先，如果你讀了這份文獻，會發現這些部落的人實際上每天都給自己 7 到 8.5 小時的睡眠機會。其次，估計出 6 到 7.5 小時睡眠所使用的手腕穿戴裝置，既非測量睡眠的精準設備，也非標準方法。因此，這些部落族人為自己保留的睡眠機會，其實和美國國家睡眠基金會以及美國疾病管制與預防中心建議的成人睡眠量差不多：在床上 7 到 9 小時。

問題是，有些人搞不清睡眠時間和睡眠機會的區別。我們知道，現代社會中有很多人只給自己 5 到 6.5 小時的睡眠機會，這通常表示他們實際上只得到 4.5 到 6 小時的睡眠。所以，這項研究發現並沒有證明狩獵採集部落的睡眠，和後工業化時代的我們相似。他們和我們不同，給自己的睡眠機會比我們多。

其次，讓我們假設手腕穿戴裝置的測量非常精準，而這些部落的年平均睡眠量只有 6.75 小時。從這裡推得的下一項錯誤結論是，人類需要的自然睡眠量就是 6.75 小時，不需更多。這就是問題所在。

如果你再看一次前面引用的兩則新聞標題，你會注意到他們都用上「需要」這個字眼。但我們談論的是什麼樣的「需要」？這裡的（錯誤）前提是：這些部落族人的睡眠時間，不管多少，就是人類「需要」的時間。這裡犯了兩個錯誤。「需要」並不是由獲得多少來定義的（正如有失眠症的人得到的睡眠量，並不是他們「需要」的睡眠時間），重要的是，某個睡眠量是否足夠達成睡眠該達成的所有任務。那麼，最明顯的「需要」應該是壽命，而且是健康的壽命。

現在我們已經發現，儘管這些狩獵採集者在體力上比我們活躍許多、幾乎沒有肥胖問題，也不會受到危害我們健康的加工食品的困擾，但是他們的平均壽命只有五十八歲。當然，他們也沒有現代醫學和衛生環境，這兩者是多數工業化國家人口的預期壽命超過他們十年的原因。然而更值得注意的是，根據流行病學資料，任何平均睡眠時間為 6.75 小時的成人，預期壽命只達六十歲出頭，和這些部落族人壽命的中間值相差不遠。

然而更能幫助我們思考的，是注意這些部落族人常見的死因。只要撐過高死亡率的嬰兒期，度過青少年期，成年期的常見死因是感染。我們已知睡眠不足會使免疫系統變得脆弱，這些之前已經詳細討論過了。我也要指出，導致狩獵採集者死亡最常見的免疫問題是腸道感染。

這不禁讓我們想起前面提到的研究中，睡眠遭剝奪的大鼠由於腸道感染而死的情形。

如果我們正視這些部落族人壽命較短（而這與測量結果得到的較短睡眠數據相吻合），許多人所犯的下一個邏輯錯誤，是開始問：相較於幾千份研究得到的結論，「為什麼」這些部落會睡得比較少？

我們還不知道完整的原因，但是從我們貫在這些部落上的名號：狩獵採集者，可能給了一些暗示。有一個強迫各種動物睡得比一般量還少的通則，就是限制食物，這樣會造成某種程度的飢餓。當食物不足，睡眠也變得較少，因為動物會醒著花較多時間覓食。

狩獵採集部落不會肥胖，部分原因是食物從來不會長期富足，他們必須花很多時間找尋食物，醒著的時間大部分花在籌備營養來源。舉例來說，哈扎人一天取得的熱量不足一千四百大卡並不稀奇，大部分日子也比現代西方文明中的人少吃進三百到六百大卡。他們一年中大部分時間處於低度飢餓狀態，已經足以驅動某些我們已研究清楚的生物途徑來縮短睡眠時間，即使他們仍需要更多睡眠量，多過實際獲得的睡眠。

因此，認為不管是現代社會或前工業社會的人「需要」的睡眠時間少於七小時，乃屬不切實際的空想，也是小報式的迷思。

☽ 一晚睡九小時，會不會太多？

流行病學證據顯示，睡眠和死亡風險的關係不是線性的；線性的意思是：睡得愈多，死亡風險愈低（或相反情況）。但實際上，死亡風險和睡眠時間的關係有點像個鉤子，超過九小時後會往上勾，如下圖：

　　就這方面，有兩點值得提出。第一，如果你仔細探究這些研究，會發現這些睡眠九小時以上的人，死亡原因包括感染（如肺炎），以及促使免疫作用活躍的癌症。本書先前討論過，疾病會促進睡眠，特別是引發活躍免疫反應的疾病。因此病得愈重的人，應該睡得愈久，以利用睡眠提供的健康工具來對抗病症。只是有些疾病的威力太強，不管睡多久也無法克服，例如癌症。結果造成睡太多導致早死的假象，而不是「更合理」的結論：某些病症太過嚴重，不管加長多少睡眠帶來的好處，都無法扭轉病情。我說「更合理」，而不是「同樣合理」，是因為我們還沒有發現任何生物機制顯示睡眠有任何壞處。

　　第二，很重要的是，請不要過度擴張我的論點。我並不是說每天睡十八小時或二十二小時（如果生理上做得到）比九小時好。睡眠不太可能以這種線性方法運作。要知道，食物、氧氣和水，也都同樣和死亡風險都有鉤子狀的關係。吃太多會減短壽命。水分太多會導致血壓過高，高血壓又和中風或心臟病相關。血液中的氧氣太多，也就是所謂的高氧症（hyperoxia），會對細胞造成毒害，特別是腦細胞。

　　就像食物、水和氧氣，睡眠多到極端，與死亡率可能有同樣的關係。畢竟適量的清醒時間在演化上具有適應性，睡眠也是。睡眠和清醒提供的生存優勢儘管不同，但兩者有協同作用，都十分重要。在清醒和睡眠之間有著適合生存的平衡狀態，就人類來說，一般成年人大致是十六小時的總清醒時數，以及八小時的總睡眠時數。

第 13 章

讓你無法睡覺的是……

平板電腦、鬧鐘，以及睡前小酌

我們許多人都累到超越疲憊的程度了。為什麼會這樣？

在現代生活中，到底是什麼事物妨礙我們睡眠的自由，改變了原來的睡眠模式，阻撓我們一夜好眠的能力？

對於沒有睡眠障礙的人來說，這種睡眠缺乏狀態的背後原因似乎很難鎖定，或者，如果某個理由看起來很明顯，通常是錯的。

較長的通勤時間，以及深夜電視節目和電玩手遊造成的「睡眠延遲」，把大人和小孩的睡眠時間掐頭去尾，都是不可小覷的因子。除此之外，還有五項重要的因子強烈影響我們睡眠的長度和品質：一、持續的燈光和 LED 光；二、固定的室溫；三、咖啡因（在第 2 章討論過）；四、飲酒；五、上班打卡的傳統。這整套社會力量，讓很多人誤以為自己患有臨床上的失眠症。

☽ 現代光源的黑暗面

在紐約下曼哈頓區，距布魯克林大橋不遠的珍珠街二五五至二五七號，雖是不顯眼的地方，卻為人類歷史帶來巨大震撼。愛迪生在這裡

269

建造了世界第一座發電站，用來供應電氣化世界所需的能源。人類第一次真正掌握了一種方法，可以與地球天然的二十四小時明暗週期脫鉤。我們只要一觸開關，就能神奇的控制周遭光線，同時也控制了我們睡眠和清醒的時間。到了今天，是人類決定了何時是「夜晚」、何時是「白天」，而不是由地球自轉機制來決定。我們是唯一成功把夜晚變得如此光明的物種。

　　人類是以視覺為主的生物。我們的腦用來處理視覺訊息的區域超過三分之一，比起用在聲音或氣味，甚至語言和運動的部分多非常多。對於早期智人來說，大部分活動在日落之後就會停止，這是不得不然，因為他們大部分活動以視覺為基礎，需要日光的支援。

　　用火的發明，以及火焰提供的一小圈光明，可以讓日落後的活動稍加延伸，不過效果有限。根據記載，例如哈扎人和閃族等狩獵採集者部落，會在剛入夜後的火光照耀中，進行口語式的社會活動，像是唱歌和說故事。然而，這些實際上相當局限的火光，並未能明顯影響人類睡眠和清醒的時間。

　　煤氣燈和油燈，以及更早之前的蠟燭，對夜生活的延長有更強力的影響。仔細觀察雷諾瓦畫中描繪的十九世紀巴黎生活，可以看到人造光延伸的程度。煤氣燈的燈光從住家流瀉到街道上，整個城市開始籠罩於光暈之中。此時，人造光源開始改造人類的睡眠模式，而且自此之後情況只有愈演愈烈。不只是個人與家庭，整個社會的夜間韻律很快成為燈光的俘虜，也讓我們邁開了愈來愈晚才上床睡覺的步伐。

　　對於我們腦中的二十四小時大鐘「視交叉上核」來說，更糟的時代還在後面。愛迪生的曼哈頓發電站讓白熾燈得到大量使用。第一顆白熾燈泡的發明人不是愛迪生，這份榮耀要歸於英國化學家戴維（Humphry Davy），是他在 1802 年的成果。然而在 1870 年代中期，愛迪生電燈公司（Edison Electric Light Company）開始發展品質可靠、可大

量販售的燈泡。白熾燈加上數十年後的螢光燈，確保現代人的夜晚不再黑暗，不再如同過去漫長歷史中經歷的夜晚一樣。

夜間的人造光讓人體以為仍是白天

愛迪生之後的一百年，我們現在終於了解電燈如何顛覆自然睡眠時間和品質的生物機制。可見光的光譜，也就是我們看得到的光的範圍，從波長較短（約 380 奈米）、看起來是冷色調的紫光和藍光，跨越到波長較長（約 700 奈米）、看起來是溫暖的黃光到紅光。日光涵蓋了這些色光及中間所有色光的混合（大致上就像英國搖滾樂團平克佛洛伊德（Pink Floyd）《月之暗面》專輯的封面，有一道光穿越三稜鏡，折射出七彩的光）。

在愛迪生之前，甚至煤氣燈和油燈之前，隨著太陽下山，日間的所有光線從我們眼前全部消失，腦中的二十四小時時鐘（視交叉上核）也偵測到這種變化。日間光線消失讓視交叉上核知道現在進入夜晚，應該要放開松果腺的煞車，讓它釋放大量褪黑激素，於是腦和身體便會接收到夜晚來臨的訊號，準備睡覺。黃昏後幾小時，人類通常會適時產生疲倦感，接下來便是睡眠。

電燈讓這個自然規律走入歷史，重新定義了「半夜」對往後世代的意義。人造的夜間光源，即使光度不高，也能愚弄你的視交叉上核，讓它相信太陽還未下山。本來應在日暮時放開的褪黑激素煞車，在電燈的威脅下，依然在你腦中牢牢踩到底。

因此，我們的生物時間本該因為黃昏後褪黑激素濃度的提升而推移，卻在充滿人造光的現代室內世界中遲滯了。原本睡眠自然發生於晚上八點到十點之間，正和我們在狩獵採集部落裡觀察到的一樣，但現代人的睡眠有如班機誤點。現代世界的人造光利用了生理學上的謊言，讓我們相信夜晚仍是白天。

夜間燈光把你內在二十四小時時鐘的時間往回轉到什麼地步，是個重要問題：平均而言，通常是每晚二到三小時。我們可以用如下情境來說明，假設你在紐約市的晚上十一點讀這本書，而且整晚周遭都有燈光。你床頭的時鐘或許顯示晚間十一點，但四處存在的人造光阻礙褪黑激素的釋放，使得內部時鐘暫停下來。從生物學上來說，你被拖往西邊，相當於位在芝加哥（晚間十點），甚至到了舊金山（晚間八點）。

微弱白熾燈光已經不妙，LED 藍光更糟糕

人造的夜間燈光因而可以偽裝成「入眠困難型失眠」，也就是很難一上床就快速睡著。夜裡的人造光線延遲了褪黑激素的釋放，於是你比較不可能在合理的時間睡著。當你總算把床頭燈熄掉、想盡快入睡，也變得更加困難。腦和身體中的褪黑激素達到濃度高峰需要時間，而釋放褪黑激素的黑暗指令才剛剛開始。換句話說，此時距離你能夠啟動穩定的睡眠，還有一段時間。

那麼，所謂的小夜燈呢？它對視交叉上核又有多少影響？實際上很多。即使只是一點點微弱的光線，如八到十勒克斯（lux）的照度，也會人類晚間延遲釋放褪黑激素。最微弱的床頭燈照度都是上述數字的兩倍，介於二十到八十勒克斯之間。很多人上床睡覺前會待在客廳，而利用白熾燈柔和照明的客廳燈度約為兩百勒克斯。儘管這樣的居家環境光線只是日光強度的 1% 到 2%，已足以讓腦中褪黑激素減少 50%。

對視交叉上核來說，白熾燈似乎已經夠糟了，但 1997 年有一項新發明：會發出藍光的發光二極體（也就是藍光 LED），讓情況更加惡化。中村修二、赤崎勇和天野浩由於這項發明獲頒 2014 年的諾貝爾物理獎。這是了不起的成就，藍光 LED 比白熾燈泡優越許多，能源效益高，壽命也更長。只是這項發明可能無意間縮短了我們自己的壽命。

眼睛裡負責把「白天」訊號送給視交叉上核的光受體，對短波長

的光最為敏感，這種光屬於藍光範圍，藍光 LED 發出的光最多就落在此範圍。因此，即使兩種光的照度相當，晚間的 LED 藍光對於褪黑激素的壓抑，達到老式白熾燈泡溫暖黃光的兩倍。

當然，一般人不會每晚盯著 LED 燈猛瞧。但我們卻會每晚盯著 LED 電腦螢幕、智慧型手機和平板電腦，有時長達好幾小時，而且和我們的瞳孔只有二三十公分的距離，甚至更近。不久前有一項針對一千五百名美國成年人的調查顯示，90% 的人經常在睡前使用某類型的隨身電子產品，時間將近六十分鐘。這確實會對褪黑激素的釋放造成衝擊，也就使得入睡能力受到影響。

平板電腦的確會影響褪黑激素和睡眠

最早對於使用 iPad（也就是採用藍光 LED 的平板電腦）的研究發現，在睡前使用兩小時，會讓褪黑激素的上升程度少了 23%。較近的一份報告又考慮到更多問題，研究者讓健康成人待在嚴格控制的實驗室環境中兩週，這兩週期間又分成兩部分，每個人都會經歷這兩部分情況：一、有五個夜晚，睡前利用 iPad 閱讀電子書幾個小時（但不可以用來做其他事，例如看電子郵件或上網）；二、另五個夜晚在睡前閱讀紙本書幾個小時。這兩種情況的順序是隨機決定的，所以有的人會先使用 iPad 看書，有的人先讀紙本書。

相較於閱讀紙本印刷的書，在 iPad 上閱讀抑制了夜裡褪黑激素的釋放量超過 50%。相較於同一個人閱讀紙本書的情況，使用 iPad 閱讀讓褪黑激素的釋放延遲達三小時。在 iPad 上閱讀時，褪黑激素的高峰（同時也是睡眠指令的下達）不會在半夜之前到達，要一直到凌晨快天亮時才發生。不意外的，相對於閱讀紙本書，在使用過 iPad 之後，這些人要花更久時間才能入睡。

不過，除了褪黑激素的釋放，使用 iPad 是否實際上改變了睡眠量

和睡眠品質？是的，而且出現在三個難以忽視的面向。首先，使用 iPad 閱讀之後，這個人會明顯失去大量快速動眼睡眠。其次，在用過 iPad 的第二天，會覺得沒有獲得充分休息，且整天都感到昏昏欲睡。第三則是殘留的「後勁」，參與者即使在停止使用 iPad 後好幾天，褪黑激素升高的時間仍有九十分鐘的遲滯，幾乎可說是電子產品的宿醉。

應變之道

夜裡使用 LED 產品會對我們的自然睡眠節律、睡眠品質，以及白天的清醒程度造成衝擊。這對於社會和大眾健康的影響（將在第 15 章討論）不可輕忽。我和你們許多人一樣，看過兒童整天一有機會就使用平板電腦，而且晚上也是。這些產品是美妙的科技成果，豐富了我們的生活與年輕人的教育資源。然而這項科技也帶給他們的眼睛和腦更多強烈的藍光，對睡眠造成破壞效果，而睡眠對於正在發育中的腦卻又是如此重要。*

由於夜間人造光源無所不在，要減少接觸實在很難。有一個很好的著手點，是在夜裡採用較暗的室內燈光，例如情境照明，而避免明亮的頂燈。有些比較堅持的人甚至會在下午和夜晚於室內戴上黃色眼鏡，幫助濾除壓抑褪黑激素的有害藍光。

整夜維持黑暗也同樣重要，最簡單的解決法是使用完全遮光窗

---

* 如果你好奇為什麼冷色調的藍光會是調節褪黑激素釋放最有力的可見光，答案在於我們老祖宗的遙遠過去。人類和我們目前所知的所有陸生生物一樣，是起源於海洋的。海洋的作用就像光的濾鏡，會濾掉大部分波長較長的黃光和紅光，留下來的是波長較短的藍光。這也是為什麼無論從海上或水面下看起來，大海都是藍色的。因此多數海洋生命是在藍色可見光的光譜中演化的，這包括水域中的視覺。我們對藍光的敏感性，是海洋祖先留下的痕跡。不幸的是，現今在藍光 LED 光源下，遙遠的演化命運回來干擾我們，擾亂褪黑激素的週期，進而影響我們睡眠和清醒的週期。

簾。最後，你也可在電腦、手機和平板電腦等裝置上安裝軟體，讓它們隨著夜晚來臨，逐漸降低有害藍光 LED 的飽和度。

🌙 拒絕夜間小酌，酒精不能助眠

除了安眠藥以外，一般人誤解最深的「助眠劑」是酒。很多人相信酒可以幫助自己較容易入睡，甚至整夜睡得比較沉。但是這兩種情形完全不存在。

酒精在藥物上的分類屬於鎮靜劑。它會與腦中的受體結合，防止神經元送出電脈衝。酒精是鎮靜劑的說法常讓人感到困惑，因為適量飲酒可以幫助我們與人熱絡交流。為什麼鎮靜劑會讓你更活躍？這是因為酒精在作用初期，會讓腦部的前額葉皮質鎮靜下來。如同前面已經談過的，人腦的額葉幫助我們克制衝動、控制行為。酒精首先讓腦中這個部分的功能降低，於是我們開始「敞開胸懷」，變得沒那麼自制，也變得較外向。雖是如此，但酒精仍是針對腦部特定區域的鎮靜劑。

如果讓酒精作用更久一點，就會開始對其他腦區產生鎮靜效果，讓這些腦區和前額葉皮質一樣進入恍惚狀態。隨著酒醉的麻木狀態啟動，你也開始變得遲鈍。這就是腦被鎮靜的效果。你維持意識的慾望和能力下滑，容易失去意識。我刻意避免用「睡著」一詞，因為鎮靜不等於睡眠。酒精的鎮靜效用讓你不清醒，但並沒有引發自然的睡眠。酒精帶你進入的腦波狀態和自然睡眠的腦波不同，反而比較接近輕微的麻醉。

酒精如何破壞睡眠

但這還不是夜間小酌對睡眠最糟的影響。在人為的鎮靜效果之外，酒精還以另外兩種途徑破壞睡眠。

第一種是睡眠的片段化，讓人在夜裡醒來數次。酒後的睡眠是不

連續的，因此缺乏修復效果。不幸的是，當事人通常不記得自己曾醒來，因此這些中斷也就被忽略。於是人們無法把前夜的飲酒和睡眠干擾造成的隔天疲憊連起來。你可以注意自己和他人身上發生的這種關聯。

第二，酒精是我們已知抑制快速動眼睡眠最有力的物質之一。當身體代謝酒精時，產生的副產品是醛類和酮類，醛類會阻礙腦產生快速動眼睡眠，情形有點類似在腦中發生的心跳停止，阻止做夢腦波的脈動。即使只是在下午或晚上喝下不多的酒，也足以剝奪睡眠中的做夢階段。

這項事實可以在酗酒者身上得到極端且令人難過的證明。他們飲酒之後，幾乎不會產生可資辨認的快速動眼睡眠。由於無夢睡眠的累積，讓快速動眼睡眠的需求壓力大幅提升，這種壓力大到在這些人身上造成可怕的結果：他們在醒著的時候，會被夢境強行入侵。由於壓抑已久的快速動眼睡眠強力暴發，侵入醒著的意識中，造成幻覺、妄想、嚴重定向力障礙。這種駭人的精神異常狀態稱為「震顫性譫妄」。*

如果酒精中毒的人進行酒癮戒治，不再碰酒，腦會開始大量產生快速動眼睡眠，如暴食般拚命取回長久以來缺乏的快速動眼睡眠，這個效應稱為快速動眼睡眠反彈。我們在另一種有強大快速動眼睡眠壓力的人身上，也就是那些嘗試突破長時間不睡覺的世界紀錄的人（在這種危害生命的行為遭到禁止之前），會觀察到一模一樣的效應。

睡前小酌會影響學習成果

不過，有一項研究已經確認：你不必喝到酗酒的程度，就足以遭受快速動眼睡眠干擾的有害後果。前面提過，快速動眼睡眠的功能之一，是幫助記憶的整合和連結：也就是在學習新語言時發展出文法規

---

* V. Zarcone, "Alcoholism and sleep," *Advances in Bioscience and Biotechnology* 21 (1978): 29–38.

則，或者把大量相關事實組成相互連結的整體時，所需要的訊息處理方式。這項研究召集了一大群大學生進行為期七天的實驗，把他們分配到三種實驗條件之一。第一天，所有人都要學習一種人為創造的新文法，有點像學一種新的電腦程式語言，或新的代數一樣，這種形式的記憶任務就是由快速動眼睡眠加強的。每個人要在第一天把這種新素材學習得非常熟練，達到約 90% 的正確率。一週後，他們會接受測驗，看看經過六晚睡眠的介入之後，有多少訊息鞏固下來。

這三組的不同處，在於每個人獲得的睡眠形式。第一組人是控制組，每一晚都獲得自然而充分的睡眠。第二組人則在學習後當晚的睡前喝酒，喝到微醺的程度；每個人會喝二到三小杯伏特加與柳橙汁的混合飲料，實際分量根據性別和體重做了調整，使血液中的酒精達到特定濃度。第三組則在第一晚和第二晚獲得自然睡眠，第三晚則睡前飲酒，喝下和第二組一樣的微醺分量。

請注意，三組人都是在清醒時學習同樣的材料，第七天測驗時也是清醒的。透過這樣的方式，可以避免記憶形成和最後回憶時受到酒精影響，才能確保三組人之間呈現的記憶差異，會是來自中間記憶強化過程中的干擾。

在第七天，控制組的人記得最初學過的所有內容，甚至表現出比學習時更高的抽象化和知識保存能力，這也正符合我們對良好睡眠的期待。相對的，學習過後第一晚喝酒的人的表現，或許可保守稱為「部分失憶」，他們對最初學到的內容，忘掉了超過 50%。這也和我們稍早討論過的證據吻合：腦在學習後的第一晚需要睡眠，才能進行記憶處理過程，這是不容妥協的。

但真正令人意外的是第三組的結果。雖然學習後的頭兩晚有充分的自然睡眠，但第三晚飲酒卻造成幾乎同樣程度的失憶，他們第一天努力建立的知識遺失了 40%。

快速動眼睡眠夜復一夜吸收整合複雜的記憶知識,現在卻受到酒精的干擾。更令人意外的,或許是了解到腦不只在習得知識後的第一夜處理那些知識。任何睡眠干擾(包括來自酒精的干擾)對記憶都很危險,甚至到學得新知後的第三夜還是如此,儘管前兩晚已經獲得整夜的自然睡眠。

拿到生活中來說,假設下週一有一場考試,而你是努力準備考試的學生。你在週三努力準備,那晚有朋友找你出去喝酒,但是你因為知道睡眠的重要而婉拒了。週四,朋友再次邀你晚上出去喝幾杯,你為了確保學習成果,再度拒絕,並在第二晚也好好睡了一覺。終於,週五來了,已經是你用功後的第三晚,而每個人都出去跑趴喝酒。於是你想,既然前兩晚都規規矩矩的好好睡過覺了,記憶應該經過充分處理、安全儲存在自己的記憶庫中了,現在可以放鬆一下……很可惜,事情不如所願。即使到了此時,酒精仍會破壞你用功的成果,透過阻礙快速動眼睡眠,把你學得且能抽象化的許多知識沖走。

那麼,新記憶要多久才會真正安穩的儲存起來?說實話,我們還不知道,不過目前進行中的研究已經把時間推到幾週之久。我們目前確定的是,對於這些新植入的記憶,睡眠到第三晚還沒有處理完。當我在大學部的課堂中說到這項發現時,臺下都會發出一陣哀嚎。對於這樣的事情,我會給出政治不正確的建議(當然我不曾真的這樣說):要喝酒的話,早上再去酒吧喝。如此一來,酒精在你入睡前就已經代謝掉了。

暫且不管這種狡詐說詞,我們對於睡眠和飲酒又有什麼建議?聽起來很禁慾,但酒精對睡眠有害的證據非常強烈,如果不建議遠離酒精,會對不起你,也對不起科學。很多人喜歡晚餐來杯紅酒,甚至飲用餐後酒。但即使你正好擁有快速作用版的乙醇分解酵素,你的肝和腎仍要花幾個小時分解、排出那些酒精。我能提供的最好、最誠實也最惱人的忠告就是:夜間飲酒有礙睡眠。

☾ 涼爽的夜間溫度，有益睡眠

環境的溫度，特別是身體和腦周圍的溫度，或許是決定你今晚是否能輕鬆入睡、獲得良好睡眠品質的因子中，最為人所忽略的。夜裡包圍在你身體周遭的溫度，受到室內環境溫度、寢具和睡衣的主宰。其中室內環境溫度是受到現代化社會最大衝擊的一項了，這導致現代人的睡眠方式和前工業化文明的人類，還有跟動物產生巨大差異。

我們在第 2 章談過，要成功啟動睡眠，你的核心體溫必須降低約攝氏一度。因此，房間過冷總是比過熱容易入睡，因為過冷的房間至少會把腦和身體的溫度往適合睡覺的方向拉。

有一群對溫度敏感的細胞會偵測到核心體溫降低，它們位於腦部中央的下視丘裡，是我們二十四小時時鐘視交叉上核的鄰居，這是理由充分的安排。一旦核心體溫在夜裡降到一個門檻之下，這些熱敏感細胞很快把訊息傳送給相鄰的視交叉上核。溫度降低的訊息加上自然減弱的光線，告訴視交叉上核開始啟動褪黑激素在夜晚的大釋放，讓睡眠可以在適當的時間發生。也就是說，夜晚的褪黑激素濃度不只取決於黃昏時日光的消失，還有與日落同步發生的溫度降低。環境中的光線和溫度雖各自掌控褪黑激素在夜間的濃度，卻產生了協同效果，塑造出理想的睡眠時機。

為什麼我們睡前洗臉，夜裡把手腳伸出被子外？

我們的身體並不只是被動地由夜間環境溫度的降低哄我們入睡，而是會主動參與。我們控制核心體溫的一種方法，是利用皮膚表面，而且主要由三個部位的皮膚來進行：手、腳和頭。這三個區域在接近皮膚表面之處都密布著稱為動靜脈吻合（arteriovenous anastomoses）的血管。就像把衣服攤開晾在晒衣繩上，這些血管讓血液在皮膚表面流經大片範

圍，與周圍的空氣靠近。手、腳和頭部，因此成了十分有效的散熱設備，就在睡眠啟動之前，進行一場規模龐大的通風工作來散發體溫，以此降低核心體溫。由溫暖的手腳幫助你的身體核心冷卻，有效而快速地引發睡眠。

我們人類發展出在睡前用雙手捧水洗臉的習慣，並非演化上的偶然，因為手和臉的表面都布滿血管。或許有人覺得臉上的潔淨感可以幫助睡眠，但臉部的乾淨與否對睡覺並沒有影響。然而，這種行為確實具有引發睡眠的力量，因為不管是冷水或熱水，都能幫助熱從皮膚表面散失，以降低體內溫度。

從四肢散熱，也可以解釋為什麼我們有時會在夜裡把手或腳從棉被底下伸出去，那是因為核心體溫變得過高，雖然我們通常不會意識到。如果你有小孩，在深夜查看他們睡得如何時，或許會看到同樣的現象：他們的手腳以非常可愛的姿勢掛在床沿，和剛入睡時你用被子把他們手腳蓋得好好的模樣完全不同。不聽話的手腳會幫助身體核心降溫，同時也幫助入睡及維持睡眠狀態。

我們的臥室溫度太過穩定而溫暖

睡眠與身體溫度降低的互相依賴，在演化上與每天二十四小時的氣溫起伏有關。智人（以及現代人的睡眠模式）是從非洲東部接近赤道的地區演化出來的。雖然這些地區全年平均溫度的變化並不大（約正負攝氏三度之間），但不管在冬季或夏季，日夜溫差卻不小，在冬季為正負八度（攝氏），夏季為正負七度（攝氏）。

肯亞北部的遊牧民族加布拉部落，以及屬於狩獵採集者的哈扎人和閃族部落，這些前工業文化仍過著與日夜溫度循環協調的生活。他們睡在通風的小屋裡，沒有冷卻或加溫系統，床鋪很簡單，半裸著睡覺，從出生到死亡都是如此。像這樣自然暴露於環境溫度的變化（而且夜間

沒有人造光源），是決定他們睡眠時間適當又健康的主因。由於沒有室內空調控制、使用大量寢具、穿過多睡衣，他們表現出的溫度自由主義與睡眠所需條件相配合，而非與之對抗。

工業化文化與此形成強烈對比，斷絕了與環境溫度一同自然升降的關係。住家裡以空調設備來加溫或降溫，加上棉被和全套睡衣，我們為臥室建造出幾乎恆溫的環境。失去了夜晚自然降低的溫度，我們的腦無法接收到下視丘的降溫指令，也就無法幫助褪黑激素在自然的時間釋放。再者，我們的皮膚也很難散熱，好讓核心體溫降低以進入睡眠狀態，就這樣在永遠不變的居家溫度裡窒息。

在一般的寢具和睡衣條件下，大約攝氏 18.3 度的臥室溫度，對多數人來說是理想的睡眠溫度。這會讓很多人驚訝，因為聽起來好像冷到不舒服的程度。當然，實際上最適合的溫度因人而異，生理狀況、性別、年齡都有關係。但就像食物的建議熱量一樣，這是平均狀況下合適的數字。多數人會把室內或臥室的溫度設定得比理想溫度高，以為這樣會幫助睡眠，卻可能讓本來該有的睡眠量和睡眠品質變差。而溫度低於攝氏 12.5 度時，對於睡眠的害處會大於好處，除非使用了很溫暖的寢具或睡衣。然而，多數人設定臥室溫度時，卻常設在過於溫暖的攝氏 21 或 22 度。睡眠臨床醫師在治療失眠病人時，通常會確認他們的房間溫度，然後要病人把目前的設定調低個攝氏兩三度。

奇怪的控溫睡眠實驗

不相信溫度對睡眠有如此影響的人，可以稍微挖掘一下這個研究主題的相關文獻，當中有一些非常奇怪的實驗。例如，科學家曾經幫大鼠的腳或身體稍微加溫，促進血液來到體表散熱，藉此降低核心體溫。這些大鼠睡著的速度，比沒加溫的快非常多。

這類實驗還有一個異乎尋常的人類版本。科學家製作了一種全身

控溫睡眠裝，外表看起來有點像潛水裝。這個實驗也跟水有關，但幸好願意犧牲形象穿上這種服裝的人不會被弄濕。這套睡眠裝布滿了錯綜複雜的細小管子，彷彿人造血管。這些人造血管就像複雜的道路地圖般遍布全身表面，橫越身體各區，包括手臂、手、軀幹、腿、腳。而就像不同的地方道路由當地政府單位各自管轄，每一區的人造血管有各自分開的水流注入。透過這種方法，科學家可以詳細且有選擇性的讓水流只在體表特定區域流動，控制參與者的各區體表溫度，且整個過程中他們只要躺著就行。

對手和腳加溫，只要溫度微量提高（約攝氏 0.5 度），就能讓這些區域的血管擴張，並讓本來藏在身體核心的熱散出。從這套聰明裝置得到的結果是：即使受試者是年輕健康、本來就可以很快睡著的人，他們睡著的時間還是縮短許多，比平常快了 20%。*

這些科學家對此成果還不滿意，決定向兩個睡眠有困難的族群挑戰：一是往往較難入睡的年長者族群，以及特別難睡好的臨床失眠症患者。就和年輕人的結果一樣，透過這套服裝得到控溫協助時，年紀較大的人睡著所需的時間快了 18%。失眠症患者的進步更為驚人，睡著所需的時間減少了 25%。

更好的還在後面。當研究者讓參與者的體溫維持較低一整晚時，結果他們穩定睡眠的時間增加，醒來的時間減少了。在施予降溫方法之前，這些人在後半夜醒來、無法繼續睡覺（睡眠維持困難型失眠的典型特徵）的機率是 58%。而透過這件溫度控制服裝的幫助後，機率跌落到 4%。甚至所有人的睡眠腦波品質也提升，特別是非快速動眼睡眠深沉

....

* R. J. Raymann and Van Someren, "Diminished capability to recognize the optimal temperature for sleep initiation may contribute to poor sleep in elderly people," *Sleep* 31, no. 9 (2008): 1301–9.

有力的腦波。

你有可能已經在無意間利用過這種獲得證明的溫度控制法，來幫助睡眠。很多人選擇在睡前享受一下，泡個熱水澡。我們覺得熱水澡有助於入睡，的確如此，只是原因可能和許多人想像的正好相反。你會較快入睡的原因並不是因為全身暖呼呼的，而是因為泡過熱水後讓血液流到體表，造成皮膚看起來紅通通的模樣。當你從浴缸裡出來時，這些擴張的體表血管會很快把體內的熱散發出去，於是你的核心體溫突然下墜，身體核心變得較冷，會讓你更快睡著。睡前的熱水澡對健康成人來說，可以使深度非快速動眼睡眠增加，程度達 10% 到 15%。

🌙 每天都恐嚇你的裝置

除了夜間燈光和不變的室溫，工業化時代還為睡眠帶來另一種打擊：強迫清醒。隨著工業時代的來臨和大型工廠的出現，帶來了一項挑戰：我們要如何確保大批勞力在同樣的時間抵達工作崗位，例如在輪班開始的時候？

解決方法是工廠汽笛。這或許算是最早（也最吵）的鬧鐘。這種汽笛的呼嘯聲傳遍整個工人居住的村落，目的是在每天早上同樣的時間把大批人力從床上挖起來，日復一日。而第二聲汽笛通常用來表示輪班時間的開始。後來，這種侵略性的信使進到臥室，化身為現代的鬧鐘（而第二聲汽笛則由日復一日的打卡取代）。

....

* J. A. Horne and B. S. Shackell, "Slow wave sleep elevations after body heating: proximity to sleep and effects of aspirin," *Sleep* 10, no. 4 (1987): 383–92. Also J. A. Horne and A. J. Reid, "Night-time sleep EEG changes following body heating in a warm bath," *Electroencephalography and Clinical Neurophysiology* 60, no. 2 (1985): 154–57.

　　沒有其他物種會如此不自然的強迫睡眠提早終止＊，而且還有好理由。我們可以比較被鬧鐘強硬喚醒和自然醒來的身體狀態：從睡眠中被刻意挖起來的人，血壓會突然升高，心律也突然加速，這是由於神經系統的戰或逃反應忽然暴發之故。☆

　　多數人沒意識到鬧鐘還有一種更危險的功能：貪睡裝置。如果恐嚇你的心臟（事實如此）還不夠糟，使用貪睡裝置，表示你每隔一小段時間還要一次又一次的恫嚇自己的心血管系統。如果同樣的做法在一週間至少發生五次，你就要開始體會，虐待心臟和神經系統的後果會延續一輩子。如果你有睡眠困難，有一個幫助你改善情形的良好建議，是每天都在同樣的時間醒來，不管是週間或週末。這確實是幫助失眠症患者最可靠且最有效的方法之一，但這也表示許多人很難避免不用鬧鐘。因此，如果你需要鬧鐘，請不要用貪睡裝置，並習慣鬧鐘響一次就起床，不要讓自己的心臟反覆受到驚嚇。

　　順帶一提的是，我自己有一種嗜好，是蒐集最有創意的（也就是可笑的）鬧鐘設計，整理出我們人類把腦從睡眠中挖起來的各種敗德手法。其中一個鬧鐘上有一盤形狀不同的積木，各自放置在形狀相配的洞裡。鬧鐘在早晨響起時，不只會爆出尖銳的聲響，還會把這些積木噴得滿地都是。要讓鬧鈴聲停止，你必須把所有積木放回各自的洞中才行。

　　不過我最喜歡的一項設計，是碎紙機鬧鐘。睡前你拿一張鈔票，例如二十美元的紙鈔，塞入鬧鐘前面。當鬧鐘在早晨響起時，你必須趕快醒來並及時關掉鬧鈴，否則鬧鐘會把你的鈔票切碎。傑出的行為經濟

＊　連公雞都不算，事實上公雞不只在清晨啼，牠們整天都會啼。

☆　K. Kaida, K. Ogawa, M. Hayashi, and T. Hori, "Self-awakening prevents acute rise in blood pressure and heart rate at the time of awakening in elderly people," *Industrial Health* 43, no. 1 (January 2005): 179–85.

學者艾瑞利（Dan Ariely）還提出一個更惡毒的系統：讓你的鬧鐘透過無線網路連到銀行帳戶。在你還沒起床之前，這個鬧鐘每秒鐘都會把十美元匯給你最痛恨的政治團體。

缺乏睡眠的苦果

　　人類設計出如此具創意、甚至令人痛苦的方法，在早晨叫自己起床，其實正說明了現代社會中的人腦是多麼缺乏睡眠。

　　我們被夾在種種箝制之中：電光照耀的夜晚、一早就必須開始的行程、二十四小時不變的溫度、咖啡因和酒精在我們體內流動……難怪許多人總是疲憊不堪，貪求著看似永遠遙不可及的自然、充分、寧靜的深沉睡眠。

　　讓人類演化出來的地方，內外環境和我們在二十一世紀躺下來休息的地方完全不同。借用優秀作家及詩人貝里（Wendell Berry）的農業概念來說*，現代社會拿來一個大自然的完美解答（睡眠），將之整齊切分成兩個問題：先是晚間缺乏睡眠，然後導致白天無法維持清醒。

　　這些問題迫使許多人尋求處方安眠藥。然而，這是明智的做法嗎？在下一章，我會提供有科學和醫學根據的答案。

---

* 「美國農場專家的才智在此充分展現：他們拿來一個解答，將之整齊切分成兩個問題。」出處為貝里的著作 *The Unsettling of America: Culture & Agriculture* (1996), p. 62。

第 14 章

安眠藥真的能安眠嗎？

除了藥丸之外，何不嘗試改變行為和習慣！

在過去一個月間，美國應該會有將近一千萬人吞下某種類型的安神助眠藥物。本章最重要的焦點就是處方安眠藥的使用（或濫用），這也是現代社會最關切的議題。安眠藥無法提供自然的睡眠、有損健康，也使人更容易得到危及生命的疾病。我們將會探索對抗失眠、提升睡眠的其他替代方法。

☾ 睡前該吞下藥丸嗎？

不管是過去或現在，市面上沒有任何合法（及非法）藥物可以促成自然睡眠。不過不要誤會我的意思，吞下處方安眠藥後，的確沒有人會說你還醒著。但若要說你經歷到的是自然睡眠，那也同樣是錯的。

較早的安眠藥稱為「鎮靜安眠藥」（sedative hypnotic），如二氮平（diazepam）。這是一種不怎麼精確的工具，這類藥物與其說是助眠，不如說是把你鎮靜下來。可以了解的是，許多人把兩者混為一談。市場上多數較新的安眠藥也屬於同樣的情況，雖然鎮靜效果較輕微。不管是較老或較新的安眠藥，和酒精影響一樣的腦部系統，也就是作用於阻止你

腦細胞激發的受體，因此都隸屬於同類藥物：鎮靜劑。安眠藥的作用，實際上等於把你腦部較高階的皮質區域擊昏。

如果把自然深度睡眠的腦波活動，和現代安眠藥，例如佐沛眠（zolpidem；商品名 Ambien）或艾司佐匹克隆（eszopiclone；商品名 Luncsta）引發的腦波比較，會發現安眠藥的電波特徵（或說品質）是有缺損的。這些藥物產生的「睡眠」電波類型缺少了最大、最深的腦波。* 除此之外，還有多種不好的副作用，包括第二天感覺昏沉、白天記憶不清、夜間發生一些自己無意識的行為（或至少到了早晨會忘掉一部分），以及白天的反應時間變慢，可能影響例如開車等動作技能。

即使是市面上作用時間較短的較新安眠藥也一樣，而這些症狀會導致惡性循環。醒時的昏沉感可能讓人在一天之中多喝幾杯咖啡或茶來提振精神，而咖啡因又讓人晚上難以入眠，使失眠狀況加重。一般人常見的反應是晚上多吃半顆或一顆安眠藥來對抗咖啡因，但這只會加重第二天的不清醒感覺。然後導致攝取更多咖啡因，一路循環下去。

安眠藥還有另一種令人不舒服的特性：反彈性失眠。當一個人停止使用這些藥物後，常會發生睡得更差的狀況，有時甚至比決定開始吃安眠藥時的情況更糟。反彈性失眠的原因是一種依賴性，導因於藥物劑量提高時，大腦為了降低對這種外來化學物質的敏感度，而改變了受體的平衡；這個現象也稱為耐藥性。停止服藥後，還會發生藥物戒斷現象，包含了令人不舒服的失眠嚴重度陡升。

其實我們不該為此驚訝。大部分的處方安眠藥都屬於成癮性藥物。持續使用會增加依賴性，停藥時就會出現戒斷現象。想當然，當病

---

* E. L. Arbon, M. Knurowska, and D. J. Dijk, "Randomised clinical trial of the effects of prolonged release melatonin, temazepam and zolpidem on slow-wave activity during sleep in healthy people," *Journal of Psychopharmacology* 29, no. 7 (2015): 764–76.

患停止用藥一晚，因反彈性失眠而睡得很糟時，通常下一晚就會再次開始服藥。很少人了解到，前一晚的嚴重失眠以及再次用藥的需求，有部分或甚至全部是由於持續服用安眠藥而來的。

沒有比安慰劑好到哪裡去

諷刺的是，有很多人透過這些藥物，只提升了少量「睡眠」，而且所謂的好處還是主觀感覺多於客觀評斷。

最近有一個由頂尖醫師和研究者組成的研究團隊，針對多數人服用的較新型鎮靜安眠藥，檢查了目前為止所有已發表的研究。* 他們檢視六十五項藥物與安慰劑的獨立研究，包含的對象將近四千五百人。

整體而言，相對於安慰劑，這些人主觀感覺自己較快睡著、睡得較好、醒來次數也較少。但實際上的睡眠紀錄並非如此，一個人睡得好不好並無差別。安慰劑和安眠藥都減少了睡著所需的時間（介於十到三十分鐘之間），但彼此的改變量在統計上並不顯著。換句話說，安眠藥並沒有比安慰劑帶來更多客觀的好處。

總結這些發現，研究者認為安眠藥「從主觀及多頻道睡眠紀錄測得的睡眠遲滯（也就是入睡所花的時間）只產生輕微的改善。」他們在這篇報告中的結論是，目前安眠藥物的效果「很小，且臨床重要性值得懷疑。」即使是最新的失眠症藥物 suvorexant（商品名 Belsomra）也獲證實只具有很少的效果，如同我們在第 12 章討論過的。未來這類藥物或許會提供較有意義的睡眠改善能力，但目前的科學數據顯示，對於掙扎著想要恢復完整睡眠的人來說，處方安眠藥並非解答。

....

* T. B. Huedo-Medina, I. Kirsch, J. Middlemass, et al., "Effectiveness of non-benzodiazepine hypnotics in treatment of adult insomnia: meta-analysis of data submitted to the Food and Drug Administration," *BMJ* 345 (2012): e8343.

☾ 安眠藥不見得有好處，
卻有壞處以及醜陋之處

　　現有的處方安眠藥對我們的幫助甚少，但這些藥是否有害，甚至危及生命？已有許多研究做出評估，然而一般大眾還不太知道相關發現。

　　我們之前談過，自然深度睡眠幫助固定腦中新獲得的記憶，其中部分工作是加強突觸之間的連結程度，以形成記憶迴路。藥物引發的睡眠如何影響重要的夜間儲存功能，是最近一些動物研究探討的焦點。賓州大學的研究者先讓動物密集學習一段時間，然後依照體重給予相對應的安眠藥佐沛眠或安慰劑，再檢查兩組動物睡眠之後腦中重新連結的狀況。不出所料，安慰劑組在最初的學習階段後，腦中形成了自然睡眠鞏固記憶的連結。佐沛眠引發的睡眠則無法得到相同的鞏固效果（雖然動物睡了同樣長的時間），甚至學習時形成的腦細胞連結弱化（減少）了50%。也就是說，服用佐沛眠的睡眠無法加深記憶，甚至會消除記憶。

　　如果類似發現繼續浮出檯面，包括人類的結果，藥廠或許得承認：雖然服藥的人表面上比較快入睡，卻也應該預期早上起床時，前一天的某些記憶已不復存在。考慮到現今兒童失眠的案例和抱怨增加，導致接受處方安眠藥的人平均年齡正在下降，這更令人憂心。如果上述情況屬實，醫師和家長或許需要提高警覺，不可對處方安眠藥輕易讓步。年輕的腦直到二十歲出頭都還在建造連結，如果給予處方安眠藥，等於是讓本來就已充滿挑戰的神經發展與學習，再蒙上這些藥物的黑暗影響。＊

....

＊　有一個相關的疑慮是孕婦使用安眠藥的問題。最近有一群世界頂尖專家對 Ambien 進行科學評論，報告中說：「懷孕期間應避免使用 zolpidem（佐沛眠，即 Ambien 的學名藥）。據信，服用佐沛眠等鎮靜安眠藥的母親所生的嬰兒，在出生後可能有出現依賴性和戒斷症狀的風險。」（J. MacFarlane, C. M. Morin, and J. Montplaisir, "Hypnotics in insomnia: the experience of zolpidem," Clinical Therapeutics 36, no. 11 (2014): 1676–1701.）

服用安眠藥的人，竟然有較高的死亡率

比起腦部連結更令人擔憂的，是使用安眠藥帶來的全身性影響，這些影響應該要更廣為人知。

其中最具爭議性、最驚人的，是加州大學聖地牙哥分校的克里普克（Daniel Kripke）醫師指出的情況。克里普克發現，使用處方睡眠藥物的人，顯著地比不用藥的人更容易死亡與發生癌症。* 我應該先指出，克里普克並沒有來自任何藥廠的既得利益（我也一樣），所以安眠藥與健康的關係，不管是好是壞，都與他的財務獲利或損失無關。

在 2000 年代初期，失眠症發生率激增，開出安眠藥的處方急遽增加，這也表示我們可以得到更多數據。克里普克開始考察大量流行病學資料，他想知道安眠藥的使用是否和任何病變或死亡風險有關。結果，確實有。再一次，同樣的訊息從分析中浮現：相較於沒有服用安眠藥的人，服用安眠藥的人在研究期間（通常是幾年）死亡的可能性明顯較高，我們很快就會討論原因。

然而，要對這些早期資料進行完善的比較往往十分困難，由於人數或測量因子不足，克里普克較難控制可剔除的因子，以釐清純粹的安眠藥效應。

不過，到 2012 年時，事情有了轉機。克里普克和他的同事設置了控制良好的對照研究，檢驗超過一萬名服用安眠藥的人，其中大部分人服用的是佐沛眠，少部分人服用的是替馬西泮（temazepam；商品名 Restoril）。他把這些人與兩萬名年齡、種族、性別與背景都相當，但沒有服用安眠藥的人做比較。除此之外，克里普克還能夠掌握許多可能影

....

*   D. F. Kripke, R. D. Langer, and L. E. Kline, "Hypnotics' association with mortality or cancer: a matched cohort study," *BMJ Open* 2, no. 1 (2012): e000850.

響死亡率的因子，如身體質量指數、運動、吸菸和飲酒的歷史等。他查看兩年半期間生病和死亡的可能性，結果見圖 15。*☆

　　服用安眠藥的人，在這兩年半的期間內，死亡的可能性為沒有服用安眠藥的人的 4.6 倍。克里普克進一步發現，死亡風險與隨著服藥頻率提升。歸類為重度使用者的人（定義為一年服用超過一百三十二顆安眠藥），在研究期間死亡的可能性是控制組的 5.3 倍。

　　更讓人憂慮的，是那些只有輕微使用安眠藥的人的死亡風險。即使偶爾才服藥，也就是一年最多服用十八顆安眠藥的人，在評估時間內的死亡風險仍是不服用安眠藥的人的 3.6 倍。

　　克里普克並非唯一發現這種死亡率關聯的人。現在已經有來自世界各地超過十五項不同研究，顯示使用安眠藥的人有比較高的死亡率。

圖 15：來自安眠藥的死亡風險

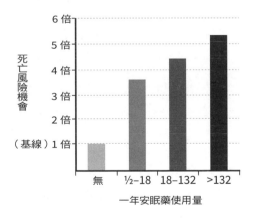

＊　D. F. Kripke, R. D. Langer, and L. E. Kline, "Hypnotics' association with mortality or cancer: a matched cohort study," *BMJ Open* 2, no. 1 (2012): e000850.

☆　Dr. Daniel F. Kripke, "The Dark Side of Sleeping Pills: Mortality and Cancer Risks, Which Pills to Avoid & Better Alternatives," March 2013, accessed at http://www.darksideofsleepingpills.com.

感染率增加、車禍死亡率提高、與癌症相關……

使用安眠藥的人的死亡原因是什麼？從現有的數據很難回答，不過原因顯然很多。為了嘗試解答，克里普克與其他獨立的研究團隊現在已評估了幾乎所有常見安眠藥的數據，包括佐沛眠、替馬西泮、艾司佐匹克隆、札來普隆（zaleplon；商品名 Sonata），以及其他鎮靜劑，例如三唑他（trizolam；商品名 Halcion）和氟路洛（flurazepam；商品名 Dalmane）。

有一個常見的死因，似乎是高於平常的感染率。在前面的章節也談過，自然睡眠是強化免疫系統最重要的力量之一，可以幫助抵擋感染。那麼，為什麼服用安眠藥的人據稱睡眠得到「改善」，各種感染的發生率卻較高？如果睡得好，情況不是應該相反嗎？很可能藥物引發的睡眠，並不能提供像自然睡眠帶來的免疫修復好處。這一點對於老年人更為麻煩，因為年長的人更容易遭受感染。和新生兒一樣，老年人是人類社會中免疫力最脆弱的一群，而老年人也是安眠藥使用得最多的一群，拿到安眠藥處方的人當中，老人占了 50% 以上。根據種種事實，或許該是醫學界重新評估開給老年人安眠藥處方頻率的時候了。

與安眠藥相關的另一個死因，是死亡車禍的風險提高。這很可能是因為安眠藥導致服藥者缺乏修復性的睡眠，或藥物造成他們白日感覺昏沉，或兩者相加，這些因子都會讓人第二天開車時昏昏欲睡。夜間跌倒的風險增加，也是另一個死亡因子，尤其是在老年人身上。其他與安眠藥使用者相關的負面影響，還包括較高的心臟病和中風發生率。

然後要揭露與癌症的關係了。較早的研究已經暗示安眠藥和癌症死亡風險可能有關，但那時還沒有良好的控制比較。而克里普克的研究在這方面大有進展，也加入較新也更符合時代現況的安眠藥佐沛眠。和沒有服用安眠藥的人比起來，服用安眠藥的人在研究調查的兩年半期間，發生癌症的機會提高了 30% 到 40%。例如替馬西泮這些較早期的

安眠藥關聯更強，服用量為輕度到中度的人，癌症風險提高了 60%。而服用最高量佐沛眠的人仍然有風險，在研究的這兩年半期間，發生癌症的可能性提高了 30%。

值得玩味的是，藥廠本身進行的動物實驗，同樣暗示了致癌風險。雖然藥廠提交給美國藥物食品管理局網站的資料有點含糊，但服用這些常見安眠藥的大鼠和小鼠似乎有比較高的癌症發生率。

這些發現是否證明安眠藥造成癌症？不。至少不能證明安眠藥本身是原因。這些還有其他可能的解釋。例如，有可能是服用這類藥物的人，之前就有較差的睡眠品質（而這正是讓他們尋求處方藥的原因），而非安眠藥本身使他們的健康狀況容易變差。再者，如果一個人先前的睡眠狀況愈差，或許後來也會服用更多安眠藥，因而顯現出與劑量相關的死亡率，以及安眠藥劑量與致癌的關係。

但是，安眠藥同樣也有可能造成死亡和癌症。要得到確鑿的答案，我們要有特定的臨床試驗，專門設計來檢驗發病率和死亡率。諷刺的是，這樣的試驗或許永遠不會實現，因為倫理審查委員會可能會認為安眠藥和死亡及致病風險的關聯已經明顯很高，不適合進行這種試驗。

真正有益的安眠藥尚未出現

針對目前圍繞著安眠藥使用的證據和風險，藥廠難道不應該更為公開透明嗎？不幸的是，一旦某種藥物通過基本安全評估，大製藥廠對於重新修訂藥品適應症的態度是出名的強硬，而且對於利潤很高的藥品更是如此。試想「星際大戰」系列電影，可說是有史以來票房最高的電影，化了超過四十年的時間，才累積三十億美元的收益。而 Ambien 只花了二十四個月就達到四十億美元的銷售利潤，這還沒算上黑市的收益。這是一筆很大的數字，必然會影響大藥廠各個層面的決策。

對於上述所有證據，或許最保守、避免引起論戰的結論是：目前

為止沒有任何研究數據顯示安眠藥可以救命。而最終，「救命」不正是醫學和藥物治療的目標嗎？我從科學但非醫學的觀點提供意見，至少對於任何考慮服用安眠藥的病人來說，我相信現有的證據已經指出：比目前更為透明的醫藥教育對病人是必要的。如此一來，每個人才可以在了解風險的情況下，做出知情的選擇。舉例來說，你現在知道了這些證據，你對於使用或繼續使用安眠藥，是否已有和過去不同的感受？

我要澄清的是，我並非反對藥物。相反的，我非常希望有一種藥物能夠幫助人獲得真正自然的睡眠。在藥廠研發安眠藥的許多科學家，是真心誠意想要幫助受睡眠問題所苦的人。我深知這一點，因為在我的職業生涯中實際上見過不少這樣的科學家。身為研究者，我熱切想要幫助科學在審慎控制的獨立研究之下探索新的藥物。如果真的開發出這樣的藥物，科學數據沒有漏洞、益處遠大於任何會引起健康問題的風險，那麼我絕對支持。目前的問題只在於，這樣的藥物並不存在。

☾ 不吃藥，試試這些方法

在繼續研究更加精良的睡眠藥物的同時，有新一波令人振奮的非藥物睡眠改善方法正在迅速發展。除了我前面提過的可以加強深度睡眠品質的電流、磁力和聽覺刺激（以及仍在萌芽期的其他發展），現在已經有許多有效的行為方法，可以用來提升睡眠，特別是針對失眠症的人。

目前最有效的方法是失眠認知行為治療（cognitive behavioral therapy for insomnia，簡稱 CBT-I），很快受到醫療社群的歡迎，成為第一線治療方法。病患會和治療師進行幾週的療程，習得為他們量身訂製的一套技巧，幫助打破不良睡眠習慣，並處理阻礙睡眠的焦慮問題。CBT-I 建立於基本的健康睡眠守則之上（我把這些守則放在附錄中），再加上根據個人情況和生活方式所設計的個人化方法。有些方法很容易理解，有的

不那麼顯而易見，有些更違反直覺。

　　容易理解的方法包含減少咖啡因和酒精的攝取、把電子螢幕移出臥室、讓臥室溫度較低。此外，病患必須：一、建立固定的上床和起床時間，即使週末也一樣；二、只有在要睡覺時才躺到床上，避免夜晚較早時在沙發上小憩；三、不要睡不著卻一直躺在床上，此時要離開床鋪，做一些較舒緩放鬆的活動，直到睡意恢復；四、如果晚上睡覺有困難，要避免白天的小睡；五、學習在睡前放慢腦袋的運轉速度，減少引起焦慮和煩惱的想法產生；六、不要在臥室裡視線所及的地方放置時鐘，避免半夜盯著時鐘看的焦慮。

　　CBT-I 的方法中，較令人驚訝的一種做法，是限制失眠症患者躺在床上的時間，有時甚至從只睡六小時以下開始。藉由讓病患維持更長的清醒時間，建立起更強的睡眠壓力，也就是產生更多腺苷。在較沉重的睡眠壓力下，病患會更快睡著，並在一整夜達到較穩定、扎實的睡眠。透過這個方法，病患可以重拾信心，相信自己能夠夜復一夜產生並維持健康、快速且安穩的睡眠，這些正是他們之前好幾個月，甚至幾年期間無法獲得的能力。以這種方式重建病患的信心後，他們躺在床上的時間就可以逐步增加。

　　如果這些方法聽起來有點勉強或說服力不夠，覺得不放心的讀者或傾向尋求藥物幫助的人，應該在全盤捨棄之前，先來看看 CBT-I 已經得到證實的好處。CTB-I 現在已經在世界各地許多臨床研究中實施，結果證明它在處理失眠症病人的各種相關問題上，比安眠藥更為有效。CBT-I 一致呈現出效果，幫助病人在夜間更快睡著、睡得更久，並明顯減少夜裡醒來的時間，而得到高品質的睡眠。* 更重要的是，CBT-I 的

....

* M. T. Smith, M. L. Perlis, A. Park, et al., "Comparative meta-analysis of pharmacotherapy and behavior therapy for persistent insomnia," *American Journal of Psychiatry* 159, no. 1 (2002): 5–11.

益處可以維持很長的時間，病患結束與睡眠治療師的療程後，也可持續下去。這種持續效果和安眠藥形成鮮明對比，特別是安眠藥停藥後會發生反彈性失眠問題。

　　CBT-I 在改善睡眠的各個層面都勝過安眠藥，證據十分有力，加上 CBT-I 很安全，風險低到甚至不存在（不像安眠藥），美國醫師學院（American College of Physicians）在 2016 年做出了具有里程碑意義的建議。由傑出睡眠專科醫師和科學家組成的委員會評估了 CBT-I 各方面的有效性和安全性，並和標準的安眠藥加以比較，而且對所有已存的資料做全面評估之後，他們發表在美國權威性的《內科醫學年鑑》上的結論是：對於有慢性失眠症的人，第一線治療法應該採用 CBT-I，而不是安眠藥。*

　　你也可以從美國國家睡眠基金會的網站☆找到更多 CBT-I 資源，以及經認證的治療師名單。如果你有失眠問題，或覺得自己有失眠問題，在考慮安眠藥之前，請先善用這些資源。

☾ 助你好眠的習慣

　　對於沒有失眠或其他睡眠障礙的人來說，也可以透過許多「睡眠衛生方法」，來確保自己擁有更好的睡眠。在美國國家衛生研究院的網站可以找到十二項重點提示，我也放在本書的附錄中。※ 這十二項守則

---

* 這類委員會也會為臨床建議提出加權等級，從輕微、中度到強烈建議。這樣的等級可以協助引導全美國的家庭醫學科醫師做出判斷。這個委員會給予CBT-I的等級是「強烈建議」。

☆ https://sleepfoundation.org.

※ Tips for Getting a Good Night's Sleep," *NIH Medline Plus*. Accessed at https://www.nlm.nih.gov/medlineplus/magazine/issues/summer12/articles/summer12pg20.html（或者直接在網路上搜尋「12 tips for better sleep, NIH」）。

都是非常好的建議，但如果你只能堅守其中一項，那就是：無論如何，都在同樣的時間上床和起床。這或許是幫助改善睡眠最有效的一種方法，就算需要用上鬧鐘也一樣。

最後，但同樣很重要的是我最常被大眾問到的兩個問題，也就是運動和飲食是否對改善睡眠有幫助。

睡眠和生理活動的交互關係是雙向的。很多人都知道，在進行耗費體力的活動，例如健行一整天、騎長途自行車，或甚至整天忙碌整理庭院之後，常會感覺睡得比較沉也比較好。1970 年代，有一些科學研究的確支持某些主觀感受，然而這之中的關聯可能不像你希望的那麼強烈。有一項發表於 1975 年的研究，顯示逐漸提高健康男性的運動量，深度非快速動眼睡眠的量會相對應的增加。然而，在另一項研究中，比較了活躍的跑者和年齡與性別相當的非跑者，雖然跑步的人有稍微多一點的深度非快速動眼睡眠，但和沒有跑步的人相較，其中的差異卻不到顯著的程度。

更仔細控制的更大型研究帶來了更為正面的消息，但也有一些有趣的意外之處。對於較年輕的健康成年人，運動通常會增加他們的睡眠總量，特別是深度非快速動眼睡眠。睡眠品質也得到加強，因而產生更強而有力的腦波活動。在中年和老年人身上，睡眠時間和效力也有類似的提升，這包括那些自己覺得睡得不好或臨床上診斷為失眠症的人。

這些研究的典型做法，是先測量一個人幾晚睡眠的初始基線狀況，之後再讓他們進行為時幾個月的運動生活，然後研究者再檢查睡眠有沒有相應的改善。平均來說是有的，主觀的睡眠品質和整體睡眠時間都有改善，而且這些人睡著所需要的時間通常變短了，他們也表示在夜裡醒來的次數減少。到目前為止，為時最長的控制研究之一顯示，老年失眠症患者在加強體能活動達四個月之後，平均每晚多睡將近一小時。

然而令人意外的是，運動和當晚的睡眠之間並沒有緊密的關係，

也就是說，不像一般預期，受試者並不是有運動的日子就會睡得比沒運動的日子好。或許較不令人意外的，睡眠會反過來影響第二天的運動（而非運動影響當晚睡眠）。當某一晚睡得比較不好，第二天運動的劇烈程度和持續時間就明顯變差。當睡眠良好時，第二天的身體活動能力會大為提升。換句話說，睡眠對運動的影響，或許大過運動對睡眠的影響。

睡眠和身體活動量依然有著雙向關係，只是明顯偏向由睡眠帶動體能活動：隨著睡眠狀況的提升，體能活動量也明顯提升；而且睡眠對白天的體能活動有強烈影響。參與者由於睡眠的提升，會感到較為警醒有活力，情緒低落的程度也相對減少。很顯然，久坐不動的生活並不會幫助睡眠健全，而我們每個人都該嘗試維持某種程度的規律運動，運動不僅幫助維持體能，還有睡眠量與睡眠品質。睡眠會反過來加強你的體能與活力，啟動提升身體活動（與心理健康）的正向循環。

關於運動，有一個要注意的地方：不要在上床睡覺前運動。身體活動過後一至二小時內，體溫依然偏高，如果運動時間太接近睡覺時間，會因為代謝率提高，讓你的核心體溫來不及下降、有效啟動睡眠。最好在夜晚熄燈前二到三小時就結束運動（而我相信你的床頭燈應該不是 LED 燈）。

至於飲食，關於你吃的食物和飲食模式如何影響夜間睡眠，目前的研究有限。嚴格限制熱量，例如維持一個月食物攝取量減少到一天只攝入八百大卡的熱量，通常會讓人較難睡著，並降低夜間深度非快速動眼睡眠的量。

你吃下的東西種類，似乎會為晚間睡眠帶來影響。吃高碳水化合物和低脂肪的食物連續兩天，相對於低碳水化合物和高脂肪，晚上深度非快速動眼睡眠的量會減少，但快速動眼睡眠會增加。在一項仔細控制的研究中，健康成人進行為時四天的特殊飲食，含有大量的糖與其他碳

水化合物，但纖維含量低，結果導致深度的非快速動眼睡眠減少，在夜間醒來的次數也較多。*

　　要對一般成年人做出明確的建議很難，特別是因為大規模流行病學研究還沒有顯示特定食物類群和睡眠量或睡眠品質之間有可靠的關聯。儘管如此，對於健康的睡眠，科學證據建議你應該避免上床的時候過飽或過餓，並且避免過度偏向高碳水化合物的飲食（超過總熱量攝取的 70%），尤其要避免糖的攝取。

....

* M. P. St-Onge, A. Roberts, A. Shechter, and A. R. Choudhury, "Fiber and saturated fat are associated with sleep arousals and slow wave sleep," *Journal of Clinical Sleep Medicine* 12 (2016): 19–24.

第 15 章

睡眠與社會

醫學界和教育界不一定是對的，
我們可以向 Google 和 NASA 學習

　　一百年前的美國，每晚睡眠少於六小時的人，不到人口的 2%。今天，大約將近 30% 的美國成年人，每晚睡不到六小時。

　　美國國家睡眠基金會在 2013 年的一項調查中，把睡眠缺乏的情形放到放大鏡下仔細觀察。* 超過 65% 的美國成年人在一週之間的每一晚，無法獲得七到九小時的建議睡眠量。放眼全球，事情並沒有比較好。舉例來說，英國和日本分別有 39% 和 66% 的成年人自稱睡眠少於七小時。這種忽略睡眠的浪潮席捲所有已開發國家，也因為如此，世界衛生組織現在把睡眠缺乏視為影響健康的全球流行病。整體來說，在接下來的一週之間，已開發國家的每兩名成人中，就有一名睡不到所需的睡眠量（大約有八億人）。

　　重要的是，這些人之中，多數人並不會說自己「想要」或「需要」較少睡眠。如果觀察第一世界國家在週末的睡眠時數，數字會顯得非

---

*　美國國家睡眠基金會，2013 年國際臥室調查（2013 International Bedroom Poll），可上網參閱 https://sleep foundation.org/sleep-polls-data/other-polls/2013-international-bedroom-poll.

常不同。相對於整體平均值的只有 30% 成年人睡滿八小時以上，在週末，試圖大睡八小時或更久的人將近 60%。每個週末，很多人拚命補償週間欠下的睡眠債。但就如我們在本書中一再談過的，睡眠並不像銀行或金融信用系統，腦被剝奪了睡眠之後，就永遠無法完全恢復。我們累積的睡眠債務一定帶有懲罰，在欠債之後也無法償清。

除了個人以外，為何整體社會環境需要在意這個問題？改變對睡眠的態度以及增加睡眠量，對人類全體的生活，包括我們的專業和企業、商業生產力、薪資、下一代的教育，甚至我們的道德天性，會產生任何不同嗎？不管你是企業領導人或員工，醫院的院長、醫師或護理師，政府官員或軍人，公共政策制定者或社區公衛工作者，或處於人生中某個時期需要醫療照護的人，或是家長，答案都是「會」，而且理由比你想到得更多、更充分。

下面，我舉出四個各不相同但同樣清晰的例子，說明睡眠不足如何衝擊人類社會的經緯。這四個例子是：職場上的睡眠、刑求（你沒看錯）、教育系統中的睡眠，以及醫療和健康照護體系中的睡眠。

☽ 職場上的睡眠：
睡得少，個人和組織都會付出代價

睡眠剝奪會破壞各種工作所需的各項重要能力。那麼，為什麼我們會如此看重那些輕忽睡眠的員工？我們對於凌晨一點還在回電子郵件，然後清晨五點四十五分就出現在辦公室的主管充滿敬意，對過去八天裡搭了七次飛機待過五個不同時區的「戰士」大為讚揚。

這裡頭有一種造作的態度，即許多企業文化視睡眠為無用之物的傲慢，而且這種傲慢還得到強化。這很怪異，因為全球的專業領域，對於員工其他各方面的健康、安全與能力的態度都十分明智合理。

正如我的哈佛同行柴斯勒（Charles Czeisler）醫師所指出，工作場所中對抽菸、藥物濫用、道德行為，以及預防傷害與疾病等方面均有相應政策。但是卻對於有傷害性與潛在致死力的睡眠不足，則普遍容忍，甚至加以鼓勵，實在令人悲哀。這種心態能夠維持，部分理由在於，某些企業領袖誤以為，花在任務上的時間等於任務的完成度和生產力。即使對工業時代的重複性工廠作業來說，這也是錯的。這是會造成誤導，而且代價昂貴的謬論。

睡眠不足造成巨大的經濟損失

有一份涵蓋四家美國大公司的研究，發現睡眠不足讓每個員工每年少了將近兩千美元的生產力。而對睡眠不足情況最嚴重的人，這個數字還提升到三千五百美元。乍聽之下或許沒什麼，但如果你進一步詢問會計部門，會發現這些公司的年度損失淨值達到五千四百萬美元。如果你問任何一個董事會，他們是否願意修正一個每年耗損公司五千萬美元收入的問題，投票結果絕對會是快速一致同意。

有一份由美國智庫蘭德公司（RAND Corporation）提出的獨立報告，評估由於睡眠不足造成的經濟成本，為財務長和執行長們敲響一記警鐘。* 每晚平均睡眠少於七小時的人，相較於每晚睡眠超過八小時的員工，為國家帶來驚人的財務損失。圖 16 (A) 顯示，不適當的睡眠每年分別耗費美國和日本四千一百一十億和一千三百八十億美元，後面接著的是英國、加拿大和德國。

當然，這些數字受到國家人口的左右，因此一個標準化的方法是看對他們國內生產毛額（GDP）的衝擊，GDP 是國家收益或說經濟健

....

* "RAND Corporation, Lack of Sleep Costing UK Economy Up to £40 Billion a Year," accessed at http://www.rand.org/news/press/2016/11/30/index1.html

康狀況的整體指標，顯示於圖 16 (B)。由此，情況看起來更為嚴峻，睡眠不足奪走大部分國家超過 2% 的 GDP，等於是各個國家國防經費的總額，幾乎和各國對教育的投資相當。

　　試想，只要我們消除全國的睡眠債，就可以把 GDP 百分比中投入教育年輕人的部分加倍！這又是一個充足睡眠具經濟效益的看法，而且對整個國家來說都有誘因。

圖 16：睡眠不足造成的全球經濟損失

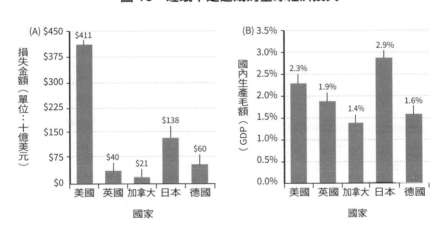

愛睏的員工生產力與創造力都變差

　　為什麼個人睡眠不足時，會對企業和國家造成這麼大的經濟損失？我曾為財富五百大公司中許多公司進行演講，他們很關心關鍵績效指標（KPI），也就是各種可度量的指標，例如淨收益、目標達成速度、商業成果等。有許多員工特徵決定這些測量值，通常包括創造力、智力、動機、努力、效率、在群體中的效能，還有情緒穩定性、社交能力、誠實度等。這些特徵的每一項，都會因為睡眠不足而遭到系統性的破壞。

　　較早的研究證實，睡眠量較少會降低工作速度，完成基本任務的速度變慢。也就是說，愛睏的員工會是缺乏生產力的員工。面對工作上的挑戰時，睡眠受剝奪的人的解決方法較少，也較不精準。*

　　於是我們設計更多與工作場域相關的任務，來探討睡眠不足對員工努力、生產力與創造力的影響。創造力畢竟被譽為企業創新的動力。實驗參與者可以自由選擇從簡單到困難、需要不同努力程度的工作任務；簡單任務包括聽取留言，困難任務則可能是協助設計一項複雜的計畫，需要思考如何解決問題，也要做有創意的規劃。你會發現，雖是同一個人，前一晚睡得較少時，總是會選擇較簡單的任務。他們選擇較不費力的出路，過程中也就較少產生有創意的解決方案。

　　選擇睡得少的人，當然可能原來就比較不喜歡挑戰，而兩者之間並不直接相關。關聯不等於因果關係。然而，我們讓同樣的人重複同樣的實驗兩次，一次是在充分睡眠之後，一次在睡眠剝奪之後，以每個人為自己的基線，你會看到睡眠不足同樣表現出傾向偷懶的效果。☆ 由此可見，睡眠缺乏在此的確是一個有因果關係的因子。

　　因此，睡眠不足的員工並不會讓你的公司充滿創新的生產力。就好像一群人踩著原地不動的飛輪健身車，每個人看起來都在踩踏板，但整個景色不會改變。

　　員工沒有意識到的一種諷刺情況是：睡眠不夠時，自己在工作上的生產力變差，因而必須花更多時間才能達成目標。這表示你常常必須

....

* 　W. B. Webb and C. M. Levy, "Effects of spaced and repeated total sleep deprivation," *Ergonomics* 27, no. 1 (1984): 45–58.

☆ 　M. Engle-Friedman and S. Riela, "Self-imposed sleep loss, sleepiness, effort and performance," *Sleep and Hypnosis* 6, no. 4 (2004): 155–62; and M. Engle-Friedman, S. Riela, R. Golan, et al., "The effect of sleep loss on next day effort," *Journal of Sleep Research* 12, no. 2 (2003): 113–24.

工作更久，工作到更晚，更晚回到家，更晚睡覺，還需要更早起床，造成惡性循環。如果用大火花一半的時間就可以煮開一壺水，為何要用中火慢慢煮？很多人告訴我，因為工作太多，他們沒有足夠的時間睡覺。我不想鬥嘴，只簡單指出，或許正是因為晚上睡得不夠，所以工作一整天，事情還沒做完。

有趣的是，上述研究的參與者在睡眠受到剝奪後，並不覺得自己對工作上的挑戰做出了較不費力的選擇，或感到自己的效率變差，然而兩者都是事實。他們似乎沒有意識到自己的工作努力和表現降低，這呼應了我們在本書前面談過的，睡眠遭剝奪的人對本身能力的主觀認知是有誤差的。研究同樣發現，就算是最簡單的每日例行事務，例如上班前穿戴整潔或稍作打扮的能力，在前一夜睡眠缺乏時會降低。* 一個人睡眠遭到剝奪時，也會沒那麼喜歡自己的工作，考慮到睡眠不足會導致情緒低落，這或許不讓人意外。

道德判斷也不佳

睡眠不足的員工並不只缺乏生產力、動機及創意，較不快樂且較懶惰，而且道德感也會比較低落。企業的聲譽有時是影響成敗的關鍵，而睡眠不足的員工會讓企業落得聲名狼藉的風險比較高。

先前我討論過腦部掃描實驗的證據，顯示額葉在缺少睡眠時會罷工，而額葉是自我控制與駕馭情緒衝動的重要腦區，因此缺乏睡眠的人在情緒上更不穩定，做選擇與決策時更衝動。在工作場域可以預期會發生同樣的結果，但是這裡要付出的代價會很昂貴。

職場研究已經發現，相較於睡眠時間多於六小時的人，睡眠時間少於六小時的員工明顯更容易發生偏差行為，說謊的可能性也較高。華

---

* 同上一注釋。

盛頓大學佛斯特商學院的研究者巴恩斯（Christopher Barns）進行了一項開創性的研究，發現一個人睡得愈少，愈有可能在收據和報銷上造假，也更願意說謊以得到免費抽獎券。巴恩斯還發現，睡眠不足的員工比較可能為了自己的錯誤抱怨工作場合的其他人，甚至占據他人的工作成果，這樣實在不利於團隊合作與維持和諧的工作環境。

睡眠缺乏和道德偏差的關係，還會悄悄以不同面貌滲透到工作舞臺，這種情形稱為「社會閒散」（social loafing，也稱為「社會性偷懶」）。這是指，當成果評估對象是團體表現時，某個人在團體裡的努力程度會低於自己單獨工作時。這樣的人躲藏在他人努力的背後，視團體工作為偷懶的機會。相較於個人的工作成果受到評估時，他們在團隊工作中完成的任務較少，而且常常出錯或品質較差。

愛睏的員工於是在團隊中選擇較自私、困難度最低的途徑，以社會閒散這種不誠實的方法打混敷衍。* 這不僅導致團體生產力較差，自然經常會造成團隊內的不合和怨憤。

以下是給業界的人的提醒：關於睡眠缺失對商業有負面影響的研究當中，有許多案例的睡眠減少量非常輕微，在誠實、有創意、有創新能力、可以與人合作且有生產力的員工，與不是如此的員工之間，睡眠時間或許只有二十到六十分鐘的差距。

影響管理階層的領導力與魅力

至於檢驗睡眠缺乏對執行長和管理者的影響，得到的情況同樣具衝擊力。任何組織中，一個無能的領導者會透過他影響的眾多人數，使後果擴張出去。一般想像中，一個老闆是好是壞，應該是穩定的特徵，

....

* C. Y. Hoeksema-van Orden, A. W. Gaillard, and B. P. Buunk, "Social loafing under fatigue," *Journal of Personality and Social Psychology* 75, no. 5 (1998): 1179–90.

每天都一樣。但事情並非如此。個人領導力的表現，在不同的日子裡有很大的震盪，而且這種變化的程度遠大於不同領導人平均表現之間的差異。那麼，是什麼因素可以解釋一個人每天領導能力的高低起伏？有一個因子很清楚，那就是每天的睡眠量。

有一項乍看簡單實則聰明的研究，持續幾週追蹤管理者的睡眠，並透過同一工作場合的員工報告來比對管理者的領導表現（這些員工並不知道上司每晚的睡眠情況，以避免偏差）。管理者自我評估的睡眠品質愈低，可以準確預測出他們第二天的表現就愈缺乏自制、對員工態度也愈差，與員工的報告相符。

另外還有一項同樣引人注意的結果：管理者睡得不好的第二天，員工本身即使獲得充分睡眠，也會變得一整天較不投入工作。這是一種連鎖反應，在公司結構中居上位的人缺乏睡眠時，會像散播病毒般，把影響傳給睡眠充分的員工，導致員工無心工作、生產力降低。

這種交互關係還可以更強化，我們已經發現睡眠不足的經理人和執行長較缺乏魅力，較難讓下屬得到鼓勵和衝勁。對老闆來說，不幸的是，睡眠不足的員工還會有錯誤的認知，覺得獲得充分休息的主管比較沒有魅力，也比較不能激勵人心。如果主管和員工雙方都睡眠不足，可以想見對企業更會有加乘的影響效果。

睡眠與財富，可以兼得

讓員工、管理者和執行長都獲得充分休息、甚至鼓勵充分休息後再來上班，可以把大家從只是看起來很忙卻沒有效率的狀態，轉變為高生產力、誠實、有效率的角色，而且可以激勵、支持並幫助彼此。可說是多幾兩睡眠，贏千金收益。

員工的睡眠時間增加，也會帶來財務上的收穫。平均而言，睡得較多的人也賺比較多錢，這是經濟學家吉普森（Matthew Gibson）和石雷

德（Jeffrey Shrader）分析美國勞工和薪水後的發現。他們檢視位於同一時區中，具有相似社會、教育和職業背景的不同城鎮，但刻意比較該時區裡最西緣和最東緣的城鎮，因為兩地接受到日光的時間條件差異最大。和最東邊的人相較，最西邊的勞工會在傍晚時接受到更多陽光，因而上床睡覺的時間平均也晚了一小時。然而兩地的勞工必須在同樣時間起床，因為他們住在同一時區，上班時間相同。因此，西側勞工的睡眠機會比東側要少。

去除許多其他潛在因子和影響後（如區域性的經濟狀況、房價、生活費用等），他們發現東側居民雖然只多一小時的睡眠，仍帶來明顯較高的薪資，大約多了 4% 到 5%。你也許對這六十分鐘睡眠的投資報酬率嗤之以鼻，但別小看這項差異。美國平均加薪程度只有 2.6%。多數人很樂意為加薪努力，而沒得到加薪時會很失落。想想光靠著多睡一些，而非工作久一點，就得到將近兩倍的加薪幅度！

事實上，很多人願意犧牲睡眠來換取較高的薪資。最近有一份康乃爾大學的研究，調查數百名美國勞工，並給他們如下選擇：一、年薪八萬美元，工作時間正常，每晚能夠獲得約八小時的睡眠；二、年薪十四萬美元，超時工作，每晚只有六小時的睡眠時間。不幸的是，多數人選擇了較高薪資和較少睡眠。但是這很諷刺，因為前面的研究已經發現，你是可以兩者兼得的。

鼓勵睡眠的新工作模式

我們從各個層面分析，從證據看到，那些以不眠為成功模式的大企業心態是錯的。健全的睡眠，才有健全的企業。然而，許多公司的運作仍刻意反對睡眠。這種態度讓他們的企業凝結於一種停滯狀態，就像是琥珀中的蚊子，缺乏創新與生產力，並讓員工愈來愈不快樂、不滿意、更不健康。

　　然而，也有愈來愈多具有遠見的公司，對這些研究發現做出回應，變換工作模式，甚至歡迎像我一樣的科學家進入企業中，讓資深領導者和管理階層了解增加睡眠的好處。舉例來說，寶僑公司和高盛集團為員工提供免費的「睡眠衛生」課程。某些建築中也安裝了昂貴的高品質照明設備，幫助員工調節自己的近日節律，改善褪黑激素的釋放時間。

　　Nike 和 Google 採取比較有彈性的上班時間，讓員工可以配合自己的近日節律來決定工作時間，不管他們屬於夜貓子或早鳥的作息類型。這些領導品牌公司的心態改變十分徹底，甚至讓員工在工作中睡覺。公司總部各處有專用的放鬆空間，內設「午睡艙」。上班日的任何時刻，員工都可以利用這些安靜的空間，孵化出生產力和創造力，也可增進他們的健康和降低曠缺勤率。

　　這類改變反映出與舊時代嚴格日程表的分道揚鑣，當年在工作中小憩會受到責備、懲處，甚至革職。可惜的是，多數執行長和主管依然否認員工得到充分睡眠的重要性。他們認為這種調整代表「軟弱」的人力資源管理。但不要搞錯了，像 Nike 和 Google 這樣的公司不僅獲利很高，也很精明。他們擁抱睡眠，是基於已經獲得證實的經濟價值。

　　有一個機構比其他公司更早了解到，睡更久會為工作帶來利益。1990 年代中期，美國航空太空總署（NASA）為了太空人的福祉，把工作中睡眠的科學加以精準化。他們發現，短短二十六分鐘的小睡，就能夠使太空人的任務表現提升 34%，而整體的警覺度可提高超過 50%。這些結果催生了所謂的「NASA 小睡文化」，並貫徹於該組織在地球上的所有工作人員。

　　不管我們用何種指標來評斷企業的成功，例如利潤率、市場優勢、效率、員工創造力、員工滿意度和健康，創造出能讓員工在夜間或白天獲得足夠睡眠的條件，應該被視為一種新型的創業資本，而且是有生理學支持的資本。

☾ 社會對睡眠剝奪的不人道運用

睡眠剝奪和倫理的相互衝突不只發生在企業界，政府和軍隊藏有更令人不齒的問題。

由於長時間剝奪睡眠對身心的殘害過於駭人，金氏世界紀錄在 1980 年代停止認證任何跟睡眠剝奪有關的世界紀錄，甚至開始刪除睡眠剝奪的舊紀錄，以免鼓勵未來有人進行這種刻意不睡覺的行為。由於類似的理由，科學家對完全剝奪睡眠（通常不超過一兩晚）的長期影響證據有限。我們認為讓人長久不睡是不道德的，甚至對任何生物來說都是如此，這種想法逐漸普及。

然而，有些政府並不抱持同樣的道德價值。他們會以刑求的名義，強行剝奪一個人的睡眠。把這種道德和政治上的陰暗面納入本書，或許顯得奇怪。但我特意提出這點，因為這是強有力的例證，讓我們看到為什麼人類必須從社會結構的最高層次（也就是政府）重新評估對睡眠的看法。這個例子也讓我們清楚看到，如果要推動人類文明更崇高的進展，應要尊重睡眠，而非濫用睡眠。

有一份 2007 年的報告，標題為〈不留痕跡：進階審問技巧與犯罪風險〉（Leave No Marks: Enhanced Interrogation Techniques and the Risk of Criminality），裡面描述了令人不安的現代審問方法。這份文件是由「人權醫師組織」（Physicians for Human Rights）編纂，他們是呼籲終止刑求的團體。如報告標題顯示，當今許多審問方法經過迂迴設計，刻意不在身體留下傷害的證據。剝奪睡眠體現了這個目標，在本書寫作期間，包括緬甸、伊朗、伊拉克、美國、以色列、埃及、利比亞、巴基斯坦、沙烏地阿拉伯、突尼西亞、土耳其等，許多國家仍把剝奪睡眠用於審訊之中。

睡眠剝奪不該當成審訊方法

　　身為熟悉睡眠運作的科學家，我強烈主張廢除這種審訊手段，根據兩件明白的事實。首先是比較不重要的理由，從實用主義的角度而言，審訊的目的如果是想獲得正確而有用的情報，睡眠剝奪根本是設計不良的方法。即使只是中等程度的缺乏睡眠，仍會損害獲取有效資訊的每一種必要官能，我們早已討論過，這包括失去喚回正確記憶的能力、失去情緒穩定性（以致於妨礙邏輯思考）、甚至減損基本的語言理解能力。

　　更糟的是，睡眠剝奪會讓人更常出現反常行為，也會導致說謊和不誠實的機會提高。* 就取得有用情報的目的來說，睡眠剝奪讓一個人的腦處於最沒用的狀態（除了昏迷以外）：腦袋一片混亂，充滿了不實的招供。當然，這也可能是某些審問者的意圖。最近有一份科學研究證實，只要經歷睡眠剝奪一晚，讓正直的人招認自己沒做過的事，可能性變成兩倍，甚至四倍。因此單是奪走一個人的睡眠，你就可以改變那人的態度、行為，甚至原本堅信的事物。

　　對此，有一項有力卻讓人心寒的支持證據，來自以色列前總理比金（Menachem Begin）的自傳《白夜：一名囚犯在俄羅斯的故事》（*White Nights: The Story of a Prisoner in Russia*）。1940 年代，比金被蘇維埃政府囚禁，那是他擔任總理的許多年前。他在監獄裡受到前蘇聯祕密警察組織 KGB 的拷問，其中一部分包括長時間的睡眠剝奪。對於這段經驗（多數政府將之美化為「囚犯睡眠管理」），他寫道：

　　受拷問的囚犯腦袋中，開始形成一層迷霧。他的精神耗損殆盡，雙腿不穩，僅剩下唯一的慾望：睡覺，只要睡一下下，再也不用起來，

---

* C. M. Barnesa, J. Schaubroeckb, M. Huthc, and S. Ghummand, "Lack of sleep and unethical conduct," *Organizational Behavior and Human Decision Processes* 115, no. 3 (2011): 169–80.

說謊吧，才能休息，忘掉這一切……任何經歷過這種慾望的人，都知道飢餓和口渴根本算不上什麼……我曾遇過一些囚犯，簽下任何要他們簽名的文件，只為了拷問者保證會給他們的東西。並不是自由。拷問者保證，只要他們簽名，就可以不受干擾的睡覺。

造成永久的身心傷害

至於主張廢除剝奪睡眠強迫手段的第二項理由，也是更強烈的論證，在於會對身體和心理造成的永久損害。不幸的是，它造成的傷害從外表不容易看出來，也不幸這對審問者來說正好很方便。

在心理上，連續多日的長期睡眠剝奪會提升自殺的意圖與行動，遭拘禁的囚犯的發生率比一般大眾要高。缺乏睡眠會更進一步促成非暫時性的憂鬱症和焦慮症。生理上，長時間的睡眠剝奪會增加心血管病變的可能性（例如心臟病和中風）、削弱免疫系統並因而促進癌症和感染，還會造成不孕。

美國有幾場聯邦法庭對這些審問手法抱持類似看法，判定睡眠剝奪違反美國憲法修正案第八條和第十四條關於「保護人民免於殘酷和不人道刑罰」的部分。他們的解釋非常完美且無懈可擊：「睡眠」必須被視為「生命基本需求」，一點也不錯。

儘管如此，美國國防部卻推翻這項判決，在 2003 和 2004 年批准關達那摩灣拘押中心對被拘押者進行二十四小時的審問。這種做法在本書寫作時依然受到允許，如同修訂版的《美國陸軍戰場手冊》在附錄 M 中表明，可以限制被拘押者每二十四小時僅有四小時睡眠，最長可達四週。我要提醒的是，事情並非一向如此。這份手冊更早的 1992 年版本中陳述，長時間的睡眠剝奪顯然是一種不人道的「精神酷刑」。

未經本人同意且缺乏審慎醫療照護的情形下，便剝奪一個人的睡眠，不管在生理上或生物學上都是一種野蠻的侵犯行為。根據對長期死

亡率影響的測量，這和刻意斷絕食物沒兩樣。現在是終止刑求的絕佳時機，包括睡眠剝奪的使用。這是不能接受的不人道手法，我相信未來當人類回顧這段歷史時，只會感到慚愧至極。

☾ 早點上學，早起的鳥兒有蟲吃？

美國超過 80% 的公立中學早上八點十五分之前就開始上課，其中將近一半在早上七點二十分之前就已開始。為了趕上七點二十分的上課時間，校車通常從早上五點四十五分左右就開始接學生。因此，有些兒童和青少年在清晨五點半、五點十五分或甚至更早就必須起床，七天中有五天必須如此，年復一年。真是瘋了。

如果你必須這麼早起床，有辦法集中精神學習任何東西嗎？不要忘了，青少年的清晨五點和成人的清晨五點是不一樣的。我們在前面談過，青少年的近日節律和成人差距很大，比成人往後推一到三小時。

所以，如果你是成人，我真正該問你的問題是：如果你被迫每天早上三點十五分起床，日復一日，你還有辦法集中精神學習任何東西嗎？你的心情會好嗎？你覺得和同事相處很容易嗎？你還能表現得很優雅、有肚量、尊重他人且風度翩翩嗎？當然不會。那麼，為什麼我們還如此要求工業化國家的數百萬青少年和兒童呢？這顯然不是理想的教育設計，也絕對不是培育年輕心靈和體魄的典範。

快速動眼睡眠是理性與瘋狂的界線

考慮到青春期是最容易發展出慢性精神疾病的生命階段，包括憂鬱症、焦慮症、思覺失調和自殺，上學時間過早導致的長期睡眠剝奪就更加令人憂心。一個人能否維持平衡的心理健康，還是失衡造成一輩子的精神疾病，取決於青少年時期是否曾無意義的被剝奪睡眠，以致睡眠

破產。這是很強烈的論述，我並不是在這裡隨便寫寫。在 1960 年代，睡眠的大部分功用還不為人所知時，研究者選擇性的剝奪年輕人的快速動眼睡眠，因此也剝奪了做夢階段，但是這些年輕人仍擁有非快速動眼睡眠，總共為時一週。

整段研究期間，這些不幸的年輕人待在實驗室中，頭上貼著電極。在夜裡，只要他們一進入快速動眼睡眠階段，研究助理就會迅速進入寢室把人叫醒。然後這些雙眼朦朧的人必須做五到十分鐘的數學問題，以免回到做夢睡眠狀態。一旦他們又進入快速動眼睡眠，這個過程便又重複。每個小時，每個晚上，延續一整週。非快速動眼睡眠大致上維持完整，但快速動眼睡眠所剩無幾。

不用等到七個晚上，做夢睡眠受剝奪對心理健康的影響就已開始顯現。到了第三晚，這些人表現出精神病的跡象。他們變得焦慮、情緒化，開始產生幻覺，會聽到和看到不存在的東西。他們也產生妄想。有的人相信研究者串通起來謀害自己，好比嘗試下毒。有的人相信這些科學家其實是祕密情報人員，而這個實驗是政府的邪惡陰謀。

直到此時，科學家才了解到這個實驗的深刻結論：是快速動眼睡眠在守護著理性與瘋狂的界線。把上述症狀描述給精神科醫師聽，但不說那些人的快速動眼睡眠受到剝奪，醫師會明確的把他們診斷為憂鬱、焦慮症和思覺失調症。但這些人在幾天前都還是健康的年輕人，他們既不憂鬱，也沒有焦慮症或思覺失調，更沒有這些障礙的病史，不管本身或家人都沒有。如果去看早期嘗試突破持長時間不睡覺的世界紀錄，你也會發現，同樣普遍出現情緒不穩定或類似某種精神病的跡象。那是因為快速動眼睡眠的缺乏，讓穩定的精神狀態區和不穩定的精神狀態區分開來，而過早的上課時間從兒童和青少年剝奪的，正是睡眠最後階段富含的快速動眼睡眠。

我們的孩子並不是打從一開始就在違反生物學的不合理時間去上

學的。在一個世紀之前的美國，學校開始上課的時間是早上九點，因此
95% 的兒童不用鬧鐘就可以起床。現在的情況則完全相反，上學的時間
愈來愈早，這與孩子在演化上對睡眠的需求直接發生衝突，使他們無法
得到早晨時分特別豐富的珍貴快速動眼睡眠。

兒童睡得愈久，智力愈高

　　史丹福大學的心理學家推孟（Lewis Terman）以協助建構智力測
驗（IQ test）而聞名，他把研究生涯奉獻給兒童教育的提升。從 1920
年代開始，推孟就在尋找各種促進兒童智能的因子，他發現的其中
一個因子是充足的睡眠。在推孟的開創性論文，以及《天才的遺傳研
究》（*Genetic Studies of Genius*）一書中提及，他發現無論是幾歲的兒
童，他們睡得愈久，智力就愈高。他進一步發現，和睡眠時間有最強烈
連結的，是合理的（也就是較晚的）上學時間，也就是與這些尚在成熟
中的年幼大腦的先天生物節律協調的時間。

　　雖然推孟的研究還不夠建立起因果關係，但數據讓他相信，在兒童
的教育和健康發展上，睡眠應要得到大眾的強力支持。他擔任美國心理
學會的主席時特別警告，美國絕對不該跟隨正在歐洲興起的一種趨勢：
上學時間愈來愈早，從早上八點，甚至七點就開始上課，而非九點。

　　推孟相信，這種更早開始上課的傾向，會深深破壞下一代的智能
成長。然而，將近一百年後，美國的教育系統已經變成從一大早就開始
上課，而許多歐洲國家正往反方向發展。

　　現在，推孟聖賢般的智慧有了科學證據的支持。有一項追蹤超過
五千名日本學童的長期縱貫研究，發現睡得較久的學童，整體上的成績
也較好。樣本數較少的睡眠實驗室控制研究顯示，總睡眠時數較長的兒
童，會發展出較高的 IQ，且較聰明的兒童總是比 IQ 較低的兒童多睡了
四十到五十分鐘。

同卵雙胞胎的研究更進一步顯示，睡眠改變基因決定論的力量有多大。由路易斯維大學醫學院的威爾森（Ronald Wilson）從 1980 年代開啟的一項研究，一直持續到今天，已經評估過數百對年幼雙胞胎。研究者特別關注那些其中一人固定比另一人睡得更少的雙胞胎，然後在接下來數十年持續追蹤他們的發育進展。到了十歲時，雙胞胎中睡得較久的那個孩子，在智力和學習能力上都比另一人好，標準化後的閱讀和理解分數較高，也知道更多字彙。

這種關聯性證據，並不能證明睡眠能直接導致學習上的優勢。但加上我們在第 6 章介紹過的睡眠和記憶的因果證據，可以做出如下預測：如果睡眠真的對學習有如此早期的影響力，那麼透過延遲上學時間來增加睡眠時間，應該會帶來脫胎換骨的轉變。確實如此。

延後上課時間，學業表現變好

對於這種很早上學的模式，美國有愈來愈多學校開始反其道而行，讓第一堂課的時間比較符合生物學的合理時間。最早的實驗案例之一，發生在明尼蘇達州的伊代納市。他們把青少年早上第一堂課的時間從七點二十五分延後到八點三十分。這些學生自稱睡眠時間多了四十三分鐘，但更驚人的卻是學業表現的改變，反映在一種標準化的評鑑指標，也就是學術性向測驗（SAT）的成績上。

在改變上課時間的前一年，成績表現最好的一群學生，語文項目的平均分數是令人敬佩的 605 分。第二年，也就是第一堂課延後到八點三十分之後，前段學生的分數提升到 761 分。數學成績也提高了，從前一年的 683 分提高到 739 分。把這些加起來，你會看到，延遲上學時間，讓學生得到更多睡眠，且更符合他們無法改變的生物節律，這種投資得到的 SAT 報酬達 212 分。這樣的進步將改變這些青少年能夠進入什麼等級的大學，因而可能改變他們之後的人生軌跡。

雖然有人會質疑伊代納的例子真有如此確切或完美，但控制更完善且更大規模的系統性研究已經證明伊代納的情形並非偶然。美國幾個州的許多郡已經把第一堂課的時間延後，學生的平均成績得到顯著提升。不管在一天的任何時候，都觀察得到課堂上表現的進步，但不意外的是，最明顯的進步發生在早上的課堂。

很清楚的是，疲憊、睡眠不足的腦，就像充滿孔洞的記憶濾篩，無法接受、吸收或有效保存學習內容。堅持很早上學的這種做法，等於是用某種程度的失憶症來阻礙下一代的發展。強迫年輕的大腦做一隻早起的鳥兒，保證讓他們無法捉到蟲，如果所謂的蟲是指知識或好成績。我們因而創造出整個世代的弱勢兒童，由於睡眠不足而功能不全。延後第一堂課的時間絕對是聰明的選擇，而且就字面的意義來說也是如此。

在睡眠與大腦發展的領域出現一些令人擔憂的趨勢，其中之一涉及低收入家庭，且直接與教育相關。家庭社經背景較低的孩子比較不可能由家長開車送到學校，有部分原因在於父母的職業常常為服務業，早上六點之前就開始上班。這樣的孩子便得仰賴校車接送，因此必須比家長開車接送的孩子更早起床，於是這些已經處於劣勢的孩子情況只會更糟，因為他們總是比較富裕家庭的孩子睡得更少。結果造成了從上一代傳遞到下一代的惡性循環，這種封閉迴路的循環系統難以打破。我們亟需一些方法主動介入，盡快破除這種循環。

降低青少年面臨危險的機會

研究也顯示，透過延後第一堂課開始的時間而增加睡眠，可以提高出席率，減少行為和心理問題，也降低了藥物和酒精的使用。還有，上學時間延後，表示放學時間也延後，而這是有益的。經過深入研究，下午三點到六點是青少年的「危險窗口」時段，也就是學校已經放學，但家長還沒回家的時段。這段沒有人從旁看顧的時間，已確認是青少年

涉足犯罪、酒精和藥物濫用的一個原因。延後上學時間可以縮短這個危險窗口時段，減少負面後果，因此降低整個社會的相關經濟成本（省下來的錢可以用來抵消延後上課時間所需的額外開銷）。

延遲上課時間還有一個更加深刻的影響，這是研究者一開始沒預料到的：學生的預期壽命延長了。青少年死因的第一名是交通事故*，從這方面來說，即使是最輕微的睡眠不足也可能帶來悲劇後果，正如我們前面討論過的。當明尼蘇達州的馬托米迪（Mahtomedi）學區把上學時間從早上七點半延到八點，十六到十八歲駕駛造成的交通事故降低了60%。懷俄明州的提頓郡（Teton County）對上課時間做了更大的調整，從早上七點三十五分延後到更符合生物學的八點五十五分。結果很驚人，十六到十八歲駕駛的肇事率降低了70%。

拿實際狀況來做個比較。防鎖死煞車系統（ABS）可以防止重踩煞車時車輪鎖死，讓駕駛仍可以控制車子，因而降低了約20%到25%的事故率，這被視為一種革命。而看看這個簡單的生物因子，也就是充足睡眠，對我們的青少年來說，事故率的降低可以超過ABS的兩倍。

改變的步調仍然太慢

這些公開的研究發現早應該要席捲教育系統，引發檢討學校上課時間的風潮。然而這些大多沒有受到正視。儘管美國小兒科學會和美國疾病管制與預防中心公開呼籲，改革的速度依然緩慢。這樣是不夠的。

阻撓延後上學時間的主要路障，是校車班表、巴士工會，還有家長已經建立起的習慣：把小孩早早送出家門，以便早點開始上班。為什

---

* Centers for Disease Control and Prevention, "Teen Drivers: Get the Facts," Injury Prevention & Control: Motor Vehicle Safety, accessed at http://www.cdc.gov/motorvehiclesafety/teen_drivers/teendrivers_factsheet.html.

麼延後全國上學時間如此困難，這些理由都有其道理，而且是實務上的真實挑戰，我明白，也予以同情。但既然數據已經清楚顯示這些古老做法的壞處，我不認為這些理由足以讓有害模式延續下去。如果教育的目標是除了教育以外，同時不要在過程中危害生命，那麼目前過早的上學時間就是以龐大的規模在殘害下一代。

不改變的話，我們只是任憑惡性循環持續下去，讓一代代的兒童繼續在半昏迷狀態下接受教育系統的殘害，睡眠長期遭到剝奪，導致身心發育不良，無法把潛力發揮到極致，到頭來只有在幾十年後再度對自己的孩子施以同樣的殘害。這種惡性循環只會愈來愈嚴重。從過去一個世紀以來，超過七十五萬名五歲到十八歲學童蒐集到的數據顯示，比起一百年前，今天的孩子每晚少睡了兩小時，不管任何年齡組別都一樣。

注意力不足過動症，還是睡眠障礙？

就兒童的教育和生命來說，還有另一個理由應把睡眠視為優先，那就是睡眠缺乏和注意力不足過動症（簡稱過動症）發生之間的連結。被診斷有過動症的兒童較急躁易怒、情緒不穩、容易分心、白天難以專注學習，並且明顯較容易有憂鬱症和自殺想法。如果你把這些症狀（無法維持專注、學習缺失、行為問題、不穩定心理狀態）綜合起來，然後把過動症的標籤撕掉，幾乎和缺乏睡眠引起的症狀相同。把睡眠不足的小孩帶去給醫師看，描述這些症狀但不提缺乏睡眠（這在小孩身上並不少見），你覺得醫師會對小孩做出什麼診斷，給予什麼藥物？不是睡眠缺乏，而是注意力不足過動症。

這裡頭還有更深刻的諷刺情形。很多人知道過動症一般用藥的名稱：艾德羅（Adderall）和利他能（Ritalin），但很少人知道這些藥實際上是什麼。艾德羅是安非他命和鹽類的混合藥物，利他能也是類似的興奮劑，是一種類安非他命。安非他命和類安非他命是我們已知能防止睡

眠、讓人腦（不管大人或小孩）維持清醒的最強力藥物。但這正是睡眠不足的兒童最不需要的東西。正如我在睡眠研究領域的同行，柴斯勒的評論：有人因為在街上販賣安非他命給年輕人，而要坐幾十年的牢，我們卻允許大藥廠在電視黃金時段播放過動症廣告，促銷以安非他命為基礎的藥劑（例如艾德羅與利他能）。用嘲諷的眼光來看的話，那就像是有品牌的黑市毒品。

　　我絕不是要質疑過動症本身，也不是每個過動兒都有睡眠缺失。但我們知道確實有一些兒童，而且可能是很多兒童，或許由於睡眠不足，或有某種沒被診斷出來的睡眠障礙，卻被冠上過動症，導致他們在重要發展階段被迫長時間服用以安非他命為基礎的藥劑。

　　至於被診斷出來的睡眠障礙，有一種例子是兒童睡眠呼吸疾病，或稱為兒童阻塞型睡眠呼吸中止症，連帶有嚴重的打鼾問題。孩童睡覺時由於呼吸肌肉鬆弛，使得過度肥大的扁桃腺可能阻塞呼吸道。吃力的鼾聲就是兒童試圖把空氣吸入肺部時，空氣通過狹窄的呼吸道而發出來的聲音。而睡眠時氧氣不足，會強迫腦不時把小孩叫醒，以得到幾次較完整的呼吸，讓血氧濃度恢復。然而，這會妨礙小孩進入或維持長時間的深度非快速動眼睡眠。孩童睡眠時發生這種呼吸問題，會造成慢性的睡眠剝奪，夜復一夜，長達數個月，甚至好幾年。

　　隨著慢性睡眠剝奪在小孩身上持續累積，他們在脾氣、認知、情緒及學業的表現，看起來都會很像過動症。如果幸運被正確診斷出有睡眠障礙，並切除肥大的扁桃腺之後，多半會證明他們沒有過動症。手術後幾週，他們的睡眠情形恢復了，心理和精神功能也會在幾個月內隨之恢復正常。於是他們的「過動症」痊癒了。

　　根據最近的調查與臨床評估，我們估計，被診斷為過動症的兒童中，超過 50% 實際上有睡眠障礙，然而其中只有一小部分人意識到自己的睡眠狀況，及其延伸的影響。對於這個議題，我們需要由政府來喚

起大眾注意，而且不能受藥廠遊說團體的影響。

　　從過動症的議題往後站遠一點，一個更大問題的圖像變得更清楚了。由於缺乏政府方針，加上研究者（如我）和大眾之間的溝通不足，許多家長仍對兒童睡眠剝奪的狀況渾然不覺，因而往往低估了睡眠這項生物需求。最近一項由美國國家睡眠基金會進行的調查確認了這一點，超過 70% 的家長相信自己的小孩睡眠充足，然而事實上，十一歲到十八歲的兒童和青少年中，真正得到充分睡眠量的人少於 25%。

　　作為父母，我們對孩子睡眠的需求和重要性的看法是有偏差的，有時甚至會譴責或懲罰他們想要睡飽的慾望，包括孩子在週末大睡，試圖補償過去一週被學校強加的睡眠債，但錯並不在他們。我希望大家都能改變。我希望我們可以打破代代相傳的忽視睡眠風氣，除去讓年輕頭腦筋疲力竭的習慣。當睡眠充足時，心智會充分發展。睡眠不足時，就不用談了。

☾ 把睡眠還給醫療人員

　　如果你即將在醫院接受治療，不妨問醫師以下問題：「你在過去二十四小時之間，睡了幾小時？」醫師的答案可以決定你接受的治療是否會導致嚴重的醫療錯誤，甚至造成死亡，而這是經過統計證實的。

　　我們都知道護理師和醫師連續工作的時間很長，尤其醫師在接受住院醫師訓練期間更是如此，然而很少人知道理由。為什麼我們強迫醫師在專業學習時，要用不眠不休、耗盡精力的方法？

　　答案的源頭是受人敬佩的醫師霍斯德（William Stewart Halsted），但他有無可救藥的毒癮。

傳奇醫師的黑暗祕密

　　1889 年 5 月，霍斯德在美國馬里蘭州巴爾的摩的約翰霍普金斯醫院創立了外科訓練方法。身為外科部門的主任，他的影響力很強大；對於年輕醫師應該受什麼樣的醫學訓練，他的信念是「令人膽寒」。他認為其中必須包括六年的住院經歷。「住院」一詞來自霍斯德的信念，即醫師必須生活在醫院中進行大部分訓練，才能心無旁鶩的學習手術技巧和醫學知識。年輕的住院醫師必須日夜承受長時間的連續值班。對霍斯德來說，睡眠是可有可無的奢侈品，只會分散工作與學習的能力。霍斯德的這種心態很難反駁，因為他自己就是實踐者，能夠近乎超人般維持幾天不睡而不顯得疲倦。

　　但是霍斯德卻有個黑暗的祕密，直到死後多年才為人所知，而且這個祕密能夠解釋他瘋狂的住院訓練方法及保持不睡的能力。他有古柯鹼毒癮。他會上癮顯然是個悲劇性的意外，發生在他任職於約翰霍普金斯醫院之前多年。

　　霍斯德在職業生涯早期研究不同藥物的局部麻醉效果，以運用於手術過程，其中一種藥物就是古柯鹼。古柯鹼可以阻礙體內電脈衝沿著神經的傳送，包括傳送痛覺的電脈衝。古柯鹼成癮者很清楚這種效果，因為在用鼻子吸取這種藥物之後，他們的鼻子甚至臉部都會麻痺，有點像是被牙醫注射了太多麻醉劑一樣。

　　霍斯德在實驗室中運用古柯鹼，不久就在自己身上實驗，此後毒癮便纏繞他一生。如果你去看霍斯德在 1885 年 9 月 12 日發表於《紐約醫學雜誌》上的論文，會發現實在很難閱讀。有一些醫學史學者推測，他的行文如此混亂而不連貫，寫作當時必然處於吸毒後的亢奮狀態。

　　霍斯德到約翰霍普金斯任職前後幾年間，同事注意到他的行為奇怪且令人不安，例如在指導住院醫師手術程序時，從手術房離開，讓年輕醫師自行完成手術。他也曾因為手抖得太厲害而無法親自操刀，當時

他試圖以菸癮發作為理由矇混過去。

　　此時的霍斯德亟需幫助。他去了戒毒診所，但擔心真相被同事發現，因此不用自己的姓，只以名字和中間名登記。這是日後多次失敗嘗試的第一次。有一次，他待在羅德島州普羅維登斯的巴特勒精神病院，復健計畫包括運動、健康飲食、呼吸新鮮空氣，以及為了減緩古柯鹼戒斷症狀的痛苦，院方還給了嗎啡。結果，霍斯德結束這個「復健」過程時，帶著古柯鹼和嗎啡的毒癮。甚至還有傳聞，霍斯德神祕的把襯衫送到巴黎去洗，而送回的包裹中除了潔白的襯衫以外，還有別的東西。

　　霍斯德把自己因古柯鹼而帶來的不眠狀態，安插進約翰霍普金斯的外科訓練中，把同樣不實際的不眠心態強加在住院醫師的訓練上。這份令人筋疲力竭的訓練程序，以某種形式在美國的醫學院存續至今，也在其影響所及之處，讓許多病人受傷或死亡，可能包括住院醫師本身。聽起來或許像是對犧牲奉獻、拯救生命的年輕醫師和醫療人員做出不公指控，但這是有證據的。

睡眠不足的醫師，對病患和醫師都很危險

　　過去許多醫學院曾要求住院醫師工作三十小時。你可能以為這聽起來不多，因為你自己每週至少工作四十小時。但對住院醫師來說，這三十小時是連續的。更糟的是，他們常必須在一週之內值兩次連續三十小時的班，中間還穿插幾次二十四小時的輪班。

　　這帶來的傷害性後果已得到許多研究。連續工作三十小時的住院醫師，比起連續工作十六小時以下的醫師，犯下的嚴重醫療錯誤提高了36%，包括處方開錯劑量，或把手術器械留在病患體內。再者，比起獲得充分休息的時候，住院醫師在三十小時不睡覺連續工作後，在加護病房的診斷錯誤率高達460%。在整段訓練期間，每五名住院醫師就有一名會犯下與睡眠不足有關的醫療錯誤，對病患造成明顯的傷害。每二十

名住院醫師中，有一名會因為缺乏睡眠而導致病患死亡。目前全美國的醫療系統中有超過十萬名住院醫師正在進行訓練，這表示每年有好幾千人（是某些人的兒子、女兒、丈夫、妻子、父母、祖父母和兄弟姊妹）無謂喪失生命，只因為住院醫師不被允許獲得他們需要的睡眠。當我正在撰寫本章節時，有一份新的報告發現，醫療錯誤是美國第三大死因，僅次於心臟病和癌症。睡眠不足無疑在其中扮演了某種角色。

年輕醫師本身也可能把自己的生命貢獻給死亡統計數據。與獲得適當休息時的謹慎行為比起來，在連續值班三十小時後，筋疲力竭的住院醫師更有可能被皮下注射的針頭刺到自己，或被自己的手術刀切到，因而得到血液傳染疾病的風險提高了 73%。

而最諷刺的一項數據要屬疲勞駕駛。睡眠受到剝奪的住院醫師結束長時間的值班，例如在急診室救助車禍傷患之後，開著自己的車回家，此時由於疲勞導致的車禍風險提高了 168%。結果他們可能就很快回到同一個急診室，只是這次是以車禍受害者的身分進來，而造成車禍的原因是發生了微睡眠。

資深的醫學教授和主治醫師睡眠太少之後，醫療能力同樣會受損。舉例來說，如果你是將接受開刀的病患，而主治醫師在開刀的前一夜沒有至少六小時的睡眠機會，那麼相較於有適量睡眠時，在你身上發生嚴重手術錯誤的風險提升為 170%，這些錯誤包括器官損傷或嚴重出血。

如果你將接受常規手術（非緊急手術），還是應該問你的醫師之前睡了多少覺；如果答案令人不滿意，最好不要進行。不管多少年的行醫經驗，都無法讓一個醫師「學會」克服睡眠不足並發展出復原力。為什麼？大自然花了幾百萬年來策劃並落實這項重要的生理需求，如果以為虛張聲勢、意志力或幾十年經驗就可以讓人豁免於演化的古老需求，實在是一種傲慢；我們已從證據中看到，這種傲慢會以人命為代價。

下次你去醫院看醫師時，記得我們討論過的研究：二十四小時不

眠的人，表現受損的程度和法定的酒醉駕駛程度是一樣的。你能接受，醫院提供的治療自一名在你眼前掏出隨身酒壺、暢飲幾口威士忌，然後在迷茫中進行醫療作業的醫師嗎？我也不能接受。既然如此，為何社會要接受睡眠剝奪下有如賭輪盤般不負責任的醫療照護呢？

現在有這麼多類似的研究發現，為什麼還沒有刺激美國醫療機構負起責任，重新審視住院醫師和主治醫師的工作時程？為什麼我們不把睡眠還給醫師，以避免他們因筋疲力竭而容易犯錯？畢竟最大的目標，是要達到最高品質的醫療照護，不是嗎？

政府基於確鑿的證據，將要以聯邦力量強制執行工作時數限制，對這個威脅，美國畢業後醫學教育評鑑委員會做了調整。第一年的住院醫師必須受到如下限制：一、一週不能工作超過 80 小時（平均仍等於連續七天每天工作 11.5 小時）；二、不能連續工作超過 24 小時；三、每三天才能值一次大夜班。修改後的時程仍遠超過人腦可以理想運作的能力。稀少的睡眠依然持續帶來失誤、錯誤和死亡。隨著研究持續累積，隸屬於美國國家科學院的醫學研究院在一份報告中清楚聲明：連續工作超過十六小時而沒有睡眠，對病患和住院醫師都是危險的。

老派的訓練方法不一定是最好的

你或許注意到我在前一段的用字：「第一年」的住院醫師。這是因為修訂後的規則（在寫這本書之際）只適用在住院醫師訓練的第一年，不包括第一年結束之後。為什麼？因為由權高位重的醫師組成，主宰美國住院醫師訓練體系的精英委員會，也就是美國畢業後醫學教育評鑑委員會聲稱，那些說明睡眠不足構成危險的數據，只來自住院醫師第一年的訓練期間，因此他們認為沒有證據說明住院醫師第二年到第五年的訓練原則有必要重新修訂。彷彿幾個月前證明很脆弱的人，只要通過十二個月的住院醫師訓練，就能夠得到神奇的免疫力，不用再擔心睡眠剝

奪會對造成他們身心效應。

這種根深柢固的老大心態，在以年資和教條為重的階級組織中相當普遍；從我身為熟悉那些研究數據的科學家立場來看，這種心態應該從醫療執行過程中摒除。這類委員會必須對「因為我經歷過睡眠剝奪，你也該如此」的心態有所醒悟，不管在訓練、教學和行醫時都是如此。

當然，醫學機構還搬出其他論證，來正當化老派的睡眠剝奪。最常見的是重提霍斯德的心態：如果不透過令人筋疲力竭的訓練，培養住院醫師會花太久時間，而他們的學習也不會如此有效。那麼，為什麼有一些西歐國家，可以用這樣的時間架構訓練年輕醫師，限制工作時數在每週四十八小時之內，也不用長時間持續不眠？或許這些醫師的訓練就是比較不精良？這樣想也錯了。因為許多西歐國家，例如英國和瑞典，都是名列世界醫療成果前十名的國家，反觀美國主要機構的排名，則在十八到三十二名之間。事實上，美國幾項先驅研究已經顯示，把住院醫師的值班時間限制在十六小時之內，並在下一次值班前有至少八小時休息時間*，那麼嚴重醫療錯誤（定義為對病患造成或可能造成傷害）下降的程度會超過 20%。更進一步，在治療之前，他們的診斷錯誤就已經下降到七分之一至五分之一。

持續現行睡眠不足的醫學訓練法，這種想法其實並沒有獲得證據支持，而這種訓練法傷害了年輕醫師的學習、健康、安全，也傷害了病患。而整個系統持續由老派醫療官員掌控，表現出來的含意正是「我已經決定了，不要拿事實來搗亂」。

....

*　根據這個敘述，如果你以為住院醫師可以有八小時睡眠機會，也不能怪你，不幸的是，事情沒那麼簡單。在這八小時間，住院醫師必須回家、吃東西、和另一半相處、做任何可想做的運動、睡覺、洗澡、以及通勤回到醫院。很難想像在這麼多事之中，可以有五小時以上的闔眼時間。實際上也沒有。最長十二小時的值班時間以及十二小時的休息，才是我們應該為住院醫師和主治醫師爭取的時間。

☾ 原本是完全可避免的災難

更廣泛來說，我覺得，我們這個社會必須破除自己認為睡眠會妨礙生產的負面態度。有一位美國參議員說過的話，正是這種態度的縮影：「我一向厭惡睡眠的必要性。就像死亡，即使是最有權勢的人，在它面前也必須倒下。」這種態度完美涵蓋了現代世界對睡眠的諸多觀感：令人厭惡、氣憤、無力。雖然這位參議員是電視影集「紙牌屋」裡的角色安德伍，但我相信編劇們（或許根據自身經驗）已直指睡眠忽視問題的核心。

悲哀的是，這種忽視已經導致最糟的全球性災難，造成人類歷史的傷口。想想 1986 年 4 月 26 日發生的車諾比核電廠事件。車諾比核災釋放的輻射量，是二次世界大戰兩枚原子彈總輻射量的一百倍。是長時間值班、睡眠不足的操作人員導致錯誤，而發生時間是凌晨一點，實非偶然。核災後的數十年期間，因輻射的長期影響而死亡的人有幾千人，更有幾萬人必須一輩子承受令人虛弱的健康問題，或後續出現的問題。

我們也可以回顧 1989 年 3 月 24 日，埃克森的瓦迪茲號（Exxon Valdez）油輪在阿拉斯加布利礁（Bligh Reef）的擱淺事件，估計漏出的原油有一千萬到四千萬加侖（將近四千萬到一億五千萬公升），散布在附近兩千公里海岸線的範圍。超過五十萬隻海鳥、五千隻海獺、三百隻海豹、兩百隻白頭海鵰以及兩隻虎鯨因而死亡，海岸生態系至今還沒有恢復。初期報導暗示船長在航行時喝醉酒。然而後來發現，船長並沒喝醉，他把指揮權交給三副，而三副在過去四十八小時期間只睡了六小時，導致他犯下這次航行失誤，引發後續災難。

這兩個大規模的悲劇本來是完全可以避免的，本章中所有缺乏睡眠導致的統計數據也是。

第 16 章

二十一世紀的睡眠新願景

運用各種力量改造睡眠

　　如果說，現代人的缺乏睡眠就像一種實施在自我身上的緩慢安樂死，我們能怎麼辦？我在本書中已經勾勒出集體無眠的問題和原因，但有沒有解決辦法？我們該如何改變？

　　對我來說，要處理這個問題，包含兩個階段。首先必須了解，為什麼睡眠不足的問題似乎一直很頑強且難以改變？不加以了解，會導致問題繼續存在並惡化下去。其次，我們必須發展出一種結構化模式，從我們找到的每一個可能著力點，施以有效的改變。沒有一勞永逸的靈丹妙藥存在，畢竟導致整個社會睡眠不足的原因也是多重的。接下來，我將描繪出一幅屬於現代世界的睡眠新願景，可以說是透過各個層級的介入機會，也是逐一改善我們睡眠現況的路線圖，呈現於圖 17。

☾ 結合科技，改善個人睡眠

　　提升個人的睡眠量，可以透過被動和主動方式達成，主動方式需要個人主動下功夫，相較而言，被動方式更為理想，因為不需要個人特別費力。

圖 17：改善睡眠的介入層級

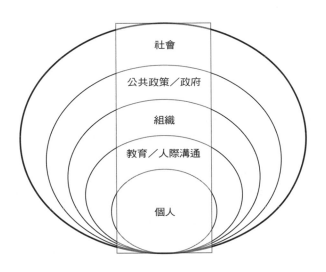

以下是幾種可望實現的可能性，這些方法可以改善睡眠量和睡眠品質，都已受到科學證據的支持。

科技產品入侵居家和臥室，奪去我們珍貴的睡眠；我輩研究者大多如此主張，我也同意。本書討論過的證據，例如科技產品在夜間散放LED 光的有害效應，就是一例。科學家因此呼籲數位科技要和睡眠保持距離，在這個日益數位化的世界中，還給睡眠原本的型態。

然而對這一點，我卻持反對態度。是的，在重返規律充足睡眠的意義上，睡眠的未來應該要回到過去，例如像一百年前那樣。但我認為與科技切割，甚至戰鬥，卻是錯的。從某方面來說，這場戰鬥正在節節敗退，我們不可能把科技的精靈塞回瓶子裡，而且也不需要。相反的，這應是我們可以利用的強大工具。我很確信，在未來三五年內，就會有價格合理且可以精確測量個人睡眠和近日節律的設備出現。屆時我們就可以把這類睡眠追蹤裝置納入睡眠的一部分，並和智慧家庭系統結合，調控環境溫度和燈光等。在我寫作的當下，已經有人開始做這樣的嘗試。

配合個人自然節律，調控臥室溫度

如此一來便展開了兩項令人興奮的可能發展。首先，這樣的工具可以比對各個臥室主人的睡眠狀態和溫度計測得的臥室溫度。睡眠追蹤裝置可以計算出臥室主人的生物生理狀態（當一個房間住有兩人以上時，可以利用平均值），再透過一般的機器學習演算法，經過一段時間後，就可讓家中的智慧控溫器學會每間臥室主人所需的最佳溫度。當然晚上睡得好不好，受許多不同因素影響，但溫度確實是其中之一。

不只如此，我們還可以規劃一種程式，讓夜間的溫度順應自然節律起伏，與每個人身體預期的環境溫度協調一致，而不是如同目前多數住宅和公寓的固定溫度設定。假以時日，我們可以揮別多數家庭永遠不變、沒有助益的恆溫環境，聰明配合不同臥室主人的近日節律，量身定做睡眠溫度環境。這樣的改變不需要個人的努力，就可以加速啟動睡眠，提升睡眠總時數，甚至加深全家人非快速動眼睡眠的品質（如第13 章討論過的）。

把 LED 燈光變成解決方案

第二種被動方法和電燈有關。多數人在夜晚接受過量光照，尤其是數位產品散發的藍色 LED 光，阻礙褪黑激素的釋放，使睡眠時間延後。如果我們能把這個問題變成解決方法呢？很快的，我們將能夠為LED 燈泡加上濾光功能，可以變化調整燈光的波長，只要一枚燈泡，就能包辦對褪黑激素較不具傷害性的溫暖黃光，到有力抑制褪黑激素的強烈藍光。

我們可以在居家環境全面改裝這樣的新式燈泡，所有燈泡都與智慧家庭系統相聯，再配合可以準確評估個人生物節律的睡眠追蹤裝置，這種燈泡（甚至其他可以聯網的 LED 螢幕裝置，如平版電腦）便可以得到指令，隨著夜晚的進展，根據個人（或多人平均值）的自然睡眠和

清醒模式，讓家中的有害藍光逐漸減弱。甚至當一個人在不同房間移動時，適當的變化也可即時達成。同樣的，當一個房間內不只一個人時，智慧系統也可以快速根據眾人生物生理狀況的平均值來做調整。如此一來，透過可穿戴裝置把使用者的腦和身體狀態翻譯給智慧家庭網路，便可以協同調整光源，幫助褪黑激素的釋放（而非阻礙釋放），達到適合個人或所有人的最佳睡眠調整。這是一種個人化的睡眠醫療願景。

到了早晨，上述過程可以逆轉。現在可以讓室內環境充滿強有力的藍光，讓殘餘的褪黑激素消失。這會幫助我們更快醒來，更為清醒，每天早晨也更加清爽愉快。

如果有需要，我們甚至可以運用這套光源調控系統，在生物學上合理的範圍內，稍微改變一個人的睡眠節律（提前或延遲三十到四十分鐘以內），藉此逐漸把節律調得更早或更晚。舉例而言，如果你在星期三有一場特別早的會議，這個設備可以和你的線上行事曆同步，從星期一開始逐漸調移你的近日節律，把上床和起床時間稍微提前。如此一來，你星期三特別早起時就不會那麼痛苦，也不會對你的大腦和身體造成那麼多生物學上的折磨。這也可以幫助需要調整時差的人，而且只要透過散發 LED 光的個人攜帶式設備即可達成，像是手機、平板電腦、筆記型電腦。

事情還不止於居家環境或偶爾才經歷一次的時差。在車上也可以採用同樣的光線調節方法，幫助調整早晨通勤時的警覺程度。疲勞駕駛導致的事故，在早上（尤其是清晨）的發生率很高。何不讓清晨上班旅程的駕駛座上充滿藍光？當然亮度必須控制在不至於影響駕駛人或其他用路人的程度，但從第 13 章中，我們已經知道並不需要太多的光，就可以達到抑制褪黑激素釋放的效果，提升清醒程度。在這類問題最嚴重的高緯度地區，這個方法在冬天早晨會特別有幫助。在工作場所，幸運擁有自己辦公室的人，可以透過同樣的原理，配合辦公室使用者把光

照節律個人化。但即使是小隔間辦公桌，情況其實和車中駕駛座相去不遠，光線變化也可以做個人化的調節。

NASA 的燈泡讓太空人一夜好眠

這類改變實際上有多少助益，還需要驗證，但我可以告訴你來自 NASA 的一些數據（我自己在職業生涯早期，曾與他們進行過睡眠相關研究），我在前面提過他們十分在乎睡眠。國際太空站上的太空人大約以每小時兩萬八千公里的速度橫越太空，而且每九十到一百分鐘就繞地球一圈，因此他們經歷的是五十分鐘左右的「白天」與五十分鐘的「夜晚」。雖然太空人因此可以每二十四小時便欣賞到十六次日出與日落，卻徹底破壞他們睡眠與清醒的節律，造成嚴重的失眠和想嗜睡問題。

我們在地球上工作時犯了個錯誤，或許會被老闆斥責，但在真空世界漂浮的一個金屬容器中，置身於價值數億美元的任務和設備之間，一旦犯錯，後果絕對會更加嚴重許多許多倍。

為了對付這個問題，NASA 在幾年前開始與大型電機公司合作，發展我前面描述的特殊燈泡。這種燈泡要安裝在太空站中，讓太空人沐浴在更像地球的二十四小時明暗週期中。隨著規律調控的環境光線，太空人的褪黑激素節律及睡眠節律變得非常規律，因此由疲勞導致的操作錯誤減少了。我必須承認的是，目前這種燈泡的發展成本，一顆約為三十萬美元。但現在有許多公司努力研發，試圖以相對非常便宜的成本製造這類燈泡。就在我寫到這裡時，第一代燈泡正要問市。當這種燈泡的價格能與標準燈泡競爭時，更多的可能性就會成真了。

知識就是力量，雖然還不夠

較主動的方法則需要每個人積極改變，因而會較難推動，由於人的習慣一旦養成，實在很難改變。試想你每年新年的自我期許，有哪些

真的做到了？決定今年不再大吃大喝、要規律運動或戒菸，都是我們為了維持健康而期許自己做到的改變，卻幾乎沒有真正實現過。我們持續睡得太少，或許也是類似的情況。不過，我對幾個主動的方法抱以樂觀態度。

透過書籍、有趣的演講或電視節目對大眾進行睡眠教育，可以幫助我們對抗睡眠缺乏。我每學期都開一門睡眠科學課，教四百到五百名大學生，因此有親身體驗。我的學生在學期初和學期末都要填寫不具名的睡眠調查，經過一學期的課程後，他們呈現出的每晚睡眠量增加了四十二分鐘。聽起來不算什麼，卻相當於每週多了五小時，或每學期增加了七十五小時。

但是這還不夠。我相信這些學生有很大一部分，在第二年會復回到較短而不健康的睡眠習慣。就像光是講述垃圾食物導致肥胖的科學證據，並無法讓人捨棄餅乾，選擇青花菜。知識本身是不夠的，需要更進一步的方法。

眼見為憑：看見自己的數據

有一種做法已經獲得證實，可以把健康的新習慣轉變為長久的生活方式，就是看見你自己的數據。心血管疾病的研究是一個好例子。如果病患擁有工具，可以自己在家中追蹤運動獲得的生理健康改善，例如運動期間同時監測血壓、在節食期間同時記錄身體質量指數、或在戒菸時同時用肺功能檢測工具來記錄肺活量，則有更高比例的人會持續執行這些計畫。一年後，甚至五年後再做追蹤，也發現有比較多人維持這些正向的生活方式和行為。這種自我量化，符合俗諺說的「眼見為憑」，可以確保我們長期遵從健康的習慣。

現在，能夠準確追蹤睡眠狀態的可穿戴數位裝置正在快速發展，因此我們也可以把自我量化的方法應用到睡眠上。智慧型手機可以作為

蒐集個人各種健康數據的中心，這些數據包括身體活動（例如走路的步數和運動強度）、接受到的光照量、溫度、心跳、體重、食物、工作生產力或心情等。我們可以讓每個人親眼看到，自己的睡眠會是身心健康的預測因子。如果你穿戴這樣的裝置，很有可能會發現，在睡得較飽的隔天，自己會吃得比較少、也吃得比較健康；感到頭腦比較靈活、心情比較輕鬆、也比較積極樂觀；人際之間的互動比較順利；在較短時間完成較多工作。更進一步，你會發現，在一年之中睡比較多的月份，也比較少生病；你的體重、血壓、吃藥量都減少了；你的親密關係或婚姻滿意度，連帶的包括性生活都變得更好。

這樣的正向觀察，逐日逐月，終至逐年下來，所產生的推力可以扭轉許多人對睡眠的忽視，進而改善睡眠。我不會天真到以為這樣就會造成徹底的改變，但即使你的睡眠量每晚只增加了十五到二十分鐘，科學指出這已足以對壽命帶來顯著改變，而且可為全球經濟省下好幾兆美元，這裡就舉兩個好處。這很有可能是未來我們從「疾病照護」轉變為「健康照護」的最重要因子。疾病照護即治療，也就是我們現在正在做的；健康照護則是預防，目標是避免需要用到治療。預防遠勝於治療，而且長期下來節省的花費也很可觀。

預測分析：從現況預測未來

再更進一步，如果我們能夠從「分析」的方法（即這是你過去／現在的睡眠、這是你過去／現在的體重），改變為具前瞻性的「預測分析」（predictalytics）方法，又會如何？讓我用吸菸的例子來說明。有人設計了一種預測分析 app，讓使用者一開始先用智慧型手機拍一張自己臉部的照片，然後這個 app 會問你平均一天抽幾根菸。根據吸菸如何影響外在健康特徵的科學了解，這些特徵包括眼袋、皺紋、牛皮癬、落髮、黃牙等，這個 app 預測你如果維持相同的吸煙量，在一年、兩年、

五年、十年後，你的臉會變成什麼樣子。

　　同樣的方法可以應用在睡眠上，但包含更多層次：不只是外顯的模樣，還有內在的腦和身體健康狀況。例如，我們可以顯示，如果有人持續睡這麼少，那麼他們罹患阿茲海默症或某些癌症等疾病的風險（雖然不是決定性的）會如何升高。如果持續忽略睡眠，男性還可以看到睪丸縮小或睪固酮濃度下降的變化。相似的預測，也可以用來顯示體重增加、糖尿病或免疫力降低及感染的風險。

　　另一個例子，是根據個人前一週的睡眠量，來預測他們是否需要注射流感疫苗。你還記得第 8 章中談過，在注射流感疫苗前一週，如果每晚只睡四到六小時，產生的抗體反應只有所需的一半，而七小時或更長的睡眠會得到強有力的完整免疫反應。這裡的目標，是把個人即時睡眠情況與健康照護提供者及醫院結合起來，每週更新。透過提醒功能，軟體可以判定個人應該注射流感疫苗的最佳時機，使得預防接種達到最大效果。

　　免疫力的提升不僅作用在個人身上，還包括整個社群，因為這種方法可以發展出更好的「群體免疫效益」。很少人了解到，美國每年耗在流行性感冒的財政金額約為一千億美元（其中一百億美元是直接費用，九百億美元是工作生產力的損失）。即使這個軟體方案只稍微降低了流感的感染率，但因為能夠節省住院病人和門診病人對醫院的負擔，進而提升預防注射的效益，最後可以省下好幾億美元。由於避免了流感季節生病和請假的生產力損失，企業與整體經濟還可以省下更多錢（有數十億美元的潛力），並能補貼相關成本。

　　我們可以把這種方法放大到全球實施：只要有免疫接種和追蹤個人睡眠可能性的地方，就有機會讓健康照護系統、政府和企業省下大筆經費，而這背後的推動力都是為了提升人類生活的健康。

☪ 推廣睡眠教育

　　過去五週，我對美國及故鄉英國的同事、朋友、家人進行了一項非正式調查。調查對象還包括西班牙、希臘、澳洲、德國、以色列、日本、南韓和加拿大的朋友和同事。

　　我問他們，在成長過程中，從學校接受到什麼樣的健康教育。是否包含關於飲食健康的說明？ 98% 的人說是，而且許多人仍然記得部分細節（即使有些飲食建議現在已經改變）。他們是否有接受到關於毒品、酒精、安全性行為、生育健康等方面的指導？ 87% 的人說是。運動的重要是否在他們學校生活的某個階段留下印象，或者是否每週都規定要上體育課？是的，百分之百的人都確認這一點。

　　這不能算是科學資料集，但仍讓我們看到，某種形式的飲食、運動、健康相關的教育，似乎是世界教育計畫的一部分，已開發國家的多數兒童都會接受到這些教育。

　　當我問這群多樣性這麼高的人，他們是否曾接受過有關睡眠的教育？得到的答案同樣非常一致，只是方向相反，接受到任何有關睡眠的教材或資訊的人是 0%。即使有些人描述了健康教育的內容，裡面卻沒有提到任何睡眠對身心健康的重要性。如果這些人具有代表性，就表示睡眠在兒童的教育中完全沒有地位。一代又一代，年輕心靈仍然對於睡眠不足的立即危險和長期傷害完全無知，而我認為這實在是個錯誤。

　　我十分願意與世界衛生組織合作，發展一套簡易的教學模組，可以在世界各地的學校實施。它可以根據不同年齡而有多樣化的形式，例如可以從網路上的卡通短片，實體桌遊或數位遊戲（甚至可以透過遊戲的參與，讓世界各地的人結交睡眠網友），或者幫助你探索睡眠祕密的數位媒體。選項有很多，都很容易在不同國家和文化間轉譯。

　　目標則是雙重的：首先改變這些兒童的生命，然後，藉由提升睡

眠意識和睡眠習慣，讓他們在未來把健康睡眠的價值再傳給自己的小
孩。如此一來，我們可以開啟重視睡眠的世代傳承，一代代接續下去，
就像禮節和道德感的傳承一樣。從醫學上而言，未來的世代不只能夠享
受較長的壽命，更重要的是擁有更長的健康壽命，免除我們已知由於長
期睡眠不足而導致（不只是有關聯）的中老年疾病。這種睡眠教育所需
的成本，相對於我們目前為全球睡眠缺乏付出的花費，只占很小的比
例。如果你是某個機構、企業或個人慈善家，有興趣幫助這份願望和想
法實現，非常歡迎與我聯繫。

☾ 組織中的睡眠改造

讓我提供三個不同的例子，來看我們如何在工作場域和重要產業
達成睡眠改造。

睡眠獎勵系統

第一是針對工作場所的員工。保險公司巨頭美國安泰保險有將近
五萬名員工，他們建立了多睡覺可以獲得獎勵的途徑，藉由得到認證的
睡眠追蹤裝置，以這些裝置蒐集的資料為評判標準。正如安泰執行長
貝托里尼（Mark Bertolini）所說：「在工作現場能夠專心、做出更好的決
定，對我們公司的基本面是非常重要的。」他更進一步表示：「如果你
昏昏欲睡，就無法隨時反應。」他們的員工如果能連續二十晚都睡七小
時以上，可以得到每晚二十五美元的嘉獎，直到總數達五百美元為止。

有些人或許會對貝托里尼的獎勵系統嗤之以鼻，但培養一種照顧
員工整個人生（不管白天或夜晚）的職場新文化，不僅是仁慈的展現，
在財務上也是審慎的做法。貝托里尼似乎明白，公司從睡眠充足的員工
身上得到的淨收益是可觀的。對睡眠的投資會以各種形式得到回報，

包括生產力、創造力、對工作的熱情、精力、效率，更不用說覺得快樂了，讓人想要在你的公司持續工作效力，這些都是不容否認的。貝托里尼的智慧有著實務面的肯定，超越了常見的錯誤觀念：在用完即丟的模式下，每日壓榨員工十六到十八小時。這只會讓他們消磨掉生產力、病假天數增加，且士氣低落、流動率高。

我全心贊同貝托里尼的想法，不過我自己會稍加修改。與其提供經濟上的獎勵，我們可以改為提供休假，或把休假作為選擇之一。比起少量的額外津貼，許多人更看重休假時間。我會建議一種「睡眠點數系統」，讓睡眠時間可以交換經濟獎勵或休假日數。不過至少會有一項附帶條件：睡眠點數系統不單純以一週或一個月的總時數來計算。正如我們已經學到的，持續睡眠對於身心健康是一樣重要的，也就是每晚規律擁有七到九小時睡眠機會，沒有週間的睡眠債和週末的試圖補償。因此，你的「睡眠點數評分」會把睡眠總量和逐夜睡眠的持續性一起計算進去。

患有失眠的人不需要被懲罰。這種規律睡眠追蹤的方法反而可以幫助他們找出問題所在，還可以透過智慧型手機來實行認知行為治療。治療失眠症也可以成為獎勵系統的一部分，更加提升個人健康和生產力、創造力，並使企業更成功。

工作時間更有彈性

第二種改造想法與有彈性的工作排班有關。相對於較為固定的時間限制（如典型的朝九晚五），公司需要採用更有彈性的工作時間，形狀類似壓扁的倒 U 形。每個人必須在核心時段出現，例如中午十二點到下午三點，進行最重要的互動交流。然而在這段時間的前後兩側，則採取有彈性的做法，適應每個人的作息類型。

夜貓子型的人可以較晚（如中午）進入公司，持續工作到入夜，讓

體力和精神都可以發揮在工作上。早鳥型的人則可以早來早走，不用經歷「標準」工作時間的最後幾小時，由於想睡而導致工作效率不佳。這麼做還有其他方面的好處，例如尖峰時間的交通，不管早晨或傍晚都可以紓解。省下的間接成本，如時間、金錢、壓力等，將不容小覷。

　　或許你的工作場所已經給予某種程度的彈性。然而在我的顧問經驗裡，或許這種機會曾被提出，但很少會被欣然接受，特別是在管理者和領導者的眼裡。阻礙更佳工作習慣（也就是聰明睡眠）的各種路障中，最難突破的似乎是教條和心態。

翻轉醫療照護中的睡眠觀念

　　從組織層次改變睡眠的第三個想法，與醫療有關。正如我們亟需把更多睡眠注入住院醫師的工作表，我們也需要重新徹底思考如何把睡眠納入病患的照護中。我可以用兩個具體的例子來說明這個想法。

例一：讓病人睡得更好

　　當你睡得愈少，或睡眠愈片段化時，對各種疼痛會愈敏感。人們最常經驗到持續明顯疼痛的地方，往往也是最難得到良好睡眠的地方：醫院。如果你不幸必須在醫院過夜，即使只有一晚，就會了解醫院之難睡。這個問題在加護病房加倍嚴重，病情最嚴重的人（也就是最需要睡眠幫助的人）在那裡接受照護，但四周設備發出不止息的嗶嗶聲和嗡嗡聲、零落的警告音，還有頻繁的檢查，都讓病人無法得到充分休息或大量睡眠。

　　對住院病房的職業健康研究顯示，噪音的分貝數相當於餐廳或酒吧，而且一天二十四小時持續。研究發現，有 50% 到 80% 的加護病房警示聲其實是不必要的，或是工作人員可以忽略的。更令人沮喪的是，對病人的試驗和檢查，並非都是必須在一定時間執行的，然而這些檢驗

大多不管病人是否在睡覺仍得執行，時間常在下午病人自然午睡時，或一大早病人總算進入較實在的睡眠階段時。

難怪綜觀心臟、內科和外科加護病房的研究，都一致顯示病人睡眠狀況很差。病人受到吵雜和陌生的加護病房環境影響，必須花更久時間才能啟動睡眠，中間又會反覆醒來，深度較淺，整體的快速動眼睡眠也較少。更糟的是，和客觀數據比起來，醫師和護理師總是高估加護病房病人的睡眠時間。總的來說，醫院中病患的睡眠環境及睡眠量完全違反他們康復所需。

這是可以解決的。應該要能設計一種醫療照護系統，把病患的睡眠視為照護的核心，或至少給予相當的重視。在我自己的研究中，我們發現人腦中與疼痛有關的部位，在一夜的睡眠剝奪後，對令人不愉快的溫度刺激（當然不到造成傷害的程度）的敏感度提高 42%，這是相較於完整健康的八小時睡眠而言。值得注意的有趣事實是，這些與疼痛相關的腦區，和麻醉藥（例如嗎啡）作用的區域是相同的。睡眠似乎是天然的鎮痛劑，缺乏睡眠時，腦會更劇烈的感受疼痛，當然也會更強烈的被這個人感覺到。順帶一提，嗎啡並不是理想的藥物，它有嚴重的安全問題，像是呼吸停止、依賴性、戒斷症狀，還有十分難受的副作用，包括噁心、失去食慾、冷汗、皮膚搔癢、以及泌尿和膀胱問題，更不用它說是一種妨礙自然睡眠的鎮靜劑。嗎啡也會改變其他藥物的作用，導致不良的交互效應。

從現在已經相當多的科學研究來推論，我們應該能夠透過睡眠條件的提升，來降低醫院中麻醉劑的使用。這又能降低安全風險、減輕副作用的嚴重程度、減少潛在的藥物交互效應。

改善病患的睡眠條件，不只可以減少藥物劑量，也可以提升病患的免疫系統。住院病人因此可以更有效的對抗發炎，加速術後的傷口癒合。復原速度加快，也表示住院時間可以縮短，減少健康照護開支，以

及降低健康保險費率。沒有人願意在醫院待超過必要的時間，院方的行政人員也有同樣看法，而睡眠都可以幫上忙。

改善睡眠的解決方法不一定很複雜，有些方法很簡單也很便宜，且效果立即可見。我們可以從移除任何對病患非必要的設備和警告聲開始。其次，我們必須教育醫師、護理師、醫療行政人員關於良好睡眠的健康利益，幫助他們了解病人的睡眠必須受到重視。我們也可以在入院的標準表格中詢問病人平時的睡眠時間表，然後盡可能依據他們習慣的睡眠和清醒節律，來安排評估和測試的時間。如果我自然起床的時間是早上七點四十五分，當我在盲腸手術後復原期間，當然不想在早上六點半被吵起來。

還有其他簡單的做法嗎？當病患抵達病房時，提供他們耳塞和眼罩，就像長程飛行時航空公司贈送的旅行組。在夜晚使用非 LED 光源的較暗光線，白天使用亮光，這樣可以幫助病患維持強烈的近日節律和睡眠與清醒規律。這些做法都不昂貴，大部分都是明天就可以做到的，而每一樣都可以明顯對病患的睡眠有好處，我非常確定。

例二：改變早產兒病房的燈光

要維持早產兒的生命和健康，是個充滿危險的挑戰。體溫不穩定、呼吸窘迫、體重減輕、高感染率都可能導致心臟不穩定、神經發育障礙，以及死亡。在生命未成熟的這個階段，嬰兒原本應該要不分晝夜，把大部分時間都花在睡覺。然而，在多數新生兒加護病房，明亮的燈光經常徹夜不熄，白天時來自天花板的強烈光源又會穿透嬰兒薄薄的眼皮。想像一天二十四小時都要試著在強光下睡覺，難怪嬰兒在這樣的條件下通常會睡眠不正常。在此值得重申睡眠剝奪對人類和大鼠的影響：無法維持核心體溫、心血管壓力變大、抑制呼吸，以及免疫系統崩潰。

我們何不以讓嬰兒獲得最大睡眠量為目標，來設計新生兒加護病

房和照護系統，利用大自然已經完美發展的睡眠當作救命工具？就在過去幾個月，我們在幾個新生兒加護病房的初步研究有了如下發現：在白天調暗燈光、晚上近乎全暗的條件下，嬰兒睡眠的穩定性、時間和品質都提升了。因此，相較於睡眠未得到優先考量的早產兒，睡眠充足的早產兒體重高出 50% 到 60%，也觀察到明顯較高的血氧濃度。更棒的是，這些睡得好的早產兒，可以提早五週出院！

在未開發國家實行這個策略，並不用花大錢改變照明，只要加上一層深色的塑膠片就可以，費用不到一美元，但會有明顯的減光效益，使得嬰兒的睡眠穩定、得到加強。即使是簡單到睡覺前幫你的寶寶洗澡（但不是在深夜，我看過有人這樣做），也能夠促進好眠。這些是可以在全球的方法。

我必須補充，我們需要以類似的有效方法，讓睡眠在世界各地的小兒科病房成為兒童的優先考量。

☽ 公共政策和社會的改變

在社會這個最高層次，我們需要更有力的公共活動，給予大眾睡眠教育。比起舉辦數不清的活動，喚醒大眾對於毒品或酒駕事故的意識，我們只花了在整個大眾運輸安全預算中的一丁點，來警告人們疲勞駕駛的危險。事實上，疲勞駕駛造成更多車禍，超過喝酒或吸毒引起的車禍，而且死亡率更高。政府如果向大眾宣導，每年可以挽救數十萬條生命。經費來源很簡單，就是減少疲勞駕駛意外而省下的健康照護和急救服務費用。對個人來說，當然也會幫助降低健康保險和行車保險費率。

起訴疲勞駕駛，是另一個可以著手之處。美國有些州對睡眠剝奪相關的行車致死是會判刑的，不過這當然比血液酒精濃度更難判定。基於我自己與幾個汽車大廠的合作，我可以告訴各位，不久我們便會有車

內的智慧科技，可以從駕駛的反應、眼睛、駕駛行為、車禍的型態，幫助了解典型疲勞駕駛車禍的「特徵」。這些科技再結合個人歷史（特別是當睡眠追蹤裝置變得更為普及時），我們便有可能發展出測量睡眠剝奪的設備，就類似酒測設備一樣。

我知道有一些人並不喜歡聽到這樣的消息。但是如果你曾因疲勞駕駛事故而失去所愛的人，你就不會如此。幸運的是，汽車的半自動駕駛功能也可以幫助我們避免這樣的問題。汽車可以運用同樣的疲勞特徵來提升監視能力，必要時，可以把人類駕駛手中的掌控權，挪一些給自動駕駛功能。

從最高層次改變整個社會，既不是件小事，也不容易。然而我們可以借用其他健康領域已經獲得成功的方法，來改善整個社會的睡眠狀態。我在此只提出一個例子。

在美國，如果你加入健身房，許多健康保險公司會提供保險優惠。試想增加睡眠量的好處，我們何不制定類似的獎勵系統，來促進更多更穩定的睡眠？健康保險公司可以先審核市售常用的睡眠追蹤裝置，而你作為投保人，可以把自己的睡眠信用分數上傳到健康照護提供者的資料庫中。根據按比例的層級系統，以及根據不同年齡層所設定的合理門檻，你會發現睡眠信用提高時，保費會變低，而且是每月變動的。像運動一樣，這也能幫助提升社會整體的健康，降低健康照護的花費，讓人們擁有更長的壽命和更健康的生活。

即使個人付出的保費較低，健康保險公司仍會有獲利，因為投保人的醫療花費會顯著減少，而讓保險公司得到較高的利潤。這是多贏的局面。當然，就像健身房的會員，有些人一開始會興致勃勃加以利用，後來就中斷，而有些人會想辦法欺瞞這套準確的睡眠評估系統。然而，即使睡眠量真正提升的人只有 50% 到 60%，也能省下數千萬到數億美元的醫療費用，更不用說能挽救數十萬人的生命了。

☾ 樂觀看待睡眠的前景

　　我希望這趟思想之旅能夠傳達出一些樂觀的訊息，而不是媒體在報導健康議題時常見的世界末日式誇張渲染。不過，在此之上，我更希望這些想法能夠拋磚引玉，實際引發你找出對自己更好的睡眠方法，或許，你們之中有些人還能因此創造出收益性或公益性的新事業。

睡，還是不睡？

這是個好問題

　　儘管演化已經花了三百四十萬年的時間，使睡眠服務生命的功能臻於完美，但在短短一百年間，人類開始拋棄對於充足睡眠的需求，而這種需求是生物不可或缺的。結果，全球工業化國家對睡眠的摒棄，對我們的健康、預期壽命、安全、生產力和下一代的教育，都產生災難性的衝擊。

　　睡眠缺乏在眾人忽視下暗地流行，成了二十一世紀已開發國家最大的公共衛生挑戰。如果我們想要擺脫忽視睡眠的窒息套索、連帶的死亡風險、以及它所招致的健康衰退，那麼我們在個人、文化、專業和社會層面，都必須徹底改變對於睡眠的認知。

　　我相信現在正是時候，重新主張我們有權擁有完整的睡眠，無須感到羞愧，也不要理會懶惰的無謂指謫。取回完整睡眠，健康與活力的泉源便可以透過各種生物途徑和我們重逢。然後我們或許會想起白天真正清醒的感覺，同時享受生命最深刻的充實感受。

附 錄

健康睡眠的十二項守則[*]

1. 遵守規律的睡眠時間。每天同一時間上床，同一時間起床。人是會按照習慣行事的生物，一旦養成睡眠規律，就很難調整改變。週末睡得較晚，並不能完全補償週間的睡眠缺乏，也會造成星期一早上更難早起。設定鬧鈴，提醒自己上床睡覺。我們常為起床時間設鬧鈴，卻沒有定時睡覺。如果十二項守則中你只能遵守一項，就是這一項了。

2. 運動好處多多，但是不能太晚運動。盡量每天運動至少三十分鐘，但要在睡前二至三小時前結束。

3. 遠離咖啡因和尼古丁。咖啡因是一種興奮劑，在咖啡、可樂、某些茶飲和巧克力中都有，它的效果可能要八小時才會完全退去，因此傍晚的一杯咖啡會讓你晚上難以入眠。尼古丁也是一種興奮劑，常使吸菸的人睡得很淺。另外，戒除尼古丁時，吸菸的人早上常會太早醒來。

....

* 這份睡眠守則來自 *NIH Medline Plus* (Internet). Bethesda, MD: National Library of Medicine (US); summer 2012. Tips for Getting a Good Night's Sleep. Available from https://www.nlm.nih.gov/medlineplus/magazine/issues/summer12/articles/summer12pg20.html.

4. 避免睡前飲酒。睡前小酌或許會讓你放鬆，但喝太多會使你缺少快速動眼睡眠，讓睡眠較淺。大量飲酒也可能造成夜間的呼吸問題。當酒精的作用在體內逐漸消耗掉後，也比較容易讓你在半夜醒來。

5. 避免太晚吃大餐、喝太多飲料。輕食沒問題，但食物分量較多時會造成不消化，干擾睡眠。晚上喝太多飲料會導致夜裡必須常醒來上廁所。

6. 可能的話，不要服用會延後或干擾睡眠的藥物。有一些心臟、血壓或氣喘方面常用的處方藥，以及咳嗽、感冒或過敏的非處方藥和草藥，有可能干擾睡眠模式。如果你有睡眠方面的困擾，可以告訴你的醫師或藥師，確認你正在服用的藥物是否和睡不好有關，也可以詢問你的藥是否可在白天或晚上較早時服用。

7. 不要在下午三點之後睡午覺。午睡可以補充睡眠不足，但太晚睡午覺的話，可能會讓晚上更難入睡。

8. 睡前要放鬆。不要把事情安排得太滿，讓你在睡覺前沒有機會放鬆。可以安排一些輕鬆的活動，例如閱讀或聽音樂，作為睡覺前的習慣。

9. 睡前泡個熱水澡。泡完澡後體溫會降低，可以幫助你覺得想睡，泡澡也會幫助你身心舒緩放鬆，更易於入睡。

10. 臥室要黑暗、稍涼、沒有電子產品。把任何可能打擾你睡眠的東西從臥室移走，包括噪音、明亮的光線、不舒服的床、過高的溫度。臥室偏涼可以讓你睡得更好。電視、行動電話或電腦都會造成干擾，剝奪你的睡眠。舒服的床墊和枕頭可以幫你好睡。失眠的人常會盯著鐘看，因此要避免鐘面出現在視線所及之處，以免試著入睡時還在擔心時間。

11. 適當晒太陽。日光是調節每天睡眠規律的關鍵。試著每天在戶外至少晒三十分鐘的日光。如果可能的話，黎明即起，或在早上使用亮

度非常高的光源。如果你有難以入睡的問題，睡眠專家建議應該在早晨晒一小時的陽光，並在睡覺之前把室內燈光調暗。

12. 不要醒著而仍躺在床上。如果你上床後二十分鐘仍然醒著，或開始覺得擔心或焦慮，最好起床做些輕鬆的活動，直到睡意產生。無法入睡的焦慮，會讓人更難入睡。

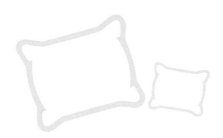

致謝

本書的完成，要感謝眾多睡眠科學家和我自己實驗室學生的驚人奉獻。如果沒有他們令人敬佩的努力，本書只會是一本毫無內容的薄書。不過，在科學發現上，科學家和年輕研究者只占成果的一半功勞。研究對象和病人的參與，才讓重大的科學突破得以實現。我對這些人士致上最深的謝意。謝謝你們。

本書得以成形，還要感謝三方面的協助。首先是 Scribner 出版社，他們相信這本書，相信這本書意圖改變社會的遠大任務。其次是兩位幹練、鼓舞人心且堅守崗位的編輯，威爾奇（Shannon Welch）和貝爾登（Kathryn Belden）。第三是我傑出的經紀人、寫作上的良師益友，也是無時不在的文學指引明燈班奈特（Tina Bennett）。我只希望這本書不會辜負你們給予我和本書的一切。

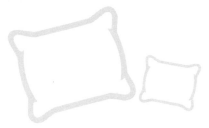

圖片出處

除下列圖片之外，其餘皆由作者提供。

圖 3：改繪自 Noever, R., J. Cronise, and R. A. Relwani. 1995. *Using spider-web patterns to determine toxicity*. NASA Tech Briefs 19(4):82.

圖 9：改繪自 https://www.ncbi.nlm.nih.gov/pmc/articles/PMC2767184/figure/F1/.

圖 10：改繪自 http://journals.lww.com/pedorthopaedics/Abstract/2014/03000/Chronic_Lack_of_Sleep_is_Associated_With_Increased.1.aspx.

圖 11：改繪自 http://www.cbssports.com/nba/news/in-multi-billion-dollar-business-of-nba-sleep-is-the-biggest-debt/；來源：https://jawbone.com/blog/mvp-andre-iguodala-improved-game/.

圖 12：改繪自 https://aaafoundation.org/wp-content/uploads/2017/12/AcuteSleepDeprivationCrashRisk.pdf

圖 15：改繪自 https://bmjopen.bmj.com/content/2/1/e000850.full.

圖 16：改繪自 http://www.rand.org/content/dam/rand/pubs/research_reports/RR1700/RR1791/RAND_RR1791.pdf.

科學天地 164A

為什麼要睡覺？
睡出健康與學習力、夢出創意的新科學

Why We Sleep
The New Science of Sleep and Dreams

原著 —— 沃克（Matthew Walker）
譯者 —— 姚若潔
科學天地叢書顧問群 —— 林和、牟中原、李國偉、周成功

副社長兼總編輯 —— 吳佩穎
編輯顧問 —— 林榮崧
責任編輯 —— 徐仕美
封面設計暨美術編輯 —— 江儀玲

出版者 —— 遠見天下文化出版股份有限公司
創辦人 —— 高希均、王力行
遠見・天下文化 事業群榮譽董事長 —— 高希均
遠見・天下文化 事業群董事長 —— 王力行
天下文化社長 —— 王力行
天下文化總經理 —— 鄧瑋羚
國際事務開發部兼版權中心總監 —— 潘欣
法律顧問 —— 理律法律事務所陳長文律師
著作權顧問 —— 魏啟翔律師
社址 —— 臺北市 104 松江路 93 巷 1 號 2 樓
讀者服務專線 —— 02-2662-0012 | 傳真 —— 02-2662-0007；02-2662-0009
電子郵件信箱 —— cwpc@cwgv.com.tw
直接郵撥帳號 —— 1326703-6 號　遠見天下文化出版股份有限公司

排版廠 —— 極翔企業有限公司
製版廠 —— 中原造像股份有限公司
印刷廠 —— 中原造像股份有限公司
裝訂廠 —— 中原造像股份有限公司
登記證 —— 局版台業字第 2517 號
總經銷 —— 大和書報圖書股份有限公司　電話／ 02-8990-2588
出版日期 —— 2019 年 1 月 31 日第一版第 1 次印行
　　　　　　2024 年 9 月 23 日第二版第 6 次印行

國家圖書館出版品預行編目 (CIP) 資料

為什麼要睡覺？：睡出健康與學習力、夢
出創意的新科學 / 沃克 (Matthew Walker)
著；姚若潔譯 . -- 第一版 . -- 臺北市：遠見天
下文化, 2019.01
面；　公分 . --（科學天地；164）
譯　自：Why we sleep : the new science of
sleep and dreams
ISBN 978-986-479-631-1（平裝）

1. 睡眠 2. 夢

411.77　　　　　　　　　　　108000648

定價 —— NT500 元
書號 —— BWS164A
4713510943687
天下文化官網 —— bookzone.cwgv.com.tw

本書如有缺頁、破損、裝訂錯誤，請寄回本公司調換。
本書僅代表作者言論，不代表本社立場。